U0254857

艾滋病的中医药研究与实践

AIZIBING DE ZHONGYIYAO
YANJIU YU SHIJIAN

主编　张毅

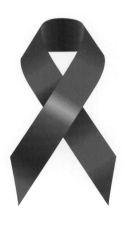

四川科学技术出版社

图书在版编目（CIP）数据

艾滋病的中医药研究与实践 / 张毅主编. -- 成都：
四川科学技术出版社, 2024.5
ISBN 978-7-5727-1358-3

Ⅰ.①艾… Ⅱ.①张… Ⅲ.①获得性免疫缺陷综合征
– 中医治疗法 Ⅳ.①R259.129.1

中国国家版本馆CIP数据核字(2024)第103763号

艾滋病的中医药研究与实践

主　编　张　毅

出 品 人　程佳月
策划编辑　杜　宇
责任编辑　杜　宇　林佳馥　夏菲菲
助理编辑　刘倩枝
营销编辑　鄢孟君
校　对　苏梦悦
责任出版　欧晓春
出版发行　四川科学技术出版社
　　　　　成都市锦江区三色路238号　邮政编码 610023
　　　　　官方微博 http://weibo.com/sckjcbs
　　　　　官方微信公众号 sckjcbs
　　　　　传真 028-86361756
成品尺寸　185 mm × 260 mm
印　张　20.25　字数 405 千
印　刷　四川华龙印务有限公司
版　次　2024年5月第 1 版
印　次　2024年7月第 1 次印刷
定　价　198.00元

ISBN 978-7-5727-1358-3

邮　购：成都市锦江区三色路238号新华之星A座25层　邮政编码：610023
电　话：028-86361770

内容提要

　　本书综合中医治疗艾滋病的研究成果，集长期从事艾滋病治疗专家的临床经验，分艾滋病的病因病机病变研究，艾滋病本病的中医治疗研究，艾滋病合并疾病及症状的中医治疗，针、药、制剂治疗艾滋病的探索，艾滋病合并疾病的治疗心得及相关问题五章。共 40.5 万字，198 张彩色相片。本书客观地介绍了中医治疗艾滋病的临床定位（治疗艾滋病本身还是治疗合并症），探索了中医对艾滋病病因病机的认识，回答了中医能不能治疗艾滋病的问题，提出了中医介入治疗的最佳时机，介绍了中医治疗艾滋病的优势，突出了中医治疗艾滋病的特色，展示了中医治疗艾滋病辨证论治的方法，荟萃了艾滋病中医诊疗思路和科学研究精华，提供了艾滋病中医研究的思路，可为今后中西医协同治疗、中医治疗艾滋病提供参考。本书可作为艾滋病临床、科研、教学之参考。

编写说明

1. 长期以来，我们在四川省凉山彝族自治州、乐山市、攀枝花市、成都市、雅安市、达州市的治疗点，经过临床观察，发现中医药治疗艾滋病有许多优势和特色，比如能够缓解机体不适，提高生活、生存质量；对某些机会性感染是有确切疗效的；对抑制病毒载量、稳定或者提高免疫能力等方面，中医药也有疗效。但是采用什么标准、怎么评价中医药对艾滋病的疗效，需要在中医药相关方面持续研究。

2. 中医药治疗艾滋病的项目已经进行了16年，目前仍然是试点。究其原因，是中医药在艾滋病的防治过程中究竟起什么作用、介入的靶点在何处、能够得到什么结果等问题，目前还没有满意的答案。尽管如此，中医药对艾滋病的作用仍然是值得去探索和研究的。这也是编写本书的目的。

3. 本书着眼于"务实"，客观地介绍了中医药治疗和研究艾滋病的新观点，比如根据临床实际，在艾滋病感染的潜伏期和发病期提出了完全无症状期和相对无症状期；从艾滋病的中医病名来看，认为艾滋病不属于中医的疫病。

4. 艾滋病的各种并发疾病、合并疾病，仅提供近年中医研究证实中医药治疗有明显疗效的。如果是目前中医药治疗没有确切疗效的疾病或症状，暂不予收录，待今后有新的研究成果再补充。

5. 本书所附病案，皆为编者临床治疗艾滋病患者的医案，编写时根据出版体例进行了改写，为了保护患者隐私，没有录出编号及姓氏。病案由历届硕士、博士研究生整理，特此致谢。

6.书中插图均由编者临床拍摄，其中一些是一般临床不容易见到的艾滋病合并皮肤疾病的图片，除有署名者外，其余均由主编提供。

7.本书得到四川省中医药科学院、四川省中西医结合医院、全国名老中医药专家传承工作室、四川省名中医工作室的大力支持，特此致谢。

8.本书虽多次修改，仍然可能存在诸多不尽如人意之处，希望读者不吝指正。

编　者

2022 年 9 月

目　录

第一章

艾滋病的病因病机病变研究

———　第一节　艾滋病的病名及病因　———

　　艾滋病又称获得性免疫缺陷综合征（acquired immune deficiency syndrome，AIDS），现代医学已明确其病因，是由人类免疫缺陷病毒（human immunodeficiency virus，HIV）即艾滋病病毒感染引起的，主要通过性接触、血液或血制品及母婴传播，可引起人体免疫功能严重缺陷，导致顽固、严重的机会性感染、恶性肿瘤和神经系统损害，人体全面衰竭，出现恶病质，直至死亡（图1-1、图1-2）。由于艾滋病的病程长，消耗大，耗资多，对社会、家庭、个人均是沉重的负担，所以我国十分重视艾滋病的预防与治疗。

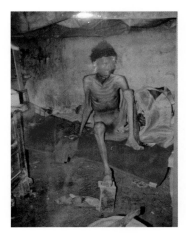

图 1-1　艾滋病恶病质

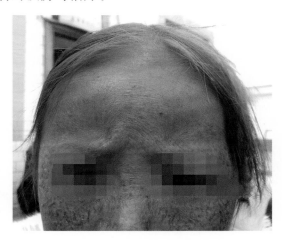

图 1-2　早衰的 8 岁感染者

　　作为 20 世纪 80 年代新发现的一种疾病，中国古代文献不可能有艾滋病的病名及相关临床记载。但是，艾滋病的疾病概念引入中国后，国内中医专家积极探索了艾滋病的中医药应对方法，对艾滋病的中医病名也进行了积极的讨论。

一、艾滋病的中医病名

（一）疫毒瘕

　　有学者根据"病性＋病因＋病症"的命名方法，建议将艾滋病的中医病名命名为"疫毒痨"。艾滋病病性为"疫",温病学将感受疫疬病邪(又称疬气、疫气)而发生的具有流行性、强烈传染性的疾病统称为"瘟疫"。艾滋病具有传染性的特点与中医学疫气为病十分相符。艾滋病病因为"毒",《说文解字》说毒"厚也",引申为酷烈、凶狠、毒性较强,亦引申为剧烈、痛苦,与艾滋病病因为 HIV 感染相符。艾滋病病症为"痨","痨"的本义是积劳瘦削,中医指劳损之病,又指痨怯(虚劳)、痨瘵(肺痨),具有皆相染易的特点、劳损瘦削的特征,这与现代医学中艾滋病具有传染性及终末期劳损瘦削的概念和症状十分相符。根据上述命名依据,认为将艾滋病的中医病名命名为"疫毒痨"较为适宜。

(二)艾毒与艾劳

有学者认为可将艾滋病病毒命名为"艾毒",并认为"艾毒"二字既简单,又响亮,也易被包括西医在内的广大医学界同仁所接受,且"艾毒"字面上是"艾滋病病毒"的缩写,不易被误解,同时又能精确、简要地反映中医对本病病因的认识。

中医学"毒"的概念非常广泛,其中也包括疫毒。中医学认为,自然界产生的具有强烈传染性、可导致人体剧烈病症的致病物质称为疫毒,艾滋病病毒所具有的强烈传染性正好符合此特征。中医学还认为邪之甚为毒。毒是诸多病邪的进一步发展,邪盛生毒,毒必兼邪,无论其性质为何,均可概称为"毒邪"。《素问·五常政大论》首次从病因角度谈"毒",并提出了"寒毒、湿毒、热毒、燥毒、清毒"的概念。尤在泾言:"毒,邪气蕴结不解之谓。"由此可见,邪气过盛或蕴结日久即可成毒。艾滋病其邪甚盛,且多兼有他邪为患的特征,符合邪盛生毒,毒必兼邪的特征。从这个意义上讲,毒主要指病因,六淫过盛可为风毒、寒毒、暑毒、湿毒、燥毒、火毒,同时具备毒的性质和毒的特点。

艾滋病患者具有"毒"的多方面特征。根据对 1 000 多例 HIV 感染/AIDS 患者的观察,发现以湿热性质的毒邪最为多见,表现为湿毒症状,如浸淫、流水、破溃、糜烂,舌苔腻,脉濡数等;同时又观察到艾毒具有热毒的特征,如红肿突起,结节疼痛,舌红苔黄,脉数等。艾毒还具有传染性强,易于流行,致死率高;接触相染,皮腠而入,可控可防;兼夹他邪,内外相合,证候多变;温热突出,入营动血,耗伤真阴;毒伤五脏,阴阳俱亏,虚极致痨等特点。

将艾滋病命名为"艾劳"较符合客观实际。"艾劳"归外感类,属"疫病"范畴,"艾"取自艾滋病病名,不易与他病相混淆,说明本病由艾毒感染。"劳"为虚劳,明确了艾滋病元气亏虚,五脏、气血、阴阳俱虚的基本病机,并有病深难治，预后不良之义。

（三）异湿

有学者认为 HIV 为异气之一，命名为"异湿"符合中医理论。HIV 为异气之一，其致病符合湿邪的特点，宜命名为"异湿"。艾滋病属湿邪致病，但艾滋病是传染病，致病之湿邪与我们常说的"非时之感"的六淫之湿邪是有区别和差异的，所以叫"异湿"。艾滋病病因、性质不能统一，这与艾滋病的临床表现复杂、兼夹证多、病位广泛、病程迁延时间长等有关，也是由湿邪致病特点所决定的，与湿病的发病隐匿性、症状重浊性、气机易阻性、病性兼夹性、病位广泛性、病程迁延性的特点相符，故 HIV 致病符合中医湿邪的致病特点。异湿之名，既涵盖了中医湿邪的致病特点，又体现了异气的染易之性，且异于"非其时而有其气"之湿，异于"独盛于长夏"之湿，将宽泛的异气、疫气、杂气具体化、明确化。异湿致病无时令、季节限制，却有更强的致病力和传染性。

（四）浊毒

有学者提出"浊毒"的概念，认为 HIV 属于中医的浊毒之邪。"浊"最早的含义是浊气，其含义有二：①指饮食精华的浓浊部分。②后来指呼出的浊气和排出的矢气等。浊阴，指体内较重浊的物质，如二便、饮食的浓浊部分等。至东汉时，浊同湿，指浊邪、湿浊之邪，如张仲景《金匮要略·脏腑经络先后病脉证》说："清邪居上，浊邪居下。"后来又有浊证之说，分为便浊与精浊，取其重浊黏腻之意。

现代医家大多认为，浊与湿同类，有内外之分，外者指自然界的秽浊之气，内者指人体异生的病理产物。湿轻而浊重，积湿而成浊，湿易祛而浊难除。

毒，在中医学中含义有六：①指病气疫毒，《素问·刺法论》说"五疫之至，皆相染易""不相染者……避其毒气"。吴又可提出，能引起疫病流行的"疫气"又名"毒气""疫毒"等，均强调其所导致的疾病能传染并引起流行，也就是指病邪中有传染性并可引起流行性疾病者称为"毒"。②指邪之甚者，《金匮要略心典》说："毒，邪气蕴结不解之谓。"《古书医言》亦载："邪气者，毒也。"吴又可提出温病五死之一的"毒秽闭窍"，主要强调"邪之甚者"为毒。③指病证，如疔毒、丹毒，导致颜色黯黑、污黑、秽浊等（图1-3）。④指治法，如拔毒、解毒等。⑤指药物或药物的毒性，如偏性和峻烈之性，《素问·脏气法时论》说："毒药攻邪，五谷为养，五果为助。"《素问·五常政大论》说："大毒治病，十去其六；常毒治病，十去其七……"⑥指一些特殊的致病因素，如漆毒、水毒、沥青毒等。"毒"之形成，与"浊"有密切的关系，浊与毒常互助为虐，故而浊毒并称。

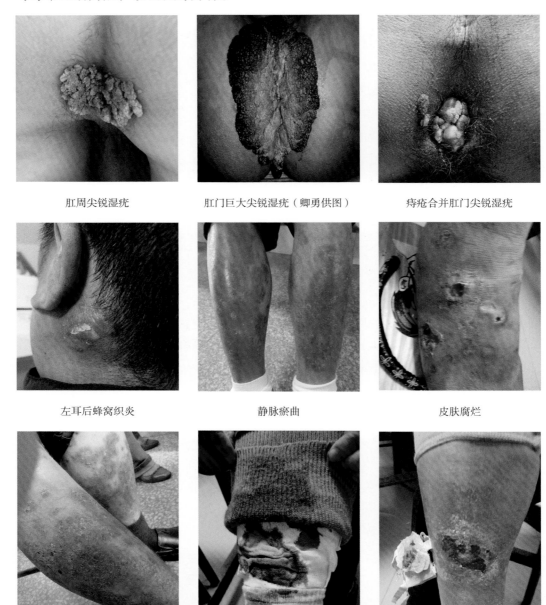

肛周尖锐湿疣	肛门巨大尖锐湿疣（卿勇供图）	痔疮合并肛门尖锐湿疣
左耳后蜂窝织炎	静脉瘀曲	皮肤腐烂
银屑病	下肢溃烂	淤积性溃疡

图 1-3　浊毒表现

浊毒的致病特点主要为：①既是致病因素，又是病理产物。②既易伤阳气，又易耗阴津。③既重浊黏腻，又易阻滞气机。④既致病广泛，又症状多端。⑤既病势缠绵，又病程漫长。⑥既易犯肺脾，又易损元气。所以浊毒之邪侵袭机体后具有强烈的传染性、酷烈性、正损性、增殖性、广泛性等致病特性。艾滋病具有以上多数临床及病理特征，所以其病名为"浊毒"是符合实际的。

关于艾滋病的中医病名，也有学者认为应该归属于"疫毒""湿温""癥瘕""积聚""瘰疬""肾痨""阴阳易""伏气温病"等中医病症范畴。但艾滋病的中医病名至今仍未达成共识。以毒邪命名的偏重于艾滋病的传染性及病症的严重性；"癥瘕""积聚""瘰疬"则是立足于艾滋病疾病过程中出现的全身多处淋巴结肿大、肿瘤等病症；"阴阳易"则反映了艾滋病的一种感染方式。各种命名都从某一角度探索和反映了艾滋病的中医特点。

中医对疾病的命名，主要是以病因、病机、病理产物、病位、症状、体征命名的，亦有将几种因素叠加来命名的。例如，以病因命名的中风、伤寒、温病，很直观地反映其发病原因：中风的形成主要是感受了风邪，伤寒和温病作为外感疾病，其发生主要是感受了寒邪和温热邪气；以病机命名的痹证、厥证，此类病名提示了发病机理：《素问·痹论》中提到"风寒湿三气杂至，合而为痹"，痹证，指气血凝滞、闭阻不通的一类病证，厥证则是以气血逆乱为病机的一类疾病；以病位命名的疾病有胸痹、肺痿；以症状命名的疾病有咳嗽、眩晕、泄泻，有统计显示《临床中医内科学》涉及56种病，其中26种病的病名就是遵此为据而确立的；以病理产物命名的疾病有痰饮；以体征命名的疾病有黄疸、水肿等。此外，还有以形象比喻命名的疾病，例如乳蛾、雀目、绣球风等。以几种因素叠加命名的疾病，如以病位和病机相结合命名的肺痈、乳岩；病因与体征相结合命名的冻疮、暑泻等；以病机与形象比喻相结合命名的蛇头疔、子母痔等。还有某些特定的病名，如为了体现其传染性的天花、疫毒痢等。

综上，中医对疾病的命名可以说是对该种疾病的抽象与概括，而沿用至今的某些病名确实能够反映出疾病的某种特征。对疾病的命名应当遵从中医理论体系，符合客观实际。一个中医病名虽然不能完全概括疾病的全部属性，但应做到将尽量反映该病本质、有利于病种鉴别、易为临床所掌握的名称作为正式病名。

对现已明确提出的艾滋病中医病名，笔者认为均有不全面之处。如"疫毒痨"之名，按前文学者原意，该病名的提出是按照"病性＋病因＋病症"的命名方式，该名称主要强调了艾滋病的传染性、病情重以及致机体虚损的特点。但"疫"的传播方式以口鼻传播为主，即现代医学的空气飞沫传播，不符合艾滋病的传播方式，且艾滋病特殊的传染方式也并非如疫病那么强烈。从感染 HIV 到进入发病期，并非整个过程都病情严重，出现身体消瘦的"痨病"症状也仅见于艾滋病晚期，且和患者的经济状况有很大关系，故以"疫毒痨"命名似有不妥。将"艾毒"认为是艾滋病的病因，亦有牵强附会之嫌，并非完全按照中医命名的思路。艾滋病的病因是艾滋病病毒感染，即人类免疫缺陷病毒感染，按照 AIDS 的音译，艾滋病是一种疾病，并非病因，所以叫艾毒就会将病因和疾病混淆。同时，"艾"在汉语中的解释，一是指叶子有香味，为艾蒿的一种草本植物；二是绝、止之意，例如方兴未艾；三是一种姓氏；四是美好，如少艾。"艾"没有任何一种解释是关于疾病的。"艾毒"的命名方式与"漆疮"类似，但漆疮是明显的因"漆"而引起的疾病。若艾滋病的病因为"艾毒"，容易被误认为是接触了艾草发生的疾病，所以有歧义。中医内科将"痨"定义为脏腑亏损，气血阴阳虚衰，久虚不复成痨，临床表现为多种慢性虚弱证候的总称。在艾滋病早期，正气未衰，慢性虚弱症状并不明显，所以将艾滋病命名为"艾痨"并不恰当。用"异湿"命名艾滋病，也存在不妥之处。按照前文所述，"异湿"归根到底是属湿邪致病特点的异气，将病理变化复杂的艾滋病单纯地归结为湿邪致病，不太适合。"浊毒"一词实则与"湿毒"没有太大的差别，前文也提到浊与湿同类，有内外之分，外者指自然界的秽浊之气，内者指人体异生的病理产物。湿轻而浊重，积湿而成浊，湿易祛而浊难除。"浊毒"更多的是阐述了感染艾滋病病毒，出现相应症状时，人体发生的一系列病理变化，并没有阐述无症状期的病理特点。

关于病名，艾滋病从感染病毒到出现临床症状，因病程长，且病理变化特殊，本身就非单一病机所能概括。笔者认为关于艾滋病的中医病名不需要争论，直接使用西医病名即可，若新的中医病名提出后，对中医理、法、方、药的具体应用没有实际的理论和临床意义，就不需要花费精力去讨论那么多。病名和按照什么治疗并不是一回事。直接使用西医病名"艾滋病"，在不同医学体系之间的交流中不容易模糊混淆，指向更明确。

第一，不是所有西医疾病，甚至今后再出现新的疾病，中医都要有一个病名。直接借用现代西医病名，中医上是有先例的，比如中华人民共和国中医药行业标准《中医病证诊断疗效标准》提到："对极少数疾病，中医尚无确切病名者，从临床实际需要出发，采用西医病名。"第二，历史上中医书籍对疾病的命名有多种方法，莫衷一是，从来没有统一过。原国家技术监督局发布的《中医临床诊疗术语疾病部分》在收录中医病名时，原则是"病的确定以中医为主，能中不西，在符合中医学理论体系和临床实践的前提下，收录了部分经改进、新创和分化的病名"；

历史上中医对疾病的命名就没有规范的方法，为新生疾病获得中医病名，必须遵循科学界公认的"中医疾病名称命名原则"，但是这个原则目前还没有。第三，从实际来说，艾滋病有没有中医病名，对临床的辨证论治并没有什么影响，对于现代疾病的中医药治疗，关键是辨什么证，这从中医临床思路讲，完全可以办到。

二、艾滋病非"疫疠"

"疫毒"在艾滋病相关文献中出现的频率最高，目前众多医家比较认同"疫毒"是艾滋病发生的病因。艾滋病具有传染性强、发病后病情较重、死亡率高的特点，这与中医学疫疠的概念有颇多相似之处，但艾滋病和疫疠的病因有所不同。

有关疫疠的病因，《诸病源候论·疫疠病候》中有记载："其病与时气、温、热等病相类，皆由一岁之内，节气不和，寒暑乖候，或有暴风疾雨，雾露不散，则民多疫疠。病无长少，率皆相似。"《温疫论·原病》曰"疫者感天地之疠气，在岁有多寡，在方隅有浓薄，在四时有盛衰。此气之来，无论老少强弱，触之者即病"。疫疠为一种外感疾病，其病因有一定的地域性和季节性，与常见的风、寒、暑、湿、燥、火六淫致病不同。艾滋病的病因是明确的 HIV 感染，虽临床与疫疠有着一些相似性，但没有疫疠致病的地域性和季节性特点。

《温疫论·原病》中提到疫疠的传播方式为"邪自口鼻而入"。何为"自口鼻而入"？吴又可在《温疫论》中言明："邪之所着，有天受，有传染，所感虽殊，其病则一。凡人口鼻之气，通乎天气，本气充满，邪不易入；本气适逢亏欠，呼吸之间，外邪因而乘之。"参考杨栗山的《伤寒瘟疫条辨》："人之鼻气通于天，如毒雾烟瘴，谓之清邪，是杂气之浮而上者，从鼻息而上入于阳。""天受"是相对空气而言，因疫疠"非风、非寒、非暑、非湿，乃天地间别有一种异气所感"，源于天地之间，空气则充斥其间。鼻之气与天气相通，即呼吸之气与自然清气息息相关。再从"一人病气，足充一室……人受之者，亲上亲下，病从其类"中可以推测，"传染"之意是感受了患疫疠的患者的"病气"而获病。"天受""传染"均为呼吸之间所得，可知"自口鼻而入"可以理解为如今的空气传播，即呼吸道传播。众所周知，艾滋病是行为疾病，没有或者杜绝不良/错误行为，自然这种疾病就不会缠身，其传播方式是很明确的。如果将艾滋病定义为"疫疠"，那么，乙型肝炎和艾滋病有完全相同的传播途径，是否也将乙型肝炎定义为"疫疠"呢？

从病变速度来看，疫疠传变迅速，"缓者朝发夕死，急者顷刻而亡""此一日之间，而有三变……因其毒甚，传变亦速"。而感染艾滋病病毒后，可以生存几十年，并不似疫疠传变迅速。而且，艾滋病更大意义上是一种行为疾病，只要避免高危行为，就可以防止疾病的传播，就不必考虑其传变时间了。《素问·刺法论》对疫疠的论述为"五疫之至，皆相染易，无问大小，病状相似"，强调了疫疠致病的症状相似性。但是艾滋病的发病期在临床上可以有多种类型、多种疾病、多种表现，如乏力、多汗、盗汗、反复上呼吸道感染；饮食减少、反复腹泻；皮肤损害，多种病毒性皮肤病感染；反复发生口腔溃疡；肌肉关节疼痛；女性月经失常；以慢性咳嗽及短期发热，呼吸急促和发绀为表现的肺部感染；以记忆力减退、精神淡漠、性格改变、头痛、癫痫及痴呆为表现的神经系统症状；口腔和食管的念珠菌病及疱疹病毒和巨细胞病毒感染；卡波希肉瘤等。与疫疠的"无问大小，病状相似"完全不同。

疫疠所致疾病常表现出湿热毒邪之性，临床多见高热，口渴，咽干，腹胀，纳呆，舌红，苔黄腻。艾滋病也会出现一些湿热证的表现，但笔者认为这是因为邪气损伤人体正气后，气虚生湿，湿郁日久化热所成。其是 HIV 侵袭人体发生的并发症，而不是疾病的本质。所以艾滋病"似疫非疫"，将其归结为"疫疠"不妥。

第二节　艾滋病的病因认识

一、关于艾滋病中医病因、病机的综述

有学者认为艾滋病的病因是一种叫"艾毒"的病邪。艾毒本身所具有的特性为疫、为毒。艾滋病所具有的强烈传染性与流行性特点以及发病和临床表现的相似性，当属"疫病"，其病因最明显的特性就是疫毒。艾毒之疫具有强烈的传染性并能造成流行的本质、特性符合疫病的特点。艾毒之所以称为毒，是因为其本身具有毒的特性。艾毒致病所表现出来的各种症状均比普通病邪致病深重、难愈。此外，艾毒除了本身所固有的疫、毒等特性外，还兼有湿、热等邪的特性，此即为其相兼性。同时，艾毒具有杂合与转化性，艾毒本身的疫毒之性不但常常兼夹湿、热等六淫之邪为患外，还常常诱发转化为水湿痰饮、瘀血等病理产物，此时即为"病理产物形成的病因"。艾毒及其兼夹的六淫之邪所致的临床证候可以发生转化，从而导

致临床上变证丛生。艾毒致病既符合伏气温病,又有内伤杂病的特点。艾毒进入人体之后所造成的临床表现具有善深伏、多缓发、伤元气、损脏腑、虚损重、兼重感、转化杂、变证多等特点。

王江蓉等认为艾滋病病毒具有传染性强、复制快、破坏人体免疫细胞（即易耗伤正气）等特点。病毒首先从体外直接入侵,进入人体后又在体内不断复制。该病毒的病理性质属阳,应归属于"阳毒"范畴。按照中医"阳主动,阴主静"的理论,艾滋病病毒感染后在体内扩散至各种组织器官,并迅速复制,这种横溢流窜之性符合阳的特征。患者进入艾滋病期后,中医辨证总体上属于虚证表现,尤以阴虚为主,如患者常见中医阴虚临床表现,不少患者还有裂纹舌体征。同时结合临床艾滋病证型研究及治疗研究的文献,发现阴虚为艾滋病的常见证型,气阴两虚证出现的频率最高。随着疾病的进展,人体的元气逐渐损伤,五脏阴津耗伤,易引起阴虚发热,特别是在艾滋病期,阴虚内热证占所有发热类型的比重较大。故认为阴虚之人最容易感染 HIV 而发病。提出机体"阴虚"是艾滋病发病的主要起因的"阴虚与艾滋病相关假说",认为艾滋病的病理性质属阳,应归属于"阳毒"范畴,其气燔灼,耗气伤津,艾滋病病毒感染后在体内迅速扩散并复制,患者常见消瘦、乏力、五心烦热、纳少、腹泻、低热、盗汗等症状,阴虚之人感染后,毒邪耗伤,进一步加重阴虚,形成毒耗阴血的恶性循环,故毒蕴阴亏是艾滋病发生的根本病机。

何颖认为,艾滋病病因为具有湿热属性的疫疠之气侵入人体,客居三焦。艾滋病病程长、迁延日久和反复发作等特点符合湿邪为病的特点。HIV 阻遏气机,脾阳不振,运化无权,则水湿停聚,出现腹泻、乏力等症状。HIV 感染者还有发热、淋巴结肿大以及肿瘤等表现。由于热炼液为痰,其阻滞经络而形成淋巴结肿大;火热灼伤经脉而导致气血不行,瘀血痰饮积于体内而形成肿瘤,亦符合热邪特点。因此,艾滋病病邪特点为湿热。此外,艾滋病患者之所以出现内外组织器官都受损的表现是因为邪气寄留于三焦。三焦位于脏腑之外,躯体之内,包罗诸脏,与五脏六腑在结构上直接相连,具有主持诸气、通调水道的生理功能。HIV 留滞三焦,影响三焦的功能而导致各种症状。

刘学伟等从"毒邪"论治艾滋病。认为毒邪含义广泛,是一种致病因素,涵盖了对机体产生毒害（或毒性）作用的各种致病物质,包括六淫之甚及六淫之外的一些特殊致病物质,而现代医学中的病原微生物如病毒、细菌、真菌、原虫也是其组成部分。毒邪涉及诸多感染性疾病和各系统疾病,是决定疾病发生、发展和转归的重要因素。艾滋病由感染 HIV 引起,故"毒邪"是艾滋病的直接致病因素。其早期邪毒尚轻，可无临床症状；邪毒积聚，耗伤正气，"毒聚病发"则出现临床症状和体征；邪毒流窜，则病及多脏器，临床表现错综复杂；邪毒淫溢弥漫，正气大虚，则病情危殆。艾滋病的整个病程都存在着正虚邪实的动态病理变化，"毒邪"强弱决定该病的发生、发展及转归的全过程。HIV致病特点如广泛性、从化性、兼夹性、骤发性、火热性、酷烈性、善变性、趋内性、趋本性、顽固性等与"毒邪"致病的特性有诸多相同之处，临床采用的清热解毒扶正方法则为从"毒邪"论治艾滋病的具体实践。

郭会军等认为毒邪内伏是其发病的根本原因，此毒邪并非单一的疫疠之毒，而是兼有六淫之邪、伏邪和痰毒、瘀毒。艾滋病病毒具有疫毒之邪的特性，其传染性强，感染后起病急骤，直伤本元，形体衰败，死亡迅速，故认为艾滋病病毒属疫疠之毒。六淫之邪包括风邪、寒邪、暑邪、湿邪、燥邪、火邪，其侵入机体，蕴结不解，多从火化，而后成毒。在艾滋病的发病过程中，由于疫毒逐渐耗伤人体正气，六淫之邪更易化毒，极易造成人体正气的严重损伤。临床上，毒既是病因，又是疾病发展过程中的病理产物，相互为害，可对机体造成更为严重的损害。伏邪是指感邪后未即时发病，邪气伏藏，逾时而发的邪气。从伏邪的定义来看，"伏"的过程是邪气在内因主导下"量"的积累过程，积累到一定程度，会发生质变，加之诱因的存在，就会急性发病。艾滋病无症状期正是伏邪伏而未发的过程，经过6～8年的潜伏期，病邪潜伏入里，正气虚弱，外感、内伤疾病等均可引动伏邪而发。中医认为，情志太过或不及、饮食不节、疲劳过度等都会导致气机失常、脏腑功能紊乱、气血运行不畅，造成机体生理功能紊乱或病理产物蕴结而生成致病物质，病理产物蕴结日久可化为内毒，如痰毒、瘀毒及五志化火所致的郁毒等。当确诊艾滋病时，震惊、恐惧等心理变化，进一步导致病情的恶化，往往使病情更加复杂多变。

艾军等根据对艾滋病流行病学和发病、病程的特点特征分析结果，提出艾滋病属于伏疫的观点，并概括了艾滋病"疠、郁、瘀、虚"的特点。疠的含义有二：一指其病因为疫疠病邪，为病性属火热、湿毒的疫毒之邪，从血脉、阴窍、皮肤等直中血络、血脉；二指病易传播，相互染易，疫情险峻，疾病的全过程均有强烈的传染性。郁，主要概括其漫长的潜伏期，虽无急性症状表现，但先前已有疫病之邪侵犯，深藏营血之中，暗中损伤机体，损害气血阴阳等，邪正虽显相持状态，但必有邪害正伤的病理改变。同时，患者被诊为HIV感染/AIDS之后，常常为病所困，积思结虑，肝气也易于郁结。临床上可表现为各种各样的脏腑气血功能障碍和慢性损害，如长期低热、乏力、纳呆、消瘦、慢性腹泻、便秘、瘰疬、积聚、癥瘕等。这些脏腑气血功能障碍和慢性损害均为气机不畅、气郁不行的改变，均以"郁"概之。瘀，指发病期病症多端，病情复杂，如咳痰、眩晕、胸闷、胸痛、胸腹水、呕吐、便秘、瘰疬、癥瘕、神昏、抽搐及各种出血症等，多有痰、湿、浊、瘀血或燥屎等瘀滞不散的病机、病理改变，以瘀概之，取瘀积之意。并且该病病因为火热、湿毒之性的病毒之邪为患，因此，由病潜伏，阻滞体内，阳气拂郁，所致郁结、瘀积多为热郁、热结、疠郁、毒瘀。热郁、热结、疠郁、毒瘀导致热极生风、热闭心神、热瘀互结，使血脉逆乱而见神昏、抽搐及各种出血症等危重病症。虚在本病发病中亦有两种含义：一为伏气温病的内因往往为素体不足，不是精血亏虚，便是气血不足，这与现代医学中艾滋病患者因免疫缺陷才易感 HIV 的认识相似；二为艾滋病患者大多在疾病的过程中伴有气虚、气血虚、气阴虚、精血虚，甚至阴阳俱虚等病机、病理改变及临床表现。

孙传正认为 HIV 的产生主要有两大因素：一是近三十年来，全球气温急剧上升；二是伴随气温上升而来的制冷业的迅猛发展，冰饮冷食风靡人间。物极则反，阳极反从阴化，此为阴阳逆变之理。人体外阳内阴，外受炎燥煎迫，内则寒湿蕴生，加之长期冰饮冷食诱导，毒邪易从寒化，故 HIV 为内源性阴性病毒。津血为阴，是以津血为 HIV 的潜匿寄生处所，其传染途径也自当从津从血，故而血液传播、母婴传播、性传播为主要传染途径。非洲本乃高热炎燥之地，人体外蒸内冽，故 HIV 最早蔓延则是顺乎自然。现今倾向认为，艾滋病病毒都来自传染，其实不然。那么第一例从何而来？传染所得，固然是绝大多数情况，但长期冰饮冷食诱导的体内滋生，才是这场"人类灾难"的源头。HIV 既自内生，其症状之复杂多变，自非传统中医学上的六淫之邪外袭可比。

王福彦强调艾滋病的发生在于内外合因。外感疫毒是艾滋病发生的外因；正气虚伤，气血亏损是艾滋病发生的内因。中医学认为艾滋病属"疫病"范畴，其发生原因为外感疫毒浊邪，内伤真阳，致使正气亏虚而成"毒疫"。中医学认为"邪之甚为毒"，尤在泾言："毒，邪气蕴结不解之谓。"即邪气蕴结日久可化为"毒"。现代医学认为，"毒"即导致艾滋病的病原体 HIV，也可理解为病原体在人体内生长、繁殖（复制），与机体免疫机能互相作用的致病过程。中医学认为"六淫"是致病的外因，自然界的气候变化为"六气"，"六气"发生异常为"六淫"，"六淫"侵袭机体而致病。对于艾滋病而言，恣情纵欲，易为"疫毒"所染，或交媾之时，"疫毒"乘人体一时之虚而侵入，这些与艾滋病经性传播相符。正常情况下，由于人体具有卫外防邪能力，所以不至于造成"毒存体内""邪毒内攻"的病理现象，但是，当人体正气虚伤、气血阴阳虚衰时则极易被邪气所伤，因此艾滋病病毒侵入人体至发病的时间取决于病毒的致病强度和人体正气的盛衰。长期性生活紊乱者，必然使正气受损，气血亏损，阴阳失衡，而染瘟邪淫毒。艾滋病发生的内因方面，易感体质、房劳过度、供血体弱、毒品损伤等，均可导致精气亏损，元气不足，而成为 HIV 感染发展为艾滋病的内因。

许前磊等认为艾毒伤元是艾滋病发生的基本病机。艾毒对机体的损伤是多系统的，研究显示在 HIV 感染期，艾毒损伤的不只是某脏某腑，而是五脏系统均有涉及，表现为全身性损伤；艾毒对机体的损伤是全方位的，涉及气、血、阴、阳、精等诸方面；艾毒对免疫系统的损伤是根本性的，临床观察到，到了 AIDS 后期，百药难医，患者死亡率高，也是元气耗竭之故。综上所述，艾毒进入机体后，其攻击目标直指元气，渐进性消耗机体元气，导致多脏腑气血、阴阳进行性损伤。随着元气的受损，机体水液代谢及三焦气化功能失常，产生痰饮、瘀血等各种病理性产物，形成实邪，这些实邪与各种虚衰互为因果、相互作用，出现多脏腑气血、阴阳虚衰与各种机会性感染及肿瘤并见的状态，其病变广泛而深重，致死性强，死亡率高。

刘震威等强调阳虚在艾滋病病因病机中的重要性。认为 HIV 易感人群及感染者的不良生活习惯及异常情志易致阳虚。HIV 感染高危人群主要有女性性工作者、嫖客、静脉吸毒者、男同性恋者等，这些人生活起居失常，尤其是晚上阳气应该内收，回归本位，若阳气不能归位，就会慢慢地耗散。且嫖娼、静脉吸毒等高危行为，多受法律、道德制约，使这些人经常处于紧张、忧虑等情志状态，一旦确诊 HIV 感染，又难免引起震惊、绝望等心理变化，久而久之使机体阳气暗耗，最终导致阳气不足，机体卫外功能降低，出现一系列机会性感染或肿瘤，最终阳气耗尽，终致死亡。HIV 不断破坏机体的免疫功能，当免疫功能极度低下时，就会发生机会性感染和恶性肿瘤，从而进入艾滋病期，中医正气的防御功能与现代医学的免疫功能相当，中医正邪理论认为，"邪之所凑，其气必虚""正气存内，邪不可干"，正气虚至一定程度，阳气的推动、防御功能不足，机体会感受各种邪气，导致多种机会性感染的发生。阳虚贯穿于 HIV 感染者及艾滋病患者的整个病因病机中。

郭永洁等认为气阴两亏、瘀血内阻是艾滋病的主要病机。HIV 属湿浊热毒之性。湿热之邪易困阻清阳，阻滞气机，湿与热相搏，则胶着难解，不易祛除，故病程较长，缠绵难愈。湿热化燥，最易耗伤人体阴液。而且发病后，HIV 属湿热温毒之性，热邪不但伤阴，且易耗气。艾滋病多由狎妓、同性恋等恣情纵欲，耗伤肾精，或吸毒成瘾，毒品性质燥烈发散，耗伤阴精，或先天不足，禀赋虚弱引起，这些均可使正气亏虚，一方面气虚无力推动血液运行，导致血行迟滞而形成瘀血；另一方面，气虚无力统摄血液，可导致血溢脉外为瘀。同时，瘀血既是机体正气虚的病理产物，又是可以导致正气虚的病理因素，二者相互影响，使气虚血瘀更为严重。"津血同源"，二者在生理上相互补充，病理上相互影响。HIV 具湿热之性，最易伤阴耗气，若阴液大量耗损，不仅渗入脉内的津液不足，甚至脉内的津液亦要渗出脉外，形成血脉空虚，滞涩不通则为瘀血。尽管艾滋病发展千变万化，错综复杂，但气虚血瘀是贯穿此病发展过程的主要病理变化。

李正等从中医"气"的角度阐述艾滋病，认为肺、脾、肾三脏气虚与艾滋病关系密切。气的病理表现为艾滋病的发病机制：气虚则机体抵御邪气的能力下降而易染病，导致脏腑功能的失调，气虚状态是艾滋病感染的重要条件。艾滋病病毒可直接感染肺脏，肺脏受邪出现细菌性肺炎、急性支气管炎、肺孢子菌肺炎等肺部疾病，以及肺部发病所致的发热、淋巴结肿大和机会性感染等。艾毒内侵伤肺，由于正气虚弱，脾气虚损，气血生化乏源，导致肺气亏虚，卫外不固，患者易患感冒，出现咳嗽、咽痛、汗多等症状。艾滋病"疫毒" 损伤脾脏，脾脏运化功能失常，气血生化无源，渐致心、肝、肺、肾受损；脾运不健，湿邪内生，五脏气血阴阳俱虚。临床见舌苔多白，或逐渐出现倦怠乏力，消瘦汗出，食少便溏，易感外邪等脾虚症状。艾滋病病毒损伤人体正气，导致元气不足，肾精亏虚，神经－内分泌－免疫系统调节功能失调，整体失衡，机体免疫系统遭到破坏而无力抗邪，继发他病。在艾滋病晚期表现为五脏俱虚，但以肾虚为根本。

李佃贵等认为浊毒入血耗伤人体元气是艾滋病的中医基本病机。浊毒之邪经损伤的皮腠络脉入血后，即内伏于营血，随营血循行，伺机损害脏腑组织。因肺朝百脉，位居上焦，为五脏之华盖，主气，司呼吸，主宣发肃降，故浊毒之邪经血行首先犯肺，导致肺失宣降，卫表失布，而出现肺卫症状。心主血脉，浊毒之邪可随血行犯心，出现毒扰心神之病证；而后浊毒自上而下，经上焦心肺，下达中焦，同时因脾统血，浊毒之邪经血行至脾，向外邪伏膜原，出现邪伏膜原的症状。对内困脾滞胃，致脾失健运，胃失和降，脾胃转输不利，气机阻滞，痰浊内生，气血生化乏源，元气渐虚，浊毒渐盛；又因肝为藏血之脏，浊毒经血行入肝，肝失疏泄，肝气郁滞，瘀血内生。而后浊毒下趋下焦，累及于肾，肾失藏精，暗耗气血，损伤元气。进而浊毒弥漫三焦，流布全身，损耗元气，导致脏腑气机失调，气化失常，继发痰浊、瘀血，虚实夹杂，至此元气已衰，浊毒更盛，互为因果。变证蜂起，进而累及命元，诸脏衰竭，阴阳离决。同时浊毒之邪侵犯机体后，会随所犯机体体质及虚实状态的不同，而出现不同的临床表现。浊毒之邪既是致病因素，又是病理产物，在体内可流布与增殖而为病。浊毒伤元是艾滋病发生、发展的必然结果。随着浊毒损伤元气，阻遏三焦，多脏腑气血阴阳虚衰与各种机会性感染及肿瘤并现，呈现全身性虚实寒热错综复杂之证，与命门、元气、三焦系统的病理变化过程相一致，其病变广泛而深重。

刘震等认为"疫毒侵袭，正气虚损"是艾滋病的主要发病机制。艾滋病病毒属于伏邪的范畴，其性偏热、偏湿；"毒""湿""瘀""虚"是艾滋病病毒致病的关键，正邪交争，疫毒时潜时作，疫毒暴戾，导致病情复杂而深重。湿热疫毒由精窍或皮肤侵袭人体，若正气充盛，驱毒外出，或正盛邪退，则可见不发病，无临床症状，仅呈带毒状态；若正邪力量相当，疫毒循经，深入脏腑，正邪交争，正气抗邪，脏腑受损而致发热、痰核、瘰疬、咽痛、皮疹、腹泻、口干溲黄、舌红、苔厚腻等，呈现疫毒致病的特点。疫毒侵袭人体，素体不足，或情志内伤、房劳过度导致正气亏虚是艾滋病的根本原因，正虚血络失养，疫毒稽留三焦，伺机待发，日久营卫失调，气血津液生化不足，血络益虚，疫毒深伏，暂不发病。或初感，正气内伤，疫毒内陷血络，疫毒内伏，蛰于营血，暂不发作。由于饮食不节、劳逸太过、七情所伤、复感外邪、纵欲过度等因素，邪毒内伏，暗损营血，渐耗正气，打破正气与毒邪的"相对平衡状态"，或疫毒内伏愈深愈盛，脏腑、精、气、血、阴阳日衰，正气益虚，或外邪兼夹内毒，正邪交争剧烈，导致气血津液耗伤，脏腑血络受损，故致全身疲乏，进行性消瘦，自汗盗汗，频繁感冒，舌淡嫩，脉虚软或沉弱等；正气与邪毒，此消彼长，导致疾病反复发作，病情缠绵，屡治难效，形成病情平稳、活动、缓解、再活动的恶性循环，导致正气渐损，脏腑血络受损，机体渐损。疾病反复、缠绵失治或疫毒入侵深伏日久，"久病入络"，壅阻络道；"久病致瘀"，瘀血内生，瘀毒互结，湿热瘀毒久聚损络，伤津耗气，停水动血，精气虚衰，痰瘀结聚，而变证丛生。从疾病发展来看，其实质是正邪交争的过程，疫毒侵袭人体，正气与疫毒相持，导致疫毒深伏，疾病稳定，某种诱因导致正邪交争，引发疾病，耗伤正气，损伤机体脏腑，并形成时发时止的病理特性，致使病情缠绵，日久不愈，血脉不利，为瘀为痰，湿、热、瘀、毒互结，正气耗损，脏腑受损则病情发展，变证丛生，预后不良。

徐立然等从中医"脾为枢机"探讨艾滋病，提出脾脏虚损是艾滋病的基本病机。脾脏虚损贯穿艾滋病发病全过程。脾为后天之本，气血生化之源，脾脏受损，运化功能失常，水谷精微不能吸收输布，湿浊内生，气血营卫生化乏源，卫外不固，可出现急性感染的症候群。此时，疫毒之邪流布内外，卫气营血皆可受累，随之正邪交争，邪势渐衰。然而疫毒酷烈，正不达邪，继之潜伏体内，进入长达数年的无症状感染期；随着脾气渐弱，中枢不运，进而脏腑功能失调，气机逆乱，疫毒之邪乘虚而入，渐而导致心、肝、肺、肾受损，终至五脏气血、阴阳俱损。

　　杨凤珍等认为感染 HIV 后，部分患者出现急性感染过程，如发热，淋巴结肿大，咽炎，红色丘疹样皮疹，肌肉痛，头痛，腹泻，恶心或呕吐，肝脾肿大，体重减轻，鹅口疮等。从中医角度辨证分析，系秽湿热毒直犯少阳，壅遏三焦，累及营血与卫分，消铄气阴，甚者逆传厥阴心包，热盛动风，痰蒙心窍。然而，临床多数患者无明显急性感染期症状，或急性感染期后正胜邪伏，疫毒匿伏于三焦膜原，进入 8 ～ 10 年的潜伏期。艾滋病潜伏期，疫毒（秽湿热毒）潜伏于膜原，由膜原侵及三焦，壅遏气机，津血失布，痰浊、瘀血互结，常出现持续性淋巴结肿大；同时，疫毒消铄脏腑气阴，损耗三焦元气，感染者容易疲劳，体重波动，易患感冒、肺结核、感染性疾病等；从中医舌、脉象来看，常见舌质淡暗或有裂纹、脉弱等，该阶段正邪相持，总体处于正胜邪伏态势。进入艾滋病期，中医病机变化主要为：秽湿热毒流布三焦，壅遏营气，累及血分，致肺、脾、肝、心、肾等多脏腑功能紊乱，形成热蕴、湿浊、痰阻、血瘀、动风等。五脏之精、气、血、阴阳虚损，三焦、命门、元气耗竭，热邪易于伤阴，特别是热郁气营，伤阴耗气；而秽湿热毒性质酷烈，壅遏三焦，易伤元气；同时脏腑功能失调，精、气、血生化无源。由于三焦元气根于肾间命门，表达、充养、疏调于脏腑经络，因而本病致损过程，常由肺、脾至肝、心、肾，由气阴、气血的亏虚至精气、元阴、元阳的虚损衰竭，其中脾肾先、后天最为重要；伴随三焦元气虚损，卫外功能低下，致使其他六淫疫毒等外邪侵袭、留恋或内陷，如出现多种机会性感染；脏腑功能低下又促进体内痰浊、湿瘀、毒风等病理产物的产生，出现肿瘤；如伴有七情、饮食、劳倦、毒品、化学药物的影响或损伤，造成人体气血运行紊乱、脏腑功能失调，将加重艾滋病本身的病理过程。总之，在整个艾滋病发生、发展过程中，贯穿着邪实正虚的动态变化，呈现出病变广泛，阴阳、寒热、虚实极其错杂的病理特点。

　　唐飞舟等认为艾滋病的病机为脏腑内虚，艾毒外入，五脏传变，免疫缺失，并发感染而死。艾滋病因脏腑虚损，艾毒通过前后二阴、皮损、输血等途径侵入身体，侵入后进一步破坏脏腑功能，而五脏系统内外相互关联，因此病变在五脏系统相互传变，先后涉及五脏。往往由肾虚而入，首先犯肺，中期主犯肺、脾，涉及心、肝，中晚期传遍五脏，损伤五脏系统功能，人体免疫功能下降，无力抵抗外邪的入侵，以致各种致病因素乘虚而入，从而导致各种症状发生，最终并发感染而亡。艾滋病至发病期，脏腑亏虚基本上已经传及五脏，五脏系统功能皆受到损害，免疫力降低，故此期间，各脏腑病变都有可能出现，并且往往是多脏多系统病变同时出现，如肺脾肾型、肝脾肾阳虚、肺心肝肾型，甚至可能出现肺脾心肝肾型，由于免疫力极低，易发各种机会性感染。中晚期五脏传变，虚损已极，阴阳相失，气血难生，经络阻滞，皮肉筋骨失养，症见虚羸消瘦、倦怠乏力、萎黄神疲、喘促息微等，终致阴阳离决，生命乃绝。

何金洋等结合现代医学的研究成果：肠道黏膜固有层中的淋巴细胞表达的HIV 受体 CCR5 和 CXCR4 明显高于外周血及其他部位，在 HIV 感染者出现明显症状以前，肠道淋巴结即已出现明显改变，肠道的 CD4$^+$T 淋巴细胞数量已显著减少；而且抗病毒疗法虽然能迅速降低外周血的病毒载量和增加 CD4$^+$T 淋巴细胞数量，但并不能迅速使肠道淋巴结的 CD4$^+$T 淋巴细胞数量恢复，提出了 AIDS 的主要中医病位在肠道。中医上的胃肠实际上包含了胃、大肠、小肠，胃与脾相表里，大肠与肺相表里，小肠与心相表里。一旦感染 HIV 即难以通过外腑而排出，而是通过胃、大肠、小肠等腑逐渐或迅速入脏，从而导致真元亏虚，肺、心、脾、肾之正气亏虚，肝失疏泄，最终由于机会性感染，邪气内乘，难以痊愈，或者正气虚极，全身衰竭而死。在此过程中，胃肠道是体内疫毒邪气为害之根源，且贯穿始终。疫毒之邪入侵后首先在胃肠道为害。腑泻而不藏，胃与小肠损害日深，则逐渐损害脾脏与心脏之精气，大肠损害日深，则逐渐损害肺之精气，而大肠位于下焦，大肠损害日深，必然损及肝肾之精气。因此五脏之精气俱亏，邪气乘虚而入形成机会性感染而死。

史宏等从张仲景的正虚受邪的发病观出发，认为艾滋病邪毒直中少阴与厥阴，并且属于伏藏于三阴的伏邪。从艾滋病传染途径来看，属于直中少阴与厥阴。其由溺窍而入者，因肾司二阴，肾又属少阴之地，故而属少阴；其由血液而入者，因肝藏血，肝又属厥阴之地，故而属直中厥阴、少阴；少阴与太阴相邻，少阴病常会导致太阴病。因此厥阴、少阴、太阴三阴俱病。又因艾滋病潜伏期长，又属于中医"伏邪"的范畴。因此艾滋病是邪毒伏于三阴之病。三阴之地，乃阳元收藏之所，气血化生之根，艾滋病之邪毒伏藏于此。艾滋病患者多因纵欲或吸毒，使阴经的阳气亏虚，故而无力驱使艾滋病之邪毒外出，呈正虚邪实之势，故而其病位较深，较阳经之病难治，病程较阳经之病病程长。邪毒直中少阴与厥阴，初期会传变至阳经，而出现少阳病与太阳病，表现为发热、恶寒、流涕等外感症状，以及口苦、咽干、寒热往来、胸胁痞满等症。潜伏期内，患者则出现消瘦、纳呆、神疲、眠差等太阴与少阴病症。发病期病邪居于三阴，三阴血分已伤，人体结构组织受损，病证丛生。纵观艾滋病发展的全过程，艾滋病是一个由三阴气分向三阴血分深入发展的过程。

刘志斌等认为艾滋病符合中医伏邪致病的观点，其核心病机为"伏邪积损致虚"。在对伏邪致病的认知方面，传统观点认为伏邪指感邪后非即刻发病，邪气伏藏于体内逾时发病。广义上说，伏邪亦涵盖了感邪后即刻发病，出现症状，而后小愈、自愈或经过治疗症状消失，但是病邪仍然未除，潜伏于体内，待时而发。艾滋病的发病即是如此，超越了传统意义的伏邪学说理论。艾滋病病毒入侵人体后，存在着邪正交争的趋势，其发病具有时间积累性，未出现临床症状多因正气尚不亏虚，或虚损未达到质变。邪气入侵人体后因病邪本身或（和）患者复受外邪、饮食劳倦或外伤等病邪积损致虚，产生的由量变至质变过程的飞跃，是人体积损致虚发病的过程。

谢世平等通过分析少阴病的病机、转归及治疗，认为少阴病能够体现出阴阳的消长，而艾滋病发病与少阴病阳衰阴亏致病的本质相同。感邪从溺窍而入者，因肾为少阴之脏而归属少阴；从血液而入者，因心属少阴之地，故而属直中少阴。从艾滋病所表现出的发热，消瘦，乏力，精神萎靡，腹泻，脉细或微细等症状来看，亦属于少阴病。艾滋病毒邪进入体内，攻击目标直指心肾元阳，渐进性地消耗机体元气，毒邪潜伏于营血和津液之中，正邪交争而致精血受损。血为气之母，阳气的化生受到阻碍而不足，而使正气更伤，无力驱邪毒外出，导致多脏腑气血、阴阳进行性损伤，因而艾滋病发病与少阴病本质相同。故艾滋病发病为毒邪伤元，病及少阴，阴阳消长失衡，最终导致气血、阴阳俱虚。

宗亚力等从络病学和伏毒理论研究进展出发，思考艾滋病的毒邪伏络理论，认为其易入难出，具有毒邪深伏络脉的特点。毒邪伏络的共同病机是络脉中的血气或津液痹阻不通。患者感染 HIV 后，可常年无特异性临床症状，当免疫系统受损后才出现症状。艾滋病的这种发病特点类似于中医有毒邪伏于体内的特点，临床症状可由"毒""瘀""虚"概括和解释。"毒"是启动因子，络脉受损由毒邪启动；络脉受损导致络脉空虚，络脉血瘀，引起络脉病变。"瘀"是其枢纽因子，是艾滋病发展和恶化的关键。"虚"为发病基础，"气不虚不阻""至虚之处，便是留邪之地""络虚气聚"。艾滋病临床症状的出现，在发病脏腑传变或先后顺序方面多以肺气亏虚为首发，继而出现脾气亏虚，终致肾气不足、元气衰败、亡阴亡阳之证候。艾滋病的病程特点从急性感染期、无症状期到出现临床症状符合中医毒邪伏络的一些特性。病邪积损致虚，产生的由量变到质变的过程，是人体毒邪伏络致虚发病的过程。

王小平借用清代温病学家吴瑭创立的三焦辨证体系认识艾滋病，指出三焦辨证体系是脏腑辨证和气血辨证的结合，对虚实证候均能灵活应用，能反映出艾滋病不同病期、不同性质、不同受损脏腑的复杂病机。艾滋病属温病范畴，与热毒、湿邪、疠气有符合之处，属于湿热病证，是三焦辨证体系适宜的论治对象。感染早期表现、发病期的呼吸道症状及皮肤和黏膜损害属中医学肺系病变，主要为上焦病证；消化道症状属中医脾胃病变，为中焦病证；神经系统症状及部分肿瘤属中医学肝肾病变及瘀血征象（久病入络），为下焦病证。一般性症状在上、中、下三焦病证中皆可见到，是艾滋病正虚邪盛病机的表现。艾滋病疫毒易由膜原侵及三焦，致使气机失调，气化失常，脏腑气阴受损，津血失布，痰瘀互结。其病情复杂，呈现出虚实夹杂的病机状态。

张亚萍等从中医体质方面探讨艾滋病，认为体质与机体正气强弱、肾中精气的盛衰、脾胃功能的强弱、情志舒畅与否等都有密切的关系。体质不仅对艾滋病患者的免疫功能有重要的影响，而且对艾滋病的发生、发展和预后转归都有重要的作用。在 HIV 感染人体后，机体处于正气与 HIV 不断斗争的过程。在这个过程中，体质的强弱并不是一成不变的，而是随着疾病的进展，处于不断发展变化之中。在艾滋病的无症状期，患者体质尚强，正气未伤，免疫功能尚可，抗邪有力，因此机体没有表现出明显的临床症状或仅表现出轻微的临床症状。

许前磊等进行了关于艾滋病中医证候大样本的临床调查，发现同一时期感染的患者临床表现及病情严重程度差异很大，有的身体状况良好，有的却已经死亡；不同患者感染同一病毒，临床表现有着显著的差异。故其认为这种现象与个体的体质差异有着直接的联系，并从痰湿体质、湿热体质、气郁体质、气虚体质、血瘀体质、阳虚体质以及阴虚体质分别论述了艾滋病的临床表现及特点，概括了艾滋病脾系症状、肺系症状、口腔皮肤症状以及全身症状等主要症状及体征。

徐志明等认为七情内伤在艾滋病的发病中具有重要作用，情志的太过或不及都会导致气机紊乱、脏腑功能失调、抗病能力下降而发生疾病。艾滋病大多是通过性接触、吸毒等感染而成，而这种特殊行为由于社会法律、道德等各种因素的制约，患者常产生紧张、忧郁、焦虑等情绪变化，导致气机紊乱，气血暗耗，久之正气不足，脏腑功能失调而发生疾病。当确诊为艾滋病时，难免引起震惊、恐惧等心理变化，进一步导致病情恶化。据此，情志虽不至于独立致本病，但在辨证治疗中应密切关注，善加引导。

此外，中医常提到"三因制宜"。地域因素对疾病的发生、发展及转归也有着重要影响。姜枫等采用流行病学现况调查的方法，调查了新疆维吾尔自治区、河南省、广东省三省（自治区）艾滋病病例，发现在艾滋病的中医病因病机中，存在各自的地域特点。使用证素的方法进行分析，比较三个省（自治区）证素分布差异后得出以下结论：病性证素中，三省（自治区）均以气虚、血虚、阴虚、阳虚和痰、湿、气滞、精亏等为主；不同地区有其自身特点，广东省病例病性证素湿积分较高，新疆维吾尔自治区病例阴虚较突出，河南省病例积分普遍较高。从病位证素来看，三省（自治区）均以肺、脾、肾、肝等为主，广东省病例的病位证素脾积分最高，河南省及新疆维吾尔自治区病例肾的积分最高。故提出在分析艾滋病病因病机时应"因地制宜"，考虑研究病例所在地区的地域特点。

中医对艾滋病病因的认识主要有"瘟疫""湿热邪气""毒邪""艾毒"以及自身所发之内源性"阳毒"。这些病因的不同解释，实质是医家对内外因在艾滋病发病中侧重不同的认识而已。提出瘟疫致病的医家侧重于感邪的外部因素，强调内生病邪的医家更重视内因在发病中的作用。然而，主张艾滋病的病因为"疫疠"者，忽略了疠气致病的特点：发病急骤，病情危笃；传染性强，易于流行；一气一病，症状相似。艾滋病具有潜伏期的特点，就与疠气致病的发病急骤特点不相符。艾滋病的传播方式直接影响了艾滋病的流行情况，从世界第一例艾滋病患者被报道以来，其流行程度也并非强到不可防控，作为一种行为疾病，只要杜绝危险行为，其流行是可以控制的。作为现代医学病因清楚的疾病，即作为感染 HIV 后导致的疾病，艾滋病的表现可谓形式各异，病情轻者，仅见发热、腹泻等症状，重者则可见肿瘤、严重机会性感染等。所以仅将艾滋病的病因归属于中医的"瘟疫""疫气"范畴并不能全部解释该病病因。将艾滋病病因归纳为"阳毒"者，提出按照中医"阳主动，阴主静"的理论，艾滋病病毒感染后在体内迅速扩散至各组织器官，并迅速复制，这种横溢流窜之性符合阳的特征，更符合风邪致病善行而数变的特征。艾滋病如果为阳毒致病，阳性主动，则应发病迅速，这与艾滋病有较长的潜伏期特征不符。阳邪致病虽易伤人阴液，但艾滋病所表现出来的气阴两虚症状更应是一种疾病消耗导致的结果，而并非阳邪直接导致的。此外，人体本身并不会因阴阳失调产生 HIV，该病毒的感染均是从外而来。

中医对艾滋病病机方面的探索极为细致，临床视野开阔。病机涉及中医脏腑、正邪、阴阳、六经、三焦、温病等范畴，更考虑到了体质因素及地域因素对疾病的影响。一项文献统计，疫毒、湿、热、瘀血、痰饮是艾滋病的常见病因；正气虚弱，元气损伤，肺、脾、肾三脏亏虚为艾滋病的常见病机；气虚、火热、湿、疫毒为常见的病理性质；艾滋病发病常侵袭五脏六腑，其中以肾、脾、肺最为多见。总体病机不离正虚与邪盛的共存、兼夹，最终出现正气衰竭，五脏受损，阴阳离决。目前有关艾滋病的病因病机研究，从不同的侧面论述了艾滋病发病的特点。艾滋病是一种新发疾病，在不同时期的临床症状差异较大，因患者之间的个体差异，可见到完全无症状以及险象环生的病情，其病机变化多端，错综复杂，并非以单一的脏腑阴阳、气血津液、卫气营血、六经辨证、三焦病机等所能尽述。

二、关于艾滋病中医病因的看法

（一）关于伏邪

艾滋病是一种不同于中医文献上记录的疾病，根据其发病、病程特点以及临床表现，笔者认为艾滋病属于伏邪范畴。伏邪的思想起源于《黄帝内经》，伏，是隐藏、潜伏之意。中医传统理论认为，伏邪是指人体外感邪气后当时并不立即发病，而是伏藏于体内逾时而发的一种邪气，是与感邪即发相对而言的。感邪和正虚是病邪得以留伏体内的重要原因。HIV 侵入人体以后，除了少部分患者无明显症状或症状轻微外，大多患者会出现发热，可伴有咽喉疼痛、恶心、呕吐、皮疹、腹泻、关节痛、淋巴结肿大等症状，持续 1～3 周可以缓解。上述症状是免疫系统急性损伤和 HIV 毒血症并见的表现。之后感染者会进入一段无明显临床症状的时期。从人体感染 HIV 到进入临床发病，短则数月，长则数十年。以上表现均与中医伏邪相似，有病邪伏于体内的特点。从伏邪的视角探析艾滋病已得到大部分医家的赞同，但艾滋病的邪气伏于何处，则认识各异，具体如下。

蒋心悦认为病邪伏于三焦。三焦位于脏腑之外，躯体之内，包罗诸脏，与五脏六腑在结构上直接相连，其主要生理功能是主持诸气，通行水道，发挥调外和内、荣左养右、导上宣下的作用，将气和津液输布于脏腑、充沛于肌肤。HIV 客居三焦，阻遏了全身气机的升降出入运动，影响了三焦气化功能，导致正气虚弱及痰饮、瘀血等病理产物形成，阴阳出现偏盛偏衰、消长紊乱，从而变证蜂起，救治棘手。

杨凤珍等也认为邪伏于膜原。在艾滋病潜伏期，疫毒（秽湿热毒）潜伏于膜原，由膜原侵及三焦，壅遏气机，津血失布，痰浊、瘀血互结，常出现持续性淋巴结肿大；同时，疫毒消铄脏腑气阴，损耗三焦元气，感染者容易疲劳，体重波动，易患感冒、肺结核、感染性疾病等。

宗亚力等认为毒邪伏络。《黄帝内经》最早提出络脉概念。络脉是功能结构的载体，是维持机体内稳态的功能性网络，瘀毒阻络是络病形成的病理基础，故络病是以络脉阻滞为特征的一类疾病。艾滋病的临床症状都可由"毒""瘀""虚"概括和解释。在"毒邪伏络"的过程中，"毒"是启动因子，即络脉受损由毒邪启动；继而导致络脉血瘀和络脉空虚，引起络脉病变。在"毒邪伏络"的过程中，"瘀"是其枢纽因子，是艾滋病发展的中心环节，也是艾滋病恶化的关键环节。

梁碧颜等认为艾滋病病邪伏于阴分。"肾主骨，生髓"，而人体的免疫细胞，如 T 淋巴细胞、B 淋巴细胞、巨噬细胞等，都来源于骨髓多能干细胞。"荣泣卫除""精髓枯竭"，艾滋病病毒感染后引起的广泛淋巴细胞缺乏的病理改变与肾精的匮乏密不可分。骨髓为至阴之分，为少阴肾所主；血属阴，精血同源，精为肾所藏。骨髓属于阴，为人体至阴之分，故艾滋病病毒潜伏之部位可概括为"阴分"。

（二）关于毒邪

"毒"在中医学中有如下含义：一指病气疫毒，即有传染性的疾病。《素问·刺法论》说"五疫之至，皆相染易""不相染者……避其毒气"。吴又可将能够引起疫病流行的"疫气"称为"疫毒""毒气"等，皆是言其所致疾病能传染同时引起流行，换言之，是指病邪中有传染性并可引起流行性疾病者称为"毒"。二指病邪过盛，王冰注解《素问·五常政大论》相关经文说："夫毒者，皆五行标盛，暴烈之气所为也。"主要强调病邪偏盛，病情深重。三指病理产物。正如尤在泾所言："毒，邪气蕴结不解之谓。"病邪蕴结日久，则可化毒，变生他证。

艾滋病通过血液、母婴及性传播。可在特定人群如同性恋、性工作者以及静脉吸毒者等群体中引起流行。进入发病期后，临床表现多样，病情复杂沉重。艾滋病毒邪侵犯机体，会损害人体免疫系统（正气），致气血津液运行失常，多脏腑器官功能损伤，随着正气的日益亏虚可招致其他致病邪气的入侵，再次出现各脏腑器官的病变。感受了艾滋病毒邪之人可因各自的体质特点，在不同季节感染兼夹风、寒、暑、湿、燥、火等病邪。这也是现代医学提到的 HIV 感染者极易并发各种机会性感染和恶性肿瘤的观点。HIV 有多种亚型，自身也具有很强的变异性，所致疾病症状繁多，涉及广泛的病变部位，在不同的临床分期有着迥然不同的临床表现。病中因人体阴阳气血出现不同程度的亏虚，脏腑功能失调，痰浊、瘀血等病理产物不断产生，邪盛正衰，毒邪在体内积聚，顽固不化，致病情复杂多变，甚至发生阴阳离决的危重症。艾滋病毒邪内侵气血，耗阴伤精，脏腑功能受损，可产生痰、瘀、湿、毒等病理产物，逐渐进展为虚者愈虚，实者愈实，日久形成虚实夹杂、本虚标实之证。艾滋病所具有的传染性、流行性、病势沉重、病中易变成他证的特点则是毒邪致病的结果。

（三）关于湿邪

HIV 伏邪致病所表现出来的症状比普通病邪致病病情严重，且具有缠绵难愈的特点。这是因为艾滋病兼具湿邪致病和毒邪致病的特点。近十年来，我们在成都市、乐山市、攀枝花市、西昌市、昭觉县、布拖县开展了中医药治疗艾滋病工作。王小莉通过对 240 例艾滋病患者临床表现中湿邪证候特征的调查，提出 HIV 感染者多"湿"的观点。被调查的患者中，舌苔腻占 63%（图 1-4），舌苔滑占 25%，渴不多饮占 21%。临床所表现出的胸闷、上腹不适、食欲减退与"湿为阴邪，易损伤阳气，阻遏气机"的特性相符；头重如裹、四肢困重、关节酸痛与"湿性重浊"的特性相符；大便稀、水样大便与"湿性趋下，易袭阴位"的特性相符。HIV 感染后病程长、发展缓慢、反复发作、缠绵难愈的特点，符合"湿性黏滞"的特性。故 HIV 致病具有湿邪致病的特征。

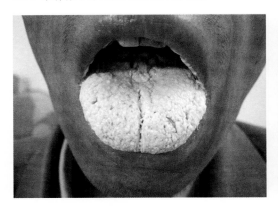

白浊腻苔

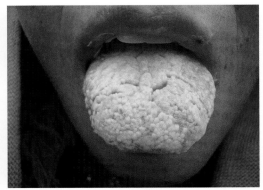

白腐腻苔

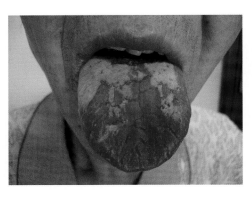

花腐腻苔

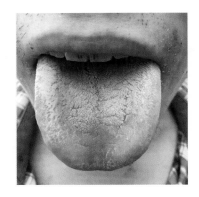

绿腻苔

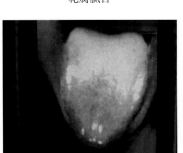

蓝腻苔

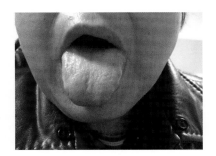

白黄腻苔

图 1-4　艾滋病患者的腻苔

　　湿为阴邪，易损伤阳气，阻遏气机。HIV 侵袭人体后攻击 T 淋巴系统，随着病毒载量的上升，机体免疫功能持续下降，机体正气逐渐亏损而无力抵御外邪。致湿邪侵袭，阻滞胸膈，气机不畅，临床表现出胸闷、气短的症状；湿阻中焦，脾失健运，胃失和降，气机失调，出现纳呆、食欲减退、恶心、呕吐、脘痞腹胀等；湿邪困阻下焦，气机阻滞，肾与膀胱气化不利，出现小便短涩；湿蒙清窍，清阳不升，出现头目昏重；湿阻经络，可见关节肿胀、沉重、疼痛。湿胜则阳微，湿邪侵袭人体，脾阳不振，运化无权，致水湿停聚，故艾滋病患者常出现腹泻、肿胀、尿少。三焦气化失常，气血津液代谢紊乱，水湿停聚而生热，邪热煎熬阴血形成瘀血，湿热熏蒸，痰瘀互结，而成肿瘤，淋巴结肿大。

　　湿性重浊。正气不足，外邪乘虚而入，湿邪阻遏清阳，故可见头身困重乏力、头重如裹等；湿邪留滞经络关节，阳气布达受阻，则可见肌肤不仁，肢体关节酸重疼痛；湿滞大肠，出现大便溏泄；湿浊下注，则小便浑浊，女性黄、白带下，多腥浊；湿邪浸淫肌肤，则可见肌肤疮疡、湿疹、皮肤油腻如垢以及其他皮肤感染等。

　　湿性黏滞。HIV 感染者进入无症状期，短至数月，长至 20 年，一般为 8 ～ 10 年。HIV 感染后病程长、终身带毒生存、病情迁延、反复发作的特点符合湿性黏滞的特性。在艾滋病期患者会出现小便涩滞不畅，以及分泌物黏浊或舌苔黏腻等症状，与湿性黏滞相符。其他如着痹、湿疹和部分皮肤黏膜的病变等均因湿邪为患，而多表现出缠绵难愈的特点。

　　湿性趋下，易袭阴位。AIDS 患者全身免疫力低下，水液代谢紊乱，《素问·太阴阳明论》所说："伤于湿者，下先受之。"《灵枢·邪气脏腑病形》曰："身半以下者，湿中之也。"患者脏器衰竭，协调功能减弱。肾失气化，脾失健运，肝失疏泄，肺失宣降，三焦运化失调，故许多 AIDS 患者会出现泄泻、淋浊、带下、下肢浮肿、阴部湿疹等临床表现，这是趋下的特征。

　　综上，艾滋病的发生是湿浊内生或者外感湿邪致病的结果。

　　前面已经述及，不同地区艾滋病中医病因倾向各有特点。广东省病例湿邪特征突出，新疆维吾尔自治区病例阴虚特征较突出，河南省病例各种病因积分普遍较高。因为广东省炎热，为"卑湿"之地；而四川省地处平原，雨水充沛，也属容易生湿之地，所以四川省、广东省感染者呈现湿的特征较多，但是同样的调查，新疆维吾尔自治区和河南省的感染者没有显现出多湿的特征，所以，湿邪没有普遍性。

　　综合上述，其一，艾滋病病因为"毒"是各位中医学家公认的，但至于是风、寒、暑、湿、燥、火六淫中的什么毒，或者痰、瘀、郁等中的什么毒，则视艾滋病的病期以及兼夹疾病、机会性感染变化情况诊断。其二，艾滋病为中医的"伏邪"，这是多数专家的共识，但是邪气伏在什么部位，则需要进一步研究。其三，"风雨寒热，不得虚，邪不能独伤人"（《灵枢·百病始生》），HIV 感染者由于正气受损，则更易感受外邪，发生各种疾病，而发病期则正虚和邪实并存。感染 HIV 至感染者死亡整个阶段，始终存在"正虚邪实""正邪纠缠"的临床状况。至于何时正虚多，何时邪实多，何时仅正虚，何时仅邪实，何时正虚邪实并存，临床需视不同情况判断。其四，艾滋病的病机和病情演变是复杂的、多变的，不同的病期、不同的机会性感染、不同的感染阶段，可有不同的病理变化。

第三节　艾滋病的病变规律

在没有人为使用抗病毒药物或者中医药干预的情况下，HIV 将入侵以 $CD4^+T$ 淋巴细胞为代表的免疫系统，在入侵后 24 ～ 48 小时感染人体的淋巴结，并相继出现病毒血症，发生急性感染；在未治疗的情况下，感染者的 $CD4^+T$ 淋巴细胞数量会自行恢复至正常或接近正常的水平，由于免疫系统无法彻底清除 HIV，继而过渡到慢性感染的潜伏期，潜伏期短则数月，长则数十年；当免疫系统被破坏到一定程度，特别是外周血 $CD4^+T$ 淋巴细胞低于 200 个 /μl 时，免疫监视、免疫清除等功能明显减弱，人体出现机会性感染等并发症的概率大大增加，此时就进入了艾滋病期，该时期病症复杂多变，病情往往严重、难愈。

从中医的角度来看，艾滋病病变的规律如下：机体感染 HIV 之后，人体正气奋起抗邪，正邪相争。HIV 侵犯人体，属于中医"直中"的范畴。感染者可完全没有临床症状，或者部分人群出现一过性的卫表症状，临床以发热最为常见，可伴有咽喉疼痛、恶心、呕吐、皮疹（图 1-5）、腹泻、关节痛、淋巴结肿大（图 1-6）等症状。根据寒热的不同，可见风寒证，表现为恶寒明显，头痛剧烈，发热不汗出，肌肉疼痛，舌苔多薄白，脉浮紧；抑或风热证，表现为身热，头痛，咽痛，咳嗽，痰黄稠，苔黄，脉浮数等；也可兼夹湿邪，出现头重如裹，口中无味，舌苔腻等症状。上述症状可逐渐消失，随即进入一段几乎没有特殊临床症状的时期。此时虽然没有特殊临床症状，但 HIV 持续耗伤人体正气的进程并未停止，且该病毒留恋机体，极难被完全清除。感染者因正气尚足，早期可无任何症状。随着病毒在体内的复制，人体正气渐伤，感染者最先出现乏力，疲惫，体倦等气虚症状。此时感染者正气已虚，机体"阴平阳秘"的状态被打破，脏腑功能逐渐失调。此期可见各脏腑功能紊乱的症状，只是程度尚轻。患者脾脏功能失调，脾失健运，可出现湿浊内生，表现为慢性腹泻。湿浊不化，

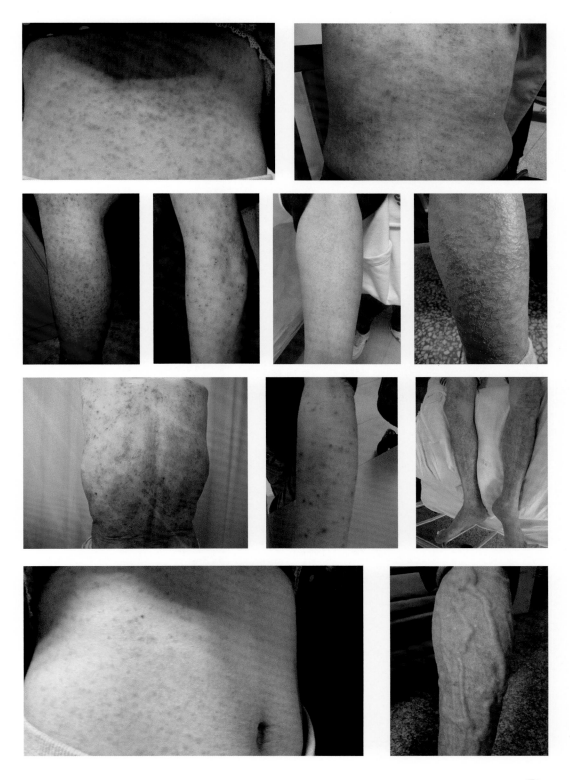

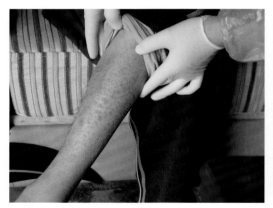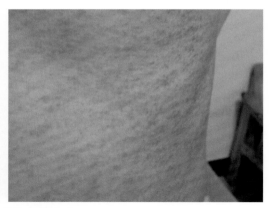

图1-5　HIV感染者的皮疹

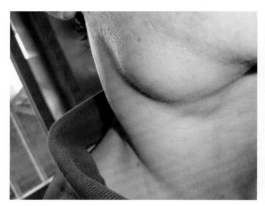

下颌淋巴结肿大

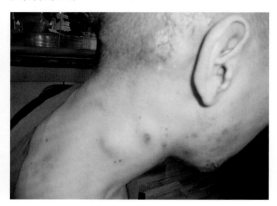

颈淋巴结肿大（一）

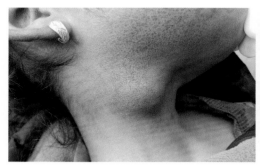

颈淋巴结肿大（二）

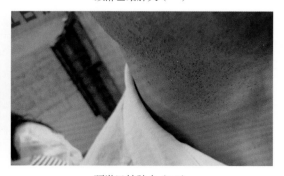

颈淋巴结肿大（三）

图1-6　HIV感染者的淋巴结肿大

阻滞气机，抑或部分患者知道感染HIV后，由于对疾病的恐惧和担忧，容易出现肝郁气滞，多见于感染后的半年内。临床常见抑郁寡欢，焦虑恐惧，胸胁胀闷，头晕目眩，夜寐多梦，女性可见月经不调，乳房胀痛，少腹结块，苔薄白，脉弦。气滞湿停，血行不畅，形成结核，留于颈部、腋下等处，表现为多处淋巴结肿大。气机不畅，郁积不散，表现为持续的发热。正所谓"风雨寒热不得虚，邪不能独伤人"，因感染者正气受损，外邪容易侵入，可外感风、寒、暑、湿、燥、热等邪气，表现为感冒次数增多等。随着时间推移，正气亏损逐渐加重，感染者除了常见的气虚症状（如神疲乏力、多汗、盗汗）外，因卫气功能减退，还反复发生各系统的感染，以呼吸系统感染最为常见。伴随着疾病对机体的耗损，感染者进一步出现气阴两虚的症状，表现为乏力，气短，神疲，自汗或盗汗，口干舌燥，纳食减少，大便秘结，腰膝酸软，舌质淡红，舌边有齿痕，苔薄白少津，或少苔，脉细弱。

　　脾为后天之本，气血生化之源。其位置居于中焦，是人体气机升降的枢纽。机体的免疫功能与中医卫气相似。卫气是由脾脏化生的水谷精微所化生。在与病邪相争的过程中，卫气受损，脾脏亦会受累，而脾脏的功能主要通过脾阳的健运得以实现。感邪日久，必将伤及脾脏，使脾阳受损。临床常见食少、脘腹胀痛、便溏以及畏寒等脾阳虚损的症状。肾与脾在生理功能上表现为先天与后天相互促进资生的关系，脾脏功能受损，将进一步伤及先天之本，出现脾肾两伤的症状，表现为腹胀便溏，完谷不化，虚喘乏力，腰膝酸软等。肝肾同源，一荣俱荣，一损俱损，休戚相关。病变累及肝肾，临床多表现为头昏目胀，耳鸣，口苦舌干，失眠多梦，五心烦热，腰酸腿软，肝区疼痛，大便干结，小便短黄，舌红少苔等肝肾阴虚症状。病中人体正气逐渐耗损，阴阳气血亏虚，脏腑功能失调，痰浊、瘀血等病理产物不断产生，再遇外邪入侵，邪盛正衰，毒邪在体内积聚，致病情复杂多变，甚至发生阴阳离决的危重症。

参考文献

[1]李慎秋，陈兴平，周礼义.皮肤病性病诊疗指南[M].第3版.北京：科学出版社，2013.

[2]李建成.艾滋病中医病因病名探析[J].中医学报，2014，29（9）：1243-1244.

[3]马冠军，董少群，杨宝华，等.对艾滋病中医病因的认识[J].中医学报，2010，25（5）：817-818.

[4]谭颖颖，刘昭纯.《内经》疾病命名特点探析[J].中医药学刊，2006，24（9）：1682-1683.

[5]李正，徐立然，郑志攀，等.艾滋病中医病因、病机、病性、病位相关文献分析[J].中医学报，
　　2014，29（1）：1-3.

[6]谢世平，郭选贤，胡研萍，等.试论艾毒的病邪特性和致病特点[J].中华中医药杂志，2015，30
　　（1）：26-28.

[7]王江蓉，陈军."阴虚与艾滋病相关"假说[J].河南中医，2012，32（9）：1155-1156.

[8]何颖.浅析艾滋病的病因病机[J].湖北中医杂志，2002，24（6）:11.

[9]刘学伟，郭会军，刘琦，等.艾滋病从"毒邪"论治探析[J].中医杂志，2006，47（11）：803-805.

[10]郭会军，于晓敏.从毒探析艾滋病的病因[J].山东中医药大学学报，2009，33（6）：471-472.

［11］艾军，戴铭.从伏疫学说探讨艾滋病的病因病机［J］.新中医，2009，41（1）：3-4.

［12］孙传正.艾滋病证治探讨［J］.医药世界，2006，（11）：72-75.

［13］王福彦.中医学对艾滋病病因病机的认识［J］.内蒙古中医药，2009，28（15）：97-98.

［14］许前磊，谢世平，郭会军，等."艾毒伤元"假说与艾滋病中医发病机制研究［J］.中医学报，2012，27（9）：1080-1082.

［15］刘振威，邓鑫，苏齐鉴，等.试论阳虚在艾滋病病因病机中的重要性［J］.大众科技，2013，15（5）：150-151.

［16］李正，徐立然，郑志攀，等.浅谈中医肺脾肾气虚与艾滋病的关系［J］.光明中医，2013，28（10）：1989-1990.

［17］刘震，李勇.艾滋病的中医病因病机及治疗［J］.中国中药杂志，2013，38（15）：2501-2503.

［18］徐立然，陈关征，李欢.艾滋病中医"脾为枢机"探讨［J］.中医研究，2010，23（2）：1-3.

［19］杨凤珍，王健，邹雯.艾滋病中医发病与病机演变辨治思路及原则的探讨［J］.中国中医基础医学杂志，2010，16（11）：993，995.

［20］唐飞舟，臧鑫，高丽云.艾滋病与五脏的相关性探讨［J］.中医学报，2011，26（4）：387-390.

［21］史宏，余磊，黎正泽.六经辨证论治艾滋病［J］.黑龙江中医药，2011，40（6）：5-6.

［22］刘志斌，杨冀平.试述艾滋病"伏邪积损致虚"核心病机［J］.中国中医药现代远程教育，2008，6（8）：880.

［23］谢世平，刘飒，许前磊，等.从少阴病阴阳消长理论探讨艾滋病病机［J］.中华中医药杂志，2013，28（11）：3333-3335.

［24］宗亚力，尹燕耀，林云华.中医从"毒邪伏络"论治艾滋病的思考［J］.中国中医基础医学杂志，2011，17（4）：363-365.

［25］王小平.运用三焦辨证论治艾滋病的探讨［J］.山东中医杂志，2007，26（2）：80-82.

［26］张亚萍，邓鑫，李永亮，等.不同体质与艾滋病的中医药防治［J］.中国中西医结合杂志，2011，31（10）：1422-1424.

［27］许前磊，许向前，武兴伟，等.运用中医体质学说论治艾滋病的理论探讨［J］.中华中医药杂志，2014，29（4）：1151-1153.

［28］徐志明，李铭，和丽生.对艾滋病的探讨［J］.云南中医学院学报，2000，23（4）：12-14.

［29］姜枫，符林春，马建萍，等.艾滋病中医病因病机中的地域因素［J］.中国中西医结合杂志，2012，32（6）：748-750.

［30］王小莉.艾滋病的湿性特征及治疗探索［D］.成都：成都中医药大学，2013.

［31］中华医学会感染病学分会艾滋病学组，Society of Infectious Diseases, Chinese Medical Association.艾滋病诊疗指南第三版（2015版）［J］.中华临床感染病杂志，2015（5）：385-401.

第二章

艾滋病本病的中医治疗研究

整体观念和辨证论治是中医治疗的原则，也是中医的核心。无论什么疾病，只要选择中医药治疗，总离不开整体观念和辨证论治，对艾滋病的治疗也一样。

艾滋病感染、潜伏、发病、死亡全过程中，无论感染者处于临床何期，均会或多或少地出现不同的临床表现，包括感染早期的心理不适，发病期和晚期的严重身体不适等。这些表现构成了中医辨证论治的基础，为中医药治疗提供了依据。

自从艾滋病传入中国以来，中医界一直在积极探索艾滋病的中医治疗方法，业界进行了多种研究：在证候方面，探讨了艾滋病中医证候表现及证候分布规律，中医药对不同证候感染者的干预疗效，中医药对靶目标 $CD4^+T$ 淋巴细胞水平和（或）病毒载量的影响；中医药对非特征性临床症状、机会性感染、感染者生活质量的影响；探索了减轻高效抗反转录病毒治疗（HAART，俗称鸡尾酒疗法）的毒副作用的方法。

艾滋病临床表现的复杂性，患者求生的本能，临床用药的多样性，决定了中医药在艾滋病治疗过程中应首先明确治疗的目的，究竟想解决什么问题，而不能停留于试点的层面上。艾滋病中医药治疗包括针对艾滋病本病（提高或者稳定 $CD4^+T$ 淋巴细胞水平和控制病毒载量）的治疗，预防机会性感染，减轻抗病毒药物的毒副作用，缓解临床症状，提高生存、生活质量等。具体执行方面，应明确"病""证""症"之间的关系，并遵循以下程序。

以病为先

首先明确 HIV 感染的诊断。艾滋病是行为疾病，又是中国的法定传染病，其诊断、确认、报告、用药、随访、换药、检验、上报均有法定程序，无论中医还是西医，都不能违反这个法定程序，都要在法律法规许可的范围内从事医疗工作。所以，无论初诊在什么医疗机构，都必须按照程序进行初筛、规定机构确认、建档、上报、做患者工作、指定机构抗病毒治疗并随访。

先分期再分型

临床上已经明确将 HIV 感染分为四期，即急性感染期、临床潜伏期、艾滋病期、艾滋病晚期。这四期对指导临床治疗有很大帮助，因为每一期的表现和防治重点不一样。中医药要介入治疗，应该在明确疾病分期的基础上，再进行辨证分型，确定中医证候。随着艾滋病知识的普及，有高危行为的人几乎在高危行为后都会有警觉，一旦出现急性感染的症状，会尽快就医，所以，现在在艾滋病门诊也能够看到急性感染期的患者，基于此，对艾滋病进行中医治疗，应该先明确是否为艾滋病急性感染期，再辨证其属于风热郁卫证、风寒束表证还是外寒内湿证。需要注意的是，"HIV感染者中医诊疗方案"（《艾滋病中医药治疗手册》）仅仅是一个提示或规范，是指导临床怎么思考的，并不是非要按图索骥。所以，临床医生需要根据感染者的具体表现，采用中医理论思维辨证，确定证型后再施治。

病证结合

《国家免费艾滋病抗病毒药物治疗手册（第4版）》中提到，确诊HIV感染，符合医学入选标准和治疗前准备者，由国家免费提供抗病毒治疗。所以，艾滋病西医的诊断及管理在HIV感染一开始就是明确的。理论上说，在HIV感染到患者死亡的整个过程，中医药都可以介入治疗。但是，如果感染者一经确诊就抗病毒治疗，客观上造成了无论在什么时候中医药介入治疗，都只是在"协助"抗病毒治疗而非主导治疗的局面。中医药介入治疗需要辨证，艾滋病患者整个生命过程实际上会出现许多中医证候，中医药介入若仅仅是在某个节点，就需要中医的证和西医的病相结合。如何对患者最有利、使患者利益最大化，这是中医药介入的目的。

中西互补

应该承认，在艾滋病的治疗方面，中西医各有长处。抗病毒治疗对抑制病毒复制、恢复或者提高免疫功能具有肯定的效果，并且控制率很高，特别是新的抗病毒药物不断出现，成果是明显的，得到了全世界的公认。但是，抗病毒治疗也有缺陷，比如，有10%～20%的感染者服用了抗病毒药物后，免疫功能仍然不能重建或者重建不良；有一些使用抗病毒治疗的患者不良反应比较重，甚至影响了抗病毒治疗；抗病毒治疗对改善患者的临床症状、提高生活质量及生存质量见效比较慢；有些机会性感染还不是西药的长处，比如病毒性皮肤疾病、消化功能紊乱、抗病毒药物导致的肠道菌群失调、精神神经不良反应等。所以，在我国这种特定环境中，对艾滋病的中西医协同治疗还是必须考虑的。

我们的原则是：抗病毒治疗是国家倡导的，并且每一个疾病预防控制中心都有任务，所以必须执行。中医药只能是协同治疗，辅助解决某些问题，临床上治疗艾滋病应"先西后中、当中则中、当西则西、中西互补"，如此一来，我国的艾滋病患者会比其他国家的患者多一种选择。

《国家免费艾滋病抗病毒药物治疗手册》是国家颁布的艾滋病治疗技术指导文件，无论采用什么治疗方法，作为临床医生，应该首先按照此文件执行，不能因为自己的某些目的另辟蹊径、另起炉灶。

第一节　艾滋病证候与证候规律

一、证候分布规律

中医目前按照王琦的体质分类方法，将人的体质分为平和体质、气虚体质、湿热体质、阴虚体质、气郁体质、阳虚体质、痰湿体质、血瘀体质、特禀体质九种。不同的人由于职业、生活环境、生活习惯的不同，从理论上说，尽管感染同一种 HIV，也会因为体质不同，有不同的证候表现。以四川省为例，现存的艾滋病感染者以静脉吸毒致血液传播占多数；而新发现的感染者，却以性传播占比越来越高，构成了临床证候的多样性、复杂性、多变性。艾滋病感染者最容易出现各种机会性感染，加之使用各种干预手段，使得艾滋病患者临床上有无穷无尽的中医证候。但是，对于一个具体感染者来说，不外乎单纯 HIV 感染和 HIV 感染合并机会性感染两种类型。此部分专门针对这两种情况，执简驭繁，论述艾滋病中医治疗方法。

（一）高危行为或职业暴露后

以实证为主，肝郁气滞，脏腑功能紊乱，心神不宁。时间为 0～60 天，个别可以达到 12 个月。具有高危行为者，特别是男同性恋人群、性工作者，高危行为后，担心自己被感染，担心感染后难以面对家人、朋友，担心自己的工作与学习；如果是学生，担心自己被暴露，常常出现焦虑、失眠、不思饮食、工作与学习注意力难以集中；婚后高危行为后，担心被自己的家庭及子女遗弃或者歧视。以上心理变化会导致出现一系列肝郁不舒的临床表现，如心情抑郁，两肋胀闷，或者隐痛，常常叹息，睡眠质量下降或者不能入睡，食欲下降，上腹不适等。

（二）急性感染期

根据感染者平素体质（如气虚体质、阴虚体质、阳虚体质、痰湿体质）及感染途径（主要是血液传播、性传播、母婴传播），可以是虚实夹杂证，但是以实证为主，所以国家中医药管理局推荐的常见证候中的"风寒型""风热型"或者急性感染期的"疫毒侵袭证",并没有包括虚实夹杂的证候,临床医生应该根据患者实际情况,决定证候类型以及治疗方法。临床上,艾滋病急性感染期,风寒外束、风热袭卫、肺卫受损、湿热困表均可以见到,而四川地区因为地处卑湿之地,最常见的是风寒湿困阻或者风湿热困阻,多数患者周身酸痛。气虚感寒、气虚兼寒湿困阻、阳虚外感等较少,因为艾滋病感染者绝大多数是年轻人,体质较好。急性感染期虚为辅,比如吸毒的人群,可以出现阴虚外感,气虚外感表现;平素体虚之人也可以出现气虚外感表现,其实这和 HIV 本身无关,主要是因为同一种外邪感染了不同体质状态的人群,所以临床表现不一样。但是,急性感染期证候总体上以实证居多。以前,多数人不知道自己感染了 HIV,直到结婚、生育、体检等检查身体的时候才发现,所以也不容易见到明显的急性感染期表现。近两年,由于艾滋病知识的普及,民众自我防护意识增强,急性感染者才渐渐多了起来,在门诊能够看到。

(三)临床潜伏期

从预防和治未病方面来说,临床潜伏期是 HIV 感染者最关键的时期。临床潜伏期是感染 HIV 后到实际发病之间的相当长的一个阶段,既往一般认为此期有 8～12 年,也有资料认为是 6～15 年。我们认为,临床潜伏期的时间长短,仅供临床医生为患者进行解释、制订临床方案、宣传等的参考,根据感染者工作条件、经济基础、生活习惯、医疗处置等不同,感染至出现典型艾滋病临床表现的时间并不一致,应该以感染后实际出现典型的艾滋病临床表现或者指征为准。笔者曾经接诊过几个大学在校二年级学生,20 岁,出现典型的艾滋病临床表现(气虚,严重带状疱疹,严重真菌感染),仔细询问后得知其是因为反复、多次和不同对象发生男男性行为,而可以肯定的是,他们的高危行为是在上大学后(18 岁以后)才发生的,因为在上大学前,他们因没有时间和空闲而无高危行为。尽管艾滋病本病的临床潜伏期有长有短,但是总以实证为主,根据不同体质、不同生活条件、不同工作环境等,可逐渐出现广义的气虚(手脚乏力,体力下降,出汗多,每年感冒在 4 次以上等)、脾虚(在气虚的基础上,表现出消化功能减退,食欲下降,腹部不适,便溏)、气阴两虚(少气乏力,食欲不振,咽干口渴,大便秘结,舌质红而瘦小),且在较长的潜伏期里,完全可以因为合并不同疾病,出现不同证候,如合并急性胃炎,可以见到寒热错杂,湿热阻滞;合并肺炎,可以见到痰热壅肺,肺气失宣;合并皮肤感染,可以出现热毒蕴结肌肤等,但是这些疾病症状和正常人没有多大差别,治疗也可以参照正常人治疗方法。

（四）艾滋病期

从疾病治疗方面来说，艾滋病期是 HIV 感染者最关键的时期。医生治疗的优劣，会决定 HIV 感染者整个生命长短，因为这个阶段，感染者总会出现机会性感染，直接威胁其生命。HIV 感染者的艾滋病期，指的是感染者从临床潜伏期进展到真正发病的阶段，此时，感染者才真正是艾滋病患者，其表现包括反复疱疹、间质性肺炎、深部真菌感染、长时间的腹泻、长时间的发热等 16 种典型的艾滋病表现；或者无论机体处于什么状态，感染者连续三次 CD4$^+$T 淋巴细胞检测平均数都在 200 个 /μl 以下。在没有机会性感染时，患者的中医辨证应该是虚证为主，而虚不外乎气、血、阴、阳、津、精、髓；若再结合五脏六腑的物质基础，则可出现变化多端的证候。比如，虚证包括"气虚证、气陷证、气脱证、血虚证、血脱证、阴虚证、亡阴证、阳虚证、亡阳证、虚阳浮越证、气血两虚证、气阴两虚证、阴血亏虚证、阴阳两虚证、津液亏虚证、津气亏虚证、精气亏虚证、精血亏虚证、髓亏证、卫（气亏）虚证、营（气亏）虚证"，根据感染者身体状况、调护条件、治疗时机、生活好坏、感邪机会等，结合五脏六腑物质基础，则有肺气虚、肺阴虚；心气虚、心阴虚、心阳虚、心血不足；脾气虚、脾阳虚、脾阴虚；肝阴虚、肝血虚、肝气虚；肾精虚、肾气虚、肾阳虚等。因为正气的亏虚，体内生理变化引起病理变化，感染者也会兼夹气滞、气逆、血瘀、水停、痰凝、水泛等实邪。

一般情况下，HIV 感染者首先出现脾虚，脾虚引起消化功能下降，纳差；脾虚可以导致水停为患，水停可以成痰，痰流动到不同部位可以引起不同疾病；脾虚使气血生化不足，可以引起血虚、血亏，导致血虚失养的多种疾病。但是，在不合并机会性感染的情况下，患者中医辨证以虚证为主，虚是根本；邪实为辅，实是标证的表现。此期的治疗应该是扶正，因为感染者已经服用抗病毒药物祛邪（预防和保健）或者扶正祛邪（正虚而致代谢产物成病理产物时）。

（五）艾滋病晚期

艾滋病晚期，指感染者的 CD4$^+$T 淋巴细胞数量下降到 50 个 /μl 以下的疾病阶段，患者可以发生多种疾病，严重威胁其生命。高效抗反转录病毒药物出现以前的研究结果表明，艾滋病晚期患者的存活时间为 12 ～ 18 个月，也许仅短短的几天时间，生命就会终止，所以，本期的治疗，应该以抢救生命为主，中医叫"留人治病"。本期证候以虚为主，主要是混合型的虚证，如脾肾阳虚、心肾阳虚、肺气耗竭、阳虚水泛、阳气欲脱、肾精枯竭、气虚欲脱、阳气大陷等，可以兼夹严重的气滞、血瘀、水停、痰凝等。

二、证候演变规律

国家中医药管理局、原国家卫生计生委组织于 2016 年颁布的《艾滋病（成人）中医诊疗方案》中提到："证候演变多由实证向虚实夹杂证、虚证发展，其中 HIV 感染者以肺脾两虚证为主，AIDS 患者以脾肾阳虚证为主。性传播者以肝郁气滞、阴虚内热、脾肾阳虚为主。静脉吸毒者以热毒内蕴、气虚血瘀、气阴两虚为主。有偿供血者以肺脾两虚、脾肾阳虚为主。"其中还提到艾滋病临床常见证候有热毒内蕴证、肝郁气滞证、肺脾两虚证、气虚血瘀证、阴虚内热证、气阴两虚证、脾肾阳虚证，并分别有各自的临床表现、治疗方案、疗效评价等。

根据国家中医药管理局颁布的《泄泻等 12 个艾滋病常见病症中医诊疗方案（试行）》，HIV 感染者以气虚最为常见。气虚证候也在临床最早出现，这是符合临床表现和中医理论的。HIV 感染者最先出现的全身乏力、四肢困倦、不耐劳力、多汗、容易感冒等，恰恰是中医脾气虚的表现，因为脾主四肢肌肉，脾主运化，化生气血。慢慢过渡到气阴两虚，脾虚及肺，脾虚及肾（后天影响先天），肾气亏虚，肾阴亏虚，肾阳亏虚，阴阳两虚，最后阴阳离决。从感染 HIV 到感染者死亡整个过程，患者病情的中医证候变化遵循"实证—虚实兼夹证—虚实证转化—至虚证—阴阳离决证"的变化规律。

上文提及的证候，没有区分艾滋病和艾滋病合并疾病（感染前的疾病、感染后的机会性感染），所以，这些证候比较笼统，概括性较强。但是，患者的每一次机会性感染都会有许多证候，不同患者即使有同样的机会性感染，也有不同证候，甚至合并一个机会性感染，其证候都远远超出了上文提及的证候，而这些机会性感染不是艾滋病本身，而是艾滋病合并疾病，机会性感染会因为 HIV 感染者的不同状况而表现不同，故临床实际应区分艾滋病和艾滋病合并疾病证候。

如果把艾滋病从感染到死亡完全作为一个整体来看待，在这个相当长的时期，出现什么证候就按照什么证候用药，那么上文提及的证候又远远不够，所以应该根据艾滋病临床分期，明确每一期最基本的证候是什么，最常见的机会性感染的证候是什么，以扩大艾滋病中医诊疗各指南对临床的指导作用。

遗憾的是，中医药治疗艾滋病如果按照证候治疗，研究中药新药治疗艾滋病是有困难的，因为没有一个证候可以囊括艾滋病患者整个生命的全过程，这种情况下的艾滋病中药新药，就永远只能是辅助治疗药物；即或临床有效，这个中药也仅是阶段性的用药，而现在，在辨证论治理论指导下的艾滋病的中医治疗，阶段性有效的结果，几乎谁也无法否定。但是仅为阶段性治疗而花费上亿元人民币去研究一个艾滋病的中药新药，可能会导致投入产出比例不划算。

第二节　单纯HIV感染者的中医治疗

一、单独使用中药

（一）单独使用中药的缘由

"十三五"末，我国艾滋病防治已经达到了"3个90%"的目标，但是，总有一部分或者少部分HIV感染者不愿意使用抗病毒药物或者不能使用抗病毒治疗。他们有的人恐惧抗病毒药物的不良反应，有的人听信网络或者非专业人士的劝告，有的人由于体质（比如基础疾病比较严重、年龄太大、发生严重不良反应等）因素，不能接受抗病毒药物治疗。这种情况下，在我国，HIV感染者多一种治疗选择，就是中医药治疗。

"十三五"末，总结全国中医药治疗艾滋病取得的成绩，无论西医界还是中医界，以下几个方面的结果是取得共识的：中医药治疗艾滋病明显提高了感染者的生存质量，明显改善了感染者的生活状况，明显改善了感染者的临床症状，明显减少了感染者的机会性感染，中医治疗机会性感染取得了明显的临床疗效。稳定和提高了一定阶段的 $CD4^+T$ 淋巴细胞数量，降低了部分不适用西药患者的病毒载量，减轻了鸡尾酒疗法的不良反应，对 HIV 有抑制效果，但是没有西药那么肯定。对患者来说，他们需要的是能够基本像正常人一样工作、学习、生活，所以，无论抗病毒治疗怎么先进、怎么发展，总会有一部分人使用传统治疗方法和传统治疗手段。

（二）单独使用中药的注意事项

（1）必须首先明确西医诊断、分期、疾病严重程度，以便准确选择治疗方案和判断疾病发展趋势以及预后。

（2）由于证候的不确定性，临床决策建议"摸着石头过河"，医生的医嘱不要过于机械。

（3）辨证，在不合并疾病时，有时候很难辨证，可以采用专家会诊、参考中医药治疗指南、借鉴别人经验（文章／前人临床经验）等方式辨证。

（4）适当选用体外实验证明对病毒有抑制作用的中药。体外实验证明，中药对治疗艾滋病有一定作用，临床应结合具体的辨证情况，在中医功效相似的情况下，优先选择对 HIV 有抑制作用的中药及方剂，如紫花地丁、柴胡、黄芩、丹参、天花粉、夏枯草、白花蛇舌草、黄连、金银花、紫草、穿心莲、人参、藜芦、白头翁、防风、灵芝、黄芪、板蓝根、桑寄生、苦瓜、牛蒡子、淫羊藿、狗脊、贯众、苦参、小柴胡汤、生脉饮、六君子汤、赤芍及其制剂、归脾汤、补中益气汤、清宫汤等。

几乎所有补益气血类中药都有不同程度、不同方面的免疫促进作用。其中可增加白细胞数量的中药有：人参、党参、黄芪、灵芝、阿胶、紫河车、鸡血藤、女贞子、山茱萸、补骨脂、刺五加、菟丝子等；增强中性粒细胞吞噬功能的有：人参、山药、甘草、白术等；增加 T 淋巴细胞数量的有：人参、菜豆、白术、薏苡仁、当归、生地黄、天冬、女贞子、淫羊藿、灵芝、香菇等。

具有免疫调节作用的中药有：活血化瘀类，如生地黄、赤芍、川芎、当归、丹参、红花、紫草、虎杖、鸡血藤等；清热解毒类，如鱼腥草、大青叶、贯众、半枝莲、金银花、菜豆、薏苡仁、黄柏等。

（5）HIV 感染者或艾滋病患者使用中药为主要治疗手段者，必须签署知情同意书。本人不能签署者，由其监护人代为签署。但是，使用中药对机会性感染进行短期治疗或针对临时发生的病情一般对症治疗者不在此例。

（6）因为出现机会性感染的可能性较大，所以不宜为 $CD4^+T$ 淋巴细胞低于 200 个 /μl（国际实验室平均值）的感染者单独使用中药，除非患者自身不愿意接受或者不能够接受抗病毒治疗（如感染者身体状况不允许选择抗病毒治疗等）。

二、艾滋病单纯使用中药的治疗方案

本节说的单纯使用中药，指 HIV 感染者在不合并艾滋病典型疾病及机会性感染的情况下的中医药治疗。

不可否认，单纯使用中药治疗艾滋病本病的成果目前还没有得到业界认同，其关键就是在中医药治疗艾滋病本身方面，没有令人信服的数据和临床结论（主要是病毒抑制和免疫力长期稳定），而中药使用的方式，也确实不方便终身使用。

不合并机会性感染，实际上指感染者仅是 HIV 携带者，但是，HIV 携带者也需要医疗干预，否则，疾病发展很快。临床上将艾滋病整个疾病过程分为急性感染期、潜伏期、艾滋病期等。急性感染期很短，在整个艾滋病的病程中可以忽略不计。潜伏期，虽然感染者的免疫力不断下降，但是真正合并机会性感染的人比较少，特别是生活条件比较好的感染者。到了艾滋病期，也有许多人不合并机会性感染，但如果 HIV 携带者过着高危的生活，一旦出现感染，会很严重且治疗困难。

艾滋病是一种严重的传染性疾病，至今没有根治的办法，仅可以临床控制。但是，从感染 HIV 到感染者死亡的较长时间段（甚至可以和正常人寿命差不多），多数情况下感染者仅仅是一个 HIV 携带者，没有合并其他疾病或者并发其他疾病，所以，我们需要处理的是艾滋病本身。艾滋病的过程中，虽然患者多数没有机会性感染，但是并不是没有临床表现，比如在潜伏期，感染者会或多或少地出现不同临床表现，如体力不断下降、容易出汗；相较于没有感染 HIV 时，更容易患上呼吸道感染，腋下、腹股沟淋巴结肿大，反复出现皮肤病毒感染，莫名其妙地出现其他疾病等。所以，从中医辨证论治的角度来看，仍然属于有临床表现，可以进行辨证论治。

（一）急性感染期

艾滋病的急性感染期是短暂的。大多数感染者感染 HIV 后，急性感染期没有明显的临床反应，或者在不知不觉间就度过了急性感染期。临床表现十分明显的感染者，就像得了一场重感冒。多数感染者是在体检、婚检、孕前检查、产前检查、手术前检查被通知 HIV 抗体阳性，才知道自己感染了 HIV。

1. 证候特点

急性感染期实际上就是病毒急性感染的一个时期，病程短，恢复快，表现出的中医证候几乎是实证。若感染者原来的体质太差（比如长期静脉吸毒，素体阴虚、阳虚、气虚、血虚），可能出现虚实兼夹证候。

2. 临床提要

中药可以促进临床症状尽快缓解或消除，此期以祛邪为治疗原则，具体治疗方法见辨证论治。

根据不同患者的临床表现，使用八纲辨证、病因辨证，从整体进行把握，有针对性地改善各种症状、体征，缩短发热时间和病程，缓解病情。

随着艾滋病知识的普及，人们文化水平的提高，艾滋病急性感染者就诊人数或者高危行为后咨询的人数已经越来越多，需要抓住急性感染期治疗的机遇，以解毒为先，尽快压低高速上涨的艾滋病病毒载量，减轻其对人体的损害。

此期患者体内的病毒载量可以很高，笔者认为，可以在不影响辨证论治的前提下，在一般中药、方剂之中，酌情加入降低病毒载量的中药，比如重楼、黄芩、半枝莲、土茯苓、薏苡仁、猪苓等，以尽量减少高浓度病毒对机体免疫系统的冲击和损害。

由于此期感染者的 CD4$^+$T 淋巴细胞数量出现一过性降低，或者素体体质亏虚，可能表现出虚证的症状，如乏力，自汗，盗汗等。在治疗上需要酌情考虑气虚或阴虚等证，选用上述中药选加黄芪、党参、玉竹、石斛；气虚用人参败毒散，阴虚用加减葳蕤汤。

3. 辨证论治

1）风热郁卫证

临床表现：发热，汗出，恶风，咽痛，头痛，恶寒，咳嗽，痰黄稠。舌边尖红，苔薄黄，脉浮数。

辨证要点：发热出汗，舌边尖红，舌苔黄。

治疗方法：清热、疏风、解毒。

参考方药：银翘散（《温病条辨》）加减（银花、连翘、淡竹叶、荆芥、牛蒡子、豆豉、薄荷、桔梗、芦根、甘草）。

临床提要：伴见皮肤红色疹，加紫草 10 g；舌苔黄腻，加藿香 10 ～ 15 g，佩兰 10 g；咽痛明显，甚至吞咽困难，加山豆根 5 ～ 10 g，射干 10 ～ 20 g（注意：山豆根用量 10 g，部分患者可出现咽部不适）；大便秘结，加生大黄 5 ～ 10 g，中药液浸泡服用。

银花、连翘是主要药物，用量宜大至 30 g。

2）风寒束表证

临床表现：恶风寒明显，头痛剧烈，周身肌肉疼痛，发热无汗。舌苔薄白，脉浮紧。

辨证要点：恶寒无汗，头身疼痛，脉紧。

治疗方法：辛温散寒。

参考方药：荆防败毒散（《摄生众妙方》）加减（荆芥、防风、茯苓、独活、羌活、柴胡、前胡、川芎、枳壳、桔梗、薄荷、甘草）。

临床提要：现代患者的保健意识比较强，身体发热时一般会进行治疗，比如使用发汗西药，患者可能短时出汗，所以，很难完全无汗。

注意使用汗出退热的方法，不能大发其汗。

根据头痛的部位，可以加川芎茶调散，或者选加白芷、细辛、藁本。

3）外寒内湿证

临床表现：恶寒，发热，无汗或汗出不爽，腹部不适或疼痛，胸闷，头痛，恶心或呕吐，肠鸣泄泻，口中无味。舌苔腻，脉濡数。

辨证要点：恶寒发热，无汗，上腹部不适，舌苔腻。

治疗方法：解表和中，理气化浊。

参考方药：藿香正气散（《太平惠民和剂局方》）（藿香、白芷、紫苏、半夏曲、茯苓、白术、大腹皮、陈皮、厚朴、桔梗、甘草、生姜、大枣）。

临床提要：高热不退，选加青蒿、石膏、柴胡；恶寒身痛重，加羌活、独活；头痛严重，加川芎茶调散；恶心呕吐，加姜半夏、竹茹。

本证候的内湿，体现在消化道的不适和汗出不爽。

（二）临床潜伏期和艾滋病期

之所以把临床潜伏期和艾滋病期放在一起介绍，是因为在不合并艾滋病相关典型疾病和机会性感染时，这两个分期有共同的特点：感染者的正气不断衰减，而邪气不断增强。在 HIV 感染者的整个生命周期中，正气总是在不断亏损，这是自然进程，就像人从出生后，就一天天走向死亡，谁也逃避不了这个规律。

潜伏期持续时间长短不一，可能几年，也可能十年左右，因急性感染期经历了临床症状而进入，或者在无急性感染期症状的情况下直接进入。艾滋病期延续时间长短与感染病毒的数量、型别、感染途径及机体免疫状况、营养条件、生活习惯等因素有关。曾经接诊过一名男性感染者，20 岁就进入艾滋病期，而其感染的时间是在 18 岁即大学一年级，因为学习轻松，为寻求刺激而发生男男性行为，询问其感染原因，是因同时和多名男性发生性关系，由此导致了多重感染。

1. 证候特点

在排除典型的艾滋病疾病和机会性感染的情况下，艾滋病期是根据 $CD4^+T$ 淋巴细胞水平来判断的。临床上，即使 $CD4^+T$ 淋巴细胞水平很低，仍然有 HIV 感染者没有临床表现，仅仅是抵抗力低下。在没有外界因素的情况下，实际上他们不知道自己已经处于危险的边缘，随时有可能受到各种疾病的攻击而丢失生命。

牢记气虚。在潜伏期和艾滋病期，正气亏虚贯穿始终，以气虚（脾气虚居第一，可有肺气虚、肺脾气虚、脾肾气虚）为主。由于气的作用，在气虚的基础上可能合并阴虚，而出现气阴两虚。

不忘邪实。邪实表现在合并了机会性感染、出现艾滋病相关典型疾病。从中医角度来看，风、寒、暑、湿、燥、火、瘀血、痰湿、虫毒等均可以作为致病因素，或者单纯致病，或者混杂致病。

虚实转换。本身感染者本虚，但是体内有病毒，又是实实在在的外邪。加之这两个临床分期中，感染者在虚的基础上，随时都可能出现机会性感染或者合并其他疾病，在单纯虚实夹杂的基础上，又增添新的实邪。比如突然发生呼吸道感染，出现发热、恶寒、身体疼痛、咽部红肿或者化脓、大便秘结、小便黄赤，证候由本虚转变为实证或者虚实夹杂证。当积极治疗后，机会性感染控制，本虚的本质又会转化回来。特别是当代，医疗条件好，抗菌药物种类多，经济条件好，多种机会性感染是可以经过治疗得到控制的。所以，艾滋病的标实是暂时的，本虚是长久的，转化是必然的。

在潜伏期，邪正之间不断斗争，出现动态博弈：正气在与邪气斗争的过程中，逐渐被削弱，具体到某个患者，平素体质、是否使用 HAART 药物以及合并其他疾病等情况均可能对证候产生影响。这些因素综合导致了不同患者的证候之迥异。因此，对于潜伏期的多数患病人群而言，证候随时间推移大体遵循由"实多虚少"到"实少虚多"的变化；但对于某些患者而言，其证候与时间变化之间可能并非单纯的"实减虚加"的线性关系，而与患者的体质状况、用药情况、是否患有其他疾病等均有关系。

2.临床提要

1）扶正祛邪并重

从理论上说，这两个分期的实质是虚，但是艾滋病病毒随时存在于体内，可以认为有实邪在体内，所以，客观情况是"虚实并存"。这期间，如果单独使用滋补方法和药物，虽然可以扶正，但是有"加快病毒复制速度"的作用。笔者曾经治疗过一个感染者，27岁，病毒载量10万copies/ml，没有使用抗病毒药物，采用中医补法（灵芝制品）治疗一个月后，再检查病毒载量，结果上升到100万copies/ml。该病例也许提示我们，潜伏期单纯使用中药滋补不妥当。这就和西医认为必须将艾滋病病毒的病毒载量控制在检测不出的水平，以免对机体造成冲击，从而使免疫力恢复是一个道理。

2）注意心理疏导

由于艾滋病的急性感染期比较短，而感染者一旦经医疗部门确诊，即进入临床潜伏期。当感染者知晓自己的确诊消息后，抗病毒治疗又不能立即执行（体检、申请、办理手续需要一定时间），就会产生种种压力，比如让不让父母知道，怎么给父母说感染原因；担心自己的生命时间，担心怎么面对家人，担心医疗机构泄露自己的病情，担心工作、学习、生活等。

另外，女性中素有神经衰弱或精神易紧张者，也容易出现肝郁气滞证候。其临床表现并非 HIV 感染影响到免疫系统所致，而是与患者心理因素有关。

治疗的关键是要积极做思想工作，反复说明国家关于艾滋病的治疗政策、艾滋病目前的治疗方法、艾滋病的临床危害及治疗前景、怎么处理当前的困境。

对此类患者进行心理疏导（主要讲明传播途径，以保护未感染者；讲明危害、病情进展等）是必要的，同时根据以上某些症状，配合方药加以治疗。肝郁气滞证在绝对无症状期也会出现，患者多以情绪抑郁、焦虑为主，但程度较轻，且此证表现在此期并不明显。

3）肾虚治疗

单纯的肾（气、精、阴、阳）亏虚，而不合并机会性感染者并不多见。中医理论"五脏之伤，穷必及肾"，临床上，若其他脏腑损害较重，必会使肾受到损伤。所以，感染者出现肾的亏虚时，应该已有机会性感染出现，且已经进行抗病毒治疗。确实也有一些家庭条件好、经济状况好、心情愉快的感染者，即使免疫力很低（CD4$^+$T 淋巴细胞计数才几个），随时处于危险期，但是临床仍然没有机会性感染出现，生活质量很高。有一些患者，当确认自己合并机会性感染时，也没有采取西医治疗措施，而是寻求中医治疗。所以，把肾的证候单独列出，便于治疗参考。

遇到这种情况，医生的责任是履行告知义务，做好患者的思想工作，要求他们尽快申请抗病毒治疗，越快越好，以控制住病毒。在申请期间，可以采用中医药扶正的方法，根据辨证，采用补气、健脾、养胃、滋肾、温阳、益阴、和胃等方法，为他们服用抗病毒药物做好准备。具体治疗可以参照上述证候。

4）动态把握治则

一开始，应该"多祛邪，少扶正"，再慢慢增加扶正力量，过渡到"扶正祛邪并重"；最后因为正气大虚，无力祛邪，应该先救人再治病，"多扶正，少祛邪"。但是究竟怎么配伍，需要根据临床实际来定。

5）把准中药介入时机

无论我国哪一版《国家免费艾滋病抗病毒药物治疗手册》，都没有将中医药治疗列入艾滋病治疗范围，所以，截至目前，进行了 15 年以上的艾滋病中医药治疗仍是"试点项目"。而抗病毒治疗已经发展到无论感染者基线 CD4$^+$T 淋巴细胞数量多少，只要本人愿意，没有禁忌证，都建议尽早开始 HAART 治疗。对于中医来说，潜伏期的介入时机应根据绝对无症状期、相对无症状期分期来考虑。

HIV 感染的初期，由于免疫力破坏不明显，临床表现也不明显，按照传统的中医辨证思路，可能处于无证可辨的状态。感染者偶尔表现出与 HIV 感染相关性不明显的一些非典型症状，一般对症治疗即可。此阶段：①如果患者的 CD4$^+$T 淋巴细胞长期稳定在较高水平且无明显临床症状，HAART 治疗在其中已经扮演了相当于扶正祛邪的角色，所谓"邪去则正安"，原则上不需要中医药的治疗。②如果患者经过 HAART 治疗，在依从性良好的情况下，CD4$^+$T 淋巴细胞数量增长缓慢，尤其是基线 CD4$^+$T 淋巴细胞数量较低者，要监测是否有耐药基因的存在，并考虑更换HAART 方案。③少数患者，无论医生如何劝说，还是不愿意接受 HAART 治疗，对这类不愿接受抗病毒治疗的感染者，同绝对无症状期感染者一样，中医药可主导艾滋病的治疗；对包括已经接受 HAART 治疗在内的所有患者，由于已经出现了症状，中医药可作为机会性感染的常规治疗手段，发挥缩短病程、减轻痛苦、改善症状、提高生活质量的作用。在许多情况下，中医药是有市场和疗效的。

3. 辨证论治

1）肝郁气滞证

临床表现：情绪不舒，抑郁寡欢，自诉焦虑或恐惧，失眠或多梦，饮食减少。胸胁胀闷，头晕目眩。女性可有月经不调，乳房胀痛；病程长者可见少腹结块。舌苔薄白，脉弦。

辨证要点：HIV 检测确认病史，抑郁。

治疗方法：疏肝理气。

参考方药：柴胡疏肝散（《景岳全书》）或逍遥散（《太平惠民和剂局方》）加减（琥珀、珍珠母、合欢皮、酸枣仁、夜交藤、柴胡、香附、川芎、陈皮、枳壳、白芍、甘草、栀子、牡丹皮、当归）。

临床提要：该证候多见于艾滋病急性感染期或者 HIV 初筛阳性，高危行为后，职业暴露后，疑似 HIV 感染，等待确认试验结果的人。或者已经确认感染 HIV，等待接受抗病毒治疗的感染者。

医生的心理疏导十分重要，应该通过问候、拉家常以及关注的目光、亲切的语调、拍拍肩膀等尽量让被感染者安静下来，并与其建立和谐、信任的咨询关系。仔细倾听被感染者的诉说，鼓励其说出更多的东西，以了解被感染的过程及被感染者的基本情况，为其评估危险性、生存时间、工作时间；介绍现有艾滋病治疗水平和应对危机的能力。给予心理、情感支持，帮助其宣泄紧张不安的情绪，减轻其心理压力。分析抗病毒用药的利弊，由被感染者自己做出是否用药的决定。讲解 HIV 抗体检测及定期检测、随访的必要性，并预约检测后咨询。讲解在家庭生活中的注意事项。提供预防传播的信息和行为指导等（如家庭成员共处、夫妻生活、日常生活、工作、公共场所活动等）。

医生应根据被感染者的需要提供多次或持续性的咨询。服用药物也许是一种安慰，但是这种安慰是必要的。

2）痰湿蕴结证

临床表现：颈项、腋下或腹股沟淋巴结肿大，甚或成串，圆滑质软，推之可移，不红，不热，不痛，伴胸闷，脘腹痞满。舌质暗，苔腻，脉弦滑。

辨证要点：舌苔腻，腋下、腹股沟淋巴结肿大，但是质软，无痛。

治疗方法：化痰祛湿，软坚散结。

参考方药：消瘰丸（《医学心悟》）合橘核丸（《济生方》）加减（玄参、牡蛎、浙贝母、橘核、荔枝核、夏枯草、黄芩、僵蚕、牛蒡子、桃仁、厚朴、木通、枳实、延胡索、木香、瓜蒌）。

临床提要：艾滋病感染者70%以上都有淋巴结肿大，可出现持续性、全身性淋巴结肿大，其特点为：除腹股沟以外有两个或两个以上部位的淋巴结肿大，淋巴结直径≥1 cm，无压痛，无粘连；持续时间3个月以上。多在颌下、腹股沟、颈后、耳后、腋下、锁骨上窝、枕骨后。如果将肿大的淋巴结作为治疗目标，可以使用十八反配伍，一般淡昆布和淡海藻总量与甘草的比例配伍为（3～6）∶1，临床是比较安全的。淡昆布和淡海藻总量与甘草比例过高，有欲呕吐（恶心）现象，但是不严重。

3）气郁痰阻证

临床表现：耳前后及颈、腋等处结块肿大如豆粒，皮色不变，按之坚实，推之能动，不热不痛；性情急躁，情绪不佳，时刻担心自己的健康。舌苔腻，脉弦滑。

辨证要点：体质辨证属于肝气郁加淋巴结肿大。

治疗方法：疏肝养血，健脾化痰。

参考方药：逍遥散（《太平惠民和剂局方》）合二陈汤（《太平惠民和剂局方》）加减（柴胡、白芍、当归、炒白术、薄荷、半夏、陈皮、茯苓、炙甘草）。

临床提要：艾滋病感染者的淋巴结肿大，是普遍现象，这种淋巴结质软、相互不粘连、与周边组织也不粘连，属于中医典型的痰凝的病机。临床需要区分气郁、痰热、正虚（气、血、阴、阳），才能区别用药，辨证可以根据兼症、体质、个人嗜好、环境、工作等确定。

4）痰热蕴结证

临床表现：颈、腋下或腹股沟淋巴结肿大，或伴消瘦，或有发热。舌质红，苔黄，脉弦或滑数。

辨证要点：淋巴结肿大，舌质红，舌体小，舌苔黄。

治疗方法：清热化痰，软坚散结。

参考方药：消瘰丸（《医学心悟》）加减（夏枯草、玄参、生牡蛎、柴胡、黄芩、僵蚕、浙贝母、连翘、青皮、半夏、炒牛蒡子、甘草）。

临床提要：此证候多见于性情急躁、饮食辛辣、熬夜、静脉吸毒等感染者。临床只有"热"没有"火"，因为火是热之甚，患者往往还没有口舌生疮、大便秘结、口渴饮冷等火热上炎的表现，所以，治疗不需要泻火，只需要清热即可。

5）正虚痰瘀证

临床表现：面色晦暗，颈、腋下及腹股沟淋巴结肿大，消瘦、乏力、纳呆，舌质暗淡，苔薄白，脉细无力。

辨证要点：气血虚，伴见淋巴结肿大。

治疗方法：益气养血，化瘀软坚。

参考方药：救苦化坚汤（《兰室秘藏》）加减（黄芪、党参、当归、白芍、生地黄、升麻、漏芦、连翘、牡丹皮、柴胡、炒牛蒡子、肉桂、羌活、独活、防风、昆布、三棱、莪术、黄柏、黄连、益智仁、神曲、葛根）。

临床提要：此方说的正虚，以方测证，指气血亏虚。治疗处方包含了养血、益气、解毒、破瘀多种功效，因为量大，适宜制作为丸剂（医馆及中医医院现在均提供加工），长期服用，以减少用量，节约成本。

本方破瘀散结力量较强，女性使用当注意月经期。

6）血瘀痰凝/痰瘀互结证

临床表现：胁肋胀痛或刺痛，肢体麻木，胸闷，脘腹痞满。舌质暗，苔腻，脉弦滑。

辨证要点：胁肋痛，脘腹痞。舌质暗，苔腻。

治疗方法：化痰祛瘀。

参考方药：二陈汤（《太平惠民和剂局方》）、桃红四物汤（《医垒元戎》）、柴胡疏肝散（《景岳全书》）加减（法半夏、陈皮、茯苓、桃仁、红花、川芎、芍药、当归、地黄、柴胡、甘草、枳实、香附）。

临床提要：该证多见于HIV感染者合并乙肝、丙肝；或者感染后长期抑郁，不能自拔的感染者。使用中药可以缓解临床症状，提高生命质量和生活质量。

7）脾气亏虚证

临床表现：脘腹胀闷，饥则加重，面色萎黄，大便溏薄，精神不振，肢体倦怠，少气懒言，乏力，口不知味，甚至不思饮食，形体消瘦，肢体浮肿。舌质淡，苔白，脉缓无力。

辨证要点：乏力困倦，或者进行性乏力困倦。

治疗方法：益气健脾。

参考方药：四君子汤（《太平惠民和剂局方》）（人参、白术、茯苓、炙甘草）或参苓白术散（《太平惠民和剂局方》）（薏苡仁、砂仁、桔梗、白扁豆、白茯苓、人参、甘草、白术、山药、莲子肉）加减。

临床提要：根据患者状况用药，此时不要吝啬钱财，需要时，人参（最好用晒参，因为人参经过红糖蒸煮，含糖高）或者西洋参要重用，可以到每日 30 g 以上。

8）肺脾气虚证

临床表现：少气乏力，懒言，食欲缺乏，上腹或脐周胀，便溏；久咳不止，喘，咳痰清稀，面部虚浮，下肢微肿，面白无华。舌淡，苔白滑，脉弱。

辨证要点：脾气虚临床表现、肺气虚临床表现。以乏力伴咳、痰、喘为主。

治疗方法：补益肺脾。

参考方药：六君子汤（《医学正传》引《太平惠民和剂局方》）（人参、茯苓、白术、炙甘草、陈皮、法半夏）加味（淫羊藿、山药）。

临床提要：本证候常见于老年艾滋病患者，有肺部慢性疾病又感染艾滋病者。可以做成丸剂长期服用。

六君子汤已经有补气的四君子汤和燥湿化痰的二陈汤在内，可加山药健脾，加淫羊藿温阳，化湿纳气。

9）肺气阴虚证

临床表现：消瘦或低热，咽喉不适，或者咳嗽，五心烦热，盗汗，口干，气短乏力。舌质红，少苔，脉细。或兼有淋巴结肿大，或有妇女闭经。

辨证要点：舌质红、瘦、小，大便秘或者秘结，盗汗。

治疗方法：益气养阴，扶正固本。

参考方药：玄妙散（《医醇剩义》）加减（玄参、丹参、沙参、茯神、柏子仁、麦冬、桔梗、贝母、杏仁、合欢花、淡竹叶、灯心草）。

参芪地黄汤（《沈氏尊生书》）加减（人参、黄芪、山药、茯苓、五味子、天花粉、沙参、麦冬、生地黄、杜仲、山药、熟地黄、甘草）。

临床提要：此证要排除 HIV 感染者合并结核感染还是一般的肺气阴虚证，主要是患病后消耗过度，或感染艾滋病之前有基础疾病或体质原因，比如吸毒，特别是注射吸毒者感染艾滋病所致。

10）气血两虚证

临床表现：面色无华，或慢性病容，头晕头痛，易患感冒，失眠多梦；女性月经量少，经血色淡，或月经后期。舌质淡，脉虚弱。

辨证要点：有气虚乏力等症状和血虚失养的症状。

治疗方法：气血双补。

参考方药：八珍汤（《正体类要》）加减（人参、白术、茯苓、熟地黄、当归、白芍、川芎、炙甘草、鸡血藤、黄芪）。

临床提要：可见于平素体质虚弱者，免疫功能在感染 HIV 后下降明显；或见于服用依非韦伦后的不良反应，如头晕头痛、失眠多梦等表现。由于女性的特殊生理，女性感染者多见。

鸡血藤和黄芪是治疗艾滋病的好药。前者可以养血活血，促进新血生长；后者可以扶正益气，价格又便宜，适宜艾滋病患者长期服用。中国香港、美国和日本对鸡血藤、黄芪用于艾滋病的治疗均有较多研究。

11）气阴两虚证

临床表现：乏力，汗多，活动则加重，或盗汗，口干舌燥，大便秘结。舌淡或舌红、小、暗，舌边有齿痕，苔薄白、少津，或少苔，脉细弱。

辨证要点：气短，神疲，纳食减少，腰膝酸软。

治疗方法：益气养阴。

参考方药：生脉散（《医学启源》）加味，或艾宁颗粒（人参、麦冬、五味子、黄芪、枸杞子、当归、炙甘草等）。

临床提要：此证多为潜伏期患者的非特征性临床表现。

12）肾气亏虚证

临床表现：夜尿或者夜尿多，耳鸣，腰酸，性欲下降，头晕健忘，容易疲乏，不耐劳力，脉弱。

辨证要点：夜尿，腰酸，脉弱。

治疗方法：补益肾气。

参考方药：五子衍宗丸（《摄生众妙方》）加味（菟丝子、枸杞子、韭菜子、覆盆子、五味子、车前子、莲子）。

临床提要：此方用于肾虚有效，辨证要点是夜尿。因为艾滋病感染者男性多，一般都是青壮年，晚上不会起夜。如果感染者起夜或者一夜排尿多次，说明肾气虚。

方剂的菟丝子、枸杞子要重用，如果为汤剂，可以每天各 30 g。长期服用，最好加工成丸剂，现在各个中医医院、部分医馆均提供加工服务，价格也可以接受，很方便。

13）肾阴亏虚证

临床表现：腰酸膝软，眩晕耳鸣，失眠多梦，记忆力下降；男子阳强易举或阳痿、遗精，妇女经少或经闭；或形体消瘦，潮热盗汗，五心烦热，咽干颧红；舌红、少津，脉细。

辨证要点：舌质红小或舌质绛红，脉细，腰酸膝软。

治疗方法：滋补肝肾。

参考方药：二至丸（《医方集解》）、六味地黄丸（《小儿药证直诀》）加味（山茱萸、熟地黄、山药、丹皮、泽泻、茯苓、骨碎补、木香、女贞子、墨旱莲）。

临床提要：此证候多见于静脉吸毒的患者。由于长期使用毒品，起居无常，动静无序，大量消耗体内阴精引起。

伴耳鸣者，骨碎补的用量要达到每日 30 g，另酌情加川芎、丹参、石菖蒲通窍化瘀。

二至丸比较平和、安全，但是药效没有六味地黄丸强。

（三）艾滋病晚期

艾滋病晚期，指感染者的 CD4$^+$T 淋巴细胞已经下降至 50 个 /μl 以下，这时，多数感染者均有机会性感染或者合并其他疾病，所以，不适合中医药单纯治疗。

第三节　单纯AIDS患者的中西医协同治疗

单纯 AIDS 患者，指不合并机会性感染和其他疾病，只是病情发展到艾滋病期的 AIDS 患者。在不合并各种疾病和机会性感染时，他们和正常人一样生活、工作、学习，但是他们的艾滋病已经发展到了发病期。

自 2006 年起，中国政府开始实施"四免一关怀"政策，为 HIV 感染者提供免费的抗病毒治疗。目前，我国艾滋病的主导防控策略是"发现即治""愿治尽治""3 个 90%"。由于早期开始抗病毒治疗有利于免疫功能恢复，利于减少并发症和机会性感染，利于降低药物不良反应，利于减少耐药发生，利于延长患者寿命，利于减轻经济负担，利于保护家人和朋友，所以，我国绝大部分 HIV 感染者都已经服用了抗病毒药物，单独使用中医药治疗的可能性已大大减少。2017 年，国务院办公厅发布的《中国遏制与防治艾滋病"十三五"行动计划》明确要求：逐步扩大中医药治疗规模……健全中医药参与艾滋病防治诊疗工作机制，研究形成中西医综合治疗方案，扩大中医药治疗覆盖面。这为我国中医药防治艾滋病工作指明了方向。

从 20 世纪 80 年代起，中医药便介入艾滋病的临床救治和科研工作中；国家从"八五"计划开始，将中医药治疗艾滋病纳入科技攻关计划、社会公益专项基金、国家自然科学基金、传染病防治国家科技重大专项以及各省市的科技计划和关怀救治项目中。2004 年国家中医药管理局、原卫生部和财政部联合启动"中医药治疗艾滋病试点项目"，经过 30 多年的探索与实践，中医药治疗艾滋病取得了一定的成绩，并已取得诸多研究成果：初步明确了艾滋病辨证分型和治疗方案，在免疫重建、延缓 HIV 感染者发病、治疗某些机会性感染和抗病毒药物不良反应等方面确定了中医药治疗的优势，构建了符合中医疗效特点的疗效指标评价体系，开发了一批中药制剂，对艾灸等非药物疗法进行了有益探索。尽管如此，中医药也并没有真正纳入国家艾滋病防控体系，仅仅是"试点项目"，中西医协同治疗也局限在国家政策层面，没有在临床落实，所以，中西医协同治疗艾滋病仍然需要不断探索。

中西医协同治疗艾滋病的总体目标：保护和改善感染者受损的免疫系统，缓解抗病毒药物的不良反应，治疗艾滋病相关病症，改善患者生存质量，提高治疗依从性，延长"无病"（不合并机会性感染）存活时间。

一、中西医协同治疗

（一）正确处理中药介入和抗病毒治疗的关系

HIV 感染和 AIDS 是特殊疾病，受到世界关注。医药学均已经证明，目前通行的抗病毒治疗疗效是可靠的，也是安全的。但是，任何治疗方法均不可能十全十美，抗病毒治疗尽管疗效很好，但也有不尽如人意之处。随着中医药深入人心和中医药对艾滋病研究的深入，确实有部分患者主动要求进行中医药治疗。中医药治疗需要规范，并且需在临床不断提高中医药介入艾滋病治疗的科学性，让更多的人接受并受益，下面几点，是我们根据法规和多年临床实践总结的经验。

（1）正确认识目前中医药在艾滋病治疗中的地位。必须承认，抗病毒治疗目前仍然是艾滋病治疗的主要方法，中医药永远不可能成为艾滋病这种世界疾病的主要治疗手段，尽管中医药在艾滋病治疗中有某些优势，但是实事求是是每一个中医药从业人员需要面对的客观实际。所以，只要符合抗病毒治疗条件的感染者或患者，应该首先选择抗病毒治疗。不符合抗病毒治疗条件的感染者和患者，方可以考虑单独使用中医药。

（2）根据相关法规和客观实际，执行抗病毒治疗的规定，尊重抗病毒治疗的选择。如果抗病毒治疗的经治医生提出需要中医药配合治疗，可以在使用抗病毒药物的同时中药介入。治疗前应向感染者和患者书面或口头（如感染者和患者系少数民族，需要有本民族第三者见证）说明使用中医药可能的获益和可能的风险，建立感染者和患者自愿使用中药的信心，让他们在自愿的情况下使用中医药。必须明确，无论抗病毒治疗还是中医药治疗，依从性和疗效的关系都是十分密切的。

（3）正在使用抗病毒治疗的患者，由于本人提出和病情需要提供中医药治疗，应征得抗病毒治疗的经治医生同意，并证明同时使用中医药治疗患者可能有诸如提高免疫能力，改善临床症状，降低、缓解和避免抗病毒药物的不良反应等获益。

（4）注意中药长期使用的不良反应。中医医生在使用复方时，应尽量避免选择2020年版《中华人民共和国药典》记载的有毒药物进行配方，除非证明该药有明显抑制 HIV 的作用或增强抗病毒药物疗效的作用，感染者从中的获益大于不利因素。因为艾滋病患者需要终身服药，而现在多数中药都是人工种植的，目前中药人工种植管理还不尽如人意，农药、化肥残留和重金属超标比较多，所以应注意中药长期使用后的不良反应。

（5）艾滋病经治医生应经常更新知识，跟踪最新研究成果。中医医生在出具直接针对感染者和艾滋病患者的长期处方时，应尽量避免使用可能和抗病毒药物存在冲突的药物和配方，减少由药物相互作用给抗病毒治疗带来的负面影响。

（6）艾滋病合并机会性感染及中医药治疗有优势的疾病，将在本书第三章讨论。

（二）中医药治疗的切入点

在感染者开始采用抗病毒治疗至达到病毒控制目标（一般 24 周）期间，中医药介入的目的是减轻抗病毒药物引起的不良反应；或预防抗病毒药物的不良反应发生（比如保肝），让感染者能够坚持度过抗病毒治疗最初的困难时期。

采用抗病毒治疗方案将病毒抑制后，感染者免疫功能不能重建或免疫重建不良，CD4$^+$T淋巴细胞没有恢复到正常水平或CD4$^+$/CD8$^+$T淋巴细胞比值不理想，可采用中医药调理，这恰恰是中医的特长，可以在前述辨证论治方案中选择方药。

尽管病毒控制很好，但是感染者的临床症状（比如乏力、多汗、容易感冒、食欲不佳、生活质量不高等）缓解不理想，也可选用中医药治疗，在缓解感染者的临床症状方面，中医药治疗方法（比如艾灸、扶正复方）有优势。

抗病毒治疗成功后，感染者若有特殊需求，比如怀孕、生育、调理身体，或存在劳动力不佳、睡眠质量及食欲不好等问题，可以采用中医药治疗。

（三）中西医协同治疗方案

1.HIV感染者无症状期中西医协同治疗专家共识

1）辨证论治

（1）脾气亏虚证

临床表现：神疲体倦，乏力，气短，自汗，逐渐消瘦，面色萎黄，大便溏薄。舌质淡，舌体胖大或有齿痕，苔白，脉细弱。

治法：益气健脾，扶正固本。

推荐方药：参苓白术散加减（人参、白术、白茯苓、甘草、白扁豆、厚朴、陈皮、砂仁、生姜、大枣）。

推荐中成药：补中益气颗粒（丸）、参苓白术丸、益艾康胶囊等。

（2）气阴两虚证

临床表现：少气懒言，神疲乏力，自汗盗汗，动则加剧，或伴口干咽燥，五心烦热，身体消瘦，体重减轻；或见干咳少痰，或见腰膝酸软。舌体瘦薄，舌质淡，苔少，脉虚、细数无力。

治法：益气养阴，扶正固本。

推荐方药：参芪地黄汤加减（人参、黄芪、山药、茯苓、五味子、天花粉、沙参、麦冬、生地黄、杜仲、山药、熟地黄、甘草）。

推荐中成药：参芪地黄丸、生脉片（胶囊）、参麦颗粒等。

（3）湿热壅滞证

临床表现：纳呆，脘痞，便溏不爽，头晕昏沉，胸闷，口渴不欲多饮，口黏，肢体困倦，或女子带下黏稠味臭。舌质红，苔厚腻，或黄腻，或黄白相间，脉濡数或滑数。

治法：清热祛湿，通利化浊。

推荐方药：三仁汤或藿朴夏苓汤加减（杏仁、白豆蔻、薏苡仁、滑石、通草、淡竹叶、半夏、厚朴、藿香、茯苓、猪苓、泽泻、淡豆豉）。

推荐中成药：甘露消毒丸、唐草片等。

2）艾灸治疗

适应证：适用于治疗脾气亏虚证患者。

选穴：关元、神阙、足三里。

取穴：关元，在下腹部，前正中线上，当脐中下3寸[①]。神阙，位于脐正中。足三里，在小腿前外侧，当犊鼻下3寸，距胫骨前缘一横指（中指）。

操作方法：艾条灸，每穴每次10～15分钟，一周为一疗程，连续使用2～4个疗程。可于三伏、三九、立春、立夏、立秋节气使用。

注意事项：控制距离，防止烫伤。

3）穴位贴敷

根据患者的证型选择适宜的穴位进行贴敷，每天一次，每次2小时，一个疗程7天。如脾气亏虚可贴敷神阙穴。一年治疗数疗程。

注意事项：控制贴敷时间，防止过敏。

2. 艾滋病免疫功能重建不良的中西医协同治疗专家共识

1）辨证论治

（1）气虚血瘀证

临床表现：面色淡白或晦滞，身倦乏力，气少懒言，肌肉关节痛，疼痛如刺，痛处不移，拒按。舌淡暗或有紫斑，脉沉涩。

治法：健脾益气，活血化瘀。

推荐方药：补中益气汤合血府逐瘀汤加减（黄芪、人参、升麻、柴胡、白术、当归、桃仁、红花、生地黄、川芎、赤芍、牛膝、桔梗、枳壳、甘草、陈皮）。肌肉关节痛严重，加蠲痹汤（《杨氏家藏方》）（羌活、防风、姜黄、黄芪、当归、白芍、甘草）。

中成药：补中益气丸、血府逐瘀口服液或胶囊等。

（2）湿热内蕴证

临床表现：身重疲乏，头重如裹，纳呆，胸脘痞满，不思饮食，大便黏腻不爽，小便不利或黄赤，口干口苦。舌苔厚腻，脉濡数或细数。

---

① 寸：指手指同身寸。

治法：健脾化湿，清热解毒。

推荐方药：三仁汤、藿朴夏苓汤加减（藿香、白蔻仁、杏仁、薏苡仁、厚朴、滑石、半夏、茯苓、泽泻等）。泄泻者，去杏仁，加葛根、黄芩、黄连；脾虚表现重者，酌加黄芪、白术。

中成药：甘露消毒丹、藿香正气丸。

（3）脾肾亏虚证

临床表现：面色苍白，乏力，下利清谷，或久泻滑脱，或五更泄泻，腰膝酸软，形寒肢冷。舌淡胖，苔白滑，脉沉细。

治法：健脾益气，温阳补肾。

推荐方药：金匮肾气丸加减（熟地黄、山茱萸、泽泻、桂枝、丹皮、山药、茯苓、白术、党参、桔梗、薏苡仁、淫羊藿、巴戟天等）。可酌加鹿角霜、阿胶、紫河车等血肉有情之品以培补元气；泄泻严重者，加补骨脂、肉豆蔻、吴茱萸、罂粟壳；阳痿者，加阳起石、韭菜子。

中成药：金匮肾气丸、附子理中丸。

（4）痰瘀互结证

临床表现：瘰疬，肢体麻木，皮肤瘙痒，红色斑丘疹，胸闷咳嗽。舌质暗或有瘀斑，苔腻，脉弦滑。

治法：健脾化痰，活血化瘀。

推荐方药：涤痰汤合失笑散加减（陈皮、茯苓、白术、半夏、蒲黄、五灵脂、当归、红花、白芥子、昆布、海藻）。皮肤瘙痒者，可酌加蛇床子、地肤子、白鲜皮等；肢体麻木、疼痛者，加桂枝、桑枝、鸡血藤。

中成药：二陈丸、内消瘰疬丸、血府逐瘀丸（胶囊）等。

2）中药制剂

雷公藤多苷片：用于血浆 HIV-RNA 病毒载量 < 50 copies/ml 在 1 年以上者；CD4$^+$T 淋巴细胞数 < 200 个 /μl 的免疫无应答者，或 CD4$^+$T 淋巴细胞数为 200～300 个 /μl 的免疫不完全应答者。用法：抗病毒治疗基础上加用雷公藤多苷片 10 mg，tid。

免疫 2 号颗粒：HAART 治疗在 1 年以上，血浆 HIV-RNA 病毒载量 < 50 copies/ml 且 CD4$^+$T 淋巴细胞计数上升小于 100 个 /μl。抗病毒治疗基础上加用免疫 2 号颗粒，1 袋 / 次，于 HAART 治疗 1 小时后温开水送服。

清毒胶囊：用于 HIV 感染者以及艾滋病患者（CD4$^+$T 淋巴细胞数在 50～350 个 /μl），具有乏力、自汗、纳呆、腹泻等脾虚兼夹湿热，以脾虚为主证候的感染者。成分有黄芪、苍术、黑蚂蚁、黄芩、绞股蓝、茯苓、薏苡仁、砂仁、穿心莲、灵芝等。可健脾益气、清热解毒。抗病毒治疗基础上加用清毒胶囊，口服，每日2次，每次6粒。于HAART治疗1小时后温开水送服。连续使用6个月以上。

唐草片：用于HIV感染者以及艾滋病患者（CD4$^+$T淋巴细胞数在100~400个/μl），具有乏力、脱发、食欲减退和腹泻等气虚血瘀、热毒侵袭证候的感染者。成分有老鹳草、金银花、瓜蒌皮、柴胡、香薷、黄芪、甘草、木棉花、鸡血藤、糯稻根、龙葵、白花蛇舌草等。可清热解毒、益气活血。抗病毒治疗基础上加用唐草片，口服，每日3次，可每次8片。于HAART治疗1小时后温开水送服。连续使用6个月以上。

3）艾灸疗法

艾灸，具有疏通经络、温经散寒、扶阳固脱、升阳举陷、拔毒泄热、防病保健、延年益寿及调节免疫的作用。HAART治疗基础上加用艾灸疗法，主要用于HIV感染者/艾滋病患者免疫重建不良而药物反应大、不宜内服过多药物者，或是时间充裕的老年人；临床表现为腹胀腹泻等消化不良证候，畏寒肢冷、腹胀、阳痿、小便清长、腰膝酸痛等脾肾阳虚证及四肢麻木、疼痛等经络不通证候者。

穴位选择：双侧足三里、三阴交、脾俞、肝俞、天枢及关元、中脘、神阙等；四肢麻木、疼痛者，加灸肩髎、肩髃、曲池、手三里、合谷、居髎、风市、阴陵泉、昆仑等穴；畏寒者，可用隔姜灸；腹泻者，可用神阙隔盐灸。

方法：前3天，每天1次，之后，每3天1次，每月10次，连续施灸治疗半年以上。

4）注意事项

一旦免疫重建不良确诊，在现有HAART方案基础上，应尽快联用中医药治疗，疗程1年，为避免药物相互作用，与抗病毒药物服药时间错开至少1小时。

3. 临床提要

规范抗病毒治疗后，尽管HIV感染者没有出现合并症，但是躯体不适是经常出现的，会在临床上表现出不同证候，以上举例仅仅是最多见到的。临床上应该坚持辨证论治，结合扶正、祛邪原则，扶正、祛邪并重，选择扶正祛邪方剂和药物。告知患者中医药缓解症状疗效是可靠的，可以放心使用。

二、中西医结合的优势及存在的问题

（一）优势

（1）如果在抗病毒治疗的准备阶段中医药介入一段时间，可以纠正感染者的基础疾病或者不良体质（目前，绝大部分由于血液传播引起的艾滋病患者，有不良体质的基础），让他们有抗病毒治疗的"本钱"。

（2）如果在抗病毒治疗的起始时间节点就配合中医药治疗，可以大大降低或预防抗病毒治疗方案的不良反应，减轻感染者的恐惧心理，有利于抗病毒治疗方案的贯彻执行。

（3）在抗病毒治疗服用西药的同时，予以必要的中医药干预，可以尽快缓解感染者的临床症状、消除临床不适、提高生活质量，这是感染者容易接受的，疗效也是肯定的。

（4）中西医协同治疗可以降低艾滋病患者死亡率、延长无病生存时间、减少机会性感染、节约重病的医药费用、减少终点事件的发生。

（二）存在的问题

（1）中医药介入艾滋病的时机、节点、目的、目标不清晰，上市药品不多，制剂不能推广，西医根据现有评价标准，不认可中医治疗艾滋病的结果，限制了中西医协同计划的实施。

（2）目前，全国中西医协同治疗艾滋病的方案仅仅停留在专家建议层面，距离规范、指南、行业标准、国家标准还有很长的路要走。

（3）从专家建议的层面，还没有全国统一的、各个省都能接受的方案。因为各省使用的制剂不统一，而现行法规制剂不能在全国通用，依据现有法规，从项目研究的角度，可以选择制剂在项目组内部调剂使用，但是调剂使用的时间受限且手续麻烦，而批准上市的中药又不能满足需要。

（4）除开制剂、复方以外的中医治疗方法（如艾灸、针刺），循证数据不多，级别不高，难以广泛推广使用，并且西医目前尚没有接受这些治疗方法。

三、中西医协同，创新我国艾滋病治疗模式

（一）客观需要

目前，由于艾滋病防控的疫苗和治愈方法尚未取得突破，客观需要中西医协同。利用中西医协同的优势，一定程度上可缩短药物使用时间，节约国家经费。

下一步任务是"艾滋病综合干预工程"和"扩大检测和治疗工程"，进一步减少艾滋病新发感染人数，降低艾滋病相关死亡率，不断提高综合预防服务的覆盖面和质量，发挥传统医药优势，扩大中医药治疗覆盖面。所以，需要中西医协同治疗。

（二）实际许可

关于中医药在艾滋病治疗中的作用和目前实际存在的中药和抗病毒药物合并使用的问题，《国家免费艾滋病抗病毒药物治疗手册（第4版）》对中草药治疗艾滋病的临床作用、使用目的、注意事项、潜在前景都说得很清楚："抗病毒药物与中草药可能合并使用，应注意中草药与抗病毒药物之间的相互作用。HIV感染者以及AIDS患者会因各种原因寻求中草药治疗，例如为了增强免疫系统的功能；缓解临床症状或治疗某些机会性感染；减轻抗病毒药物的某些不良反应等。"专家认为，中草药也有可能进一步优化中药和化学药物对艾滋病的联合治疗。此手册还指出：应该对中草药和抗病毒药物之间相互作用的机制和疗效进行深入探讨，使其更好地应用于临床，提高疗效。特别提醒临床，服用中草药和抗病毒药的间隔时间应在1小时以上。

实际上，感染者在许多时候使用中西医协同治疗是我国的现状，尽管目前不能证明中医药治疗的疗效和不能排除两种方法联合使用时中药对抗病毒药物的影响。既然我国感染者十分方便获得中医服务，那么积极探索中西医协同治疗方案，让两种医学的作用互加而不是相互抵消，不失为一种能够体现中国特色艾滋病防控方案的有益探索。

从文化的角度，目前，中医药面临前所未有的发展机遇，大好的发展时机，党中央、国务院出台了一系列促进、发展、实施中医药的大政方针，各省相继召开了促进中医药创新发展、传承发展的省级大会以及出台了系列文件。我国老百姓大多数也接受中医药防治疾病的理念，这是因为在中国人的生活中，总会或多或少地使

用药食两用物质，日常生活中也不可避免地会遇到、使用到中药或者民族传统治疗手段。尽管艾滋病感染者是特殊群体，但是他们也是中华民族的一份子，文化影响同样对感染者有效。

中医介入艾滋病已经取得了许多成绩。免费中医药治疗艾滋病项目尽管是试点，但是已经在全国多个省、市推开，根据国家艾滋病防控计划，"十四五"中医药治疗艾滋病项目人数将扩大一倍，在艾滋病高发省、市，只要感染者愿意，中医医生是乐意提供服务与帮助的。

（三）目标任务

中西医协同治疗艾滋病的任务：研究中西医两种医疗方法联合或者协作在艾滋病治疗中的配伍理论、配伍原则、配伍规律、配伍方法，通过科学搭配，发挥两种方法的联合作用，从而获得最佳治疗效果和社会效益。集中力量攻克抗病毒治疗无法解决的、有社会价值和经济价值的问题。

中西医协同的原则是"科学合理，互相接受"。在西医治疗的基础上介入中医治疗的优势如下：①通过中医药治疗，延缓 HIV 感染者发病时间。②对于免疫功能重建不全的患者，中医药治疗可提高他们的免疫功能。③通过中医药治疗可降低机会性感染的发生率。④中医药可以治疗 HAART 导致的一些不良反应。⑤可改善患者的生存质量。⑥中医药治疗可以为不愿意和不适合接受抗病毒治疗的患者提供新的就医选择，体现新时代对感染者的关心。

制订中西医协同的治疗方案，需要回答或完善：①在中西医协同治疗艾滋病实践中，中医到底行不行。②完善从 HIV 感染到患者死亡整个进程的中医药方案。③中医在什么领域协同，是提高免疫不能重建或重建不全者的免疫功能、减少不良反应，还是减轻肝肾损害。④中医药在什么情况下独行，比如病毒性疾病、消化系统疾病（腹泻、脂肪代谢障碍、菌群失调等）、轻中度呼吸道疾病和皮肤疾病、药物性乳房肿大等。⑤完善国家中医药管理局已经颁布的艾滋病合并疾病的中医治疗方案，使其更有效、更安全。

中西医协同治疗艾滋病的目标：降低终点事件发生率，诸如降低晚期艾滋病患者（CD4⁺T 淋巴细胞数 < 50 个 /μl）死亡率，降低耐药发生率，延长感染者无病 /少病生存时间，降低长期服用抗病毒药物的耐药发生率，提高感染者无病 /少病生活质量（比如提高劳动生产力），减少感染者医疗支出。探索杀灭病毒库病毒，或者驱赶至外周血后再采用抗病毒治疗抑制病毒复制的方法。

第四节 中药治疗艾滋病本病的临床实践

一、无症状期医案

1. 医案一

某某某，男，31 岁，四川泸州人，1978 年 11 月出生，2009 年 1 月 15 日初诊。

主诉：发现 HIV 抗体阳性 4 月余。

现病史：因与异性发生不安全性行为感染 HIV，4 个月前体检时发现 HIV 抗体阳性，尚没有申请抗病毒治疗。没有全国中医药治疗艾滋病试点项目统计的临床症状，症状体征积分 0 分，卡诺夫斯基积分 100 分。舌淡红，苔白腻，脉弦。

既往史：半年前曾因车祸导致左下肢螺旋骨折，在某县中医院住院治疗（手法整骨加中药内服外用）3 周后，已经可以正常行走。

个人史：有不安全异性性行为史。

家族史：无特殊病史。

查体：左下肢敷料覆盖，稍微跛行。形体壮实，神清，语言清晰，舌淡红，苔白腻，脉弦。余无明显异常。

实验室检查：CD4$^+$T 淋巴细胞 370 个 /μl。

诊断：HIV 感染（无症状期）。

治法：扶阳固本，益气解毒。

药物：扶阳解毒颗粒（制剂，处方见本书相关章节），一次 9 g×1 袋，一日 2 次。

医嘱：忌食辛辣，忌饮酒，注意工作别太累。

2009-06-17 二诊：治疗后 5 个月复诊，患者左下肢骨折已完全愈合，可正常活动。患者无临床症状，查体无异常。观察月感冒次数 0 次，症状体征积分 0 分，卡诺夫斯基积分 100 分。实验室检查示 2009 年 5 月 27 日华西医院检查 HIV-RNA < 1.0×10³ copies /ml。患者服药后无不适，舌淡红，苔薄白腻，脉弦。继续原制剂口服。

2010-02-23 三诊：治疗后 13 个月复诊，自诉偶尔出现头痛，追问病史，患者时常熬夜、饮酒。实验室检查示 2009 年 10 月查 CD4$^+$T 淋巴细胞 695 个 /μl。观察月感冒次数 0 次,症状体征积分 4 分,卡诺夫斯基积分 100 分。查体示左侧腋下可扪及黄豆大小淋巴结肿大。舌淡红,苔薄白腻,脉弦。继续原方案。

2011-02-21 四诊:治疗后 25 个月复诊,患者偶尔乏力,上腹轻微痛,余无不适。查体示颌下及腋下可扪及数颗黄豆大小淋巴结肿大。观察月感冒次数 0 次,症状体征积分 7 分,卡诺夫斯基积分 100 分。患者在医生指导下,于当地医院输黄芪注射液 40 ml/d×14 d,穿琥宁注射液 400 mg/d×14 d。舌淡红,苔薄白,脉弦缓。仍然口服扶阳解毒颗粒,一次 9 g×1 袋,一日 2 次。

2011-07-26 五诊:治疗后 30 个月复诊,患者偶尔出现乏力,余无不适。实验室检查示 2011 年 5 月 30 日查 HIV-RNA 2.27×10^3 copies/ml。观察月感冒次数 0 次,症状体征积分 5 分,卡诺夫斯基积分 100 分。查体示颌下可扪及数颗黄豆大小淋巴结肿大。舌暗红,苔白腻,脉弦。坚持原方案。

2013-05-26 六诊:治疗后 45 个月复诊,患者未诉任何不适。实验室检查示 2012 年 12 月查 HIV-RNA 5.0×10^2 copies/ml。观察月感冒次数 0 次,症状体征积分 3 分,卡诺夫斯基积分 100 分。查体示颌下扪及一绿豆大小淋巴结肿大。舌暗红,苔薄白,脉弦。继续治疗。

按语:该感染者是健身教练,体质好,身体壮实。因为不安全异性性行为感染 HIV,体检时才发现。第一次就诊实验室检查示 CD4$^+$T 淋巴细胞 370 个 /μl(标准值低限 414 个 /μl),舌苔腻,说明正气在亏损,只是还没有达到出现典型临床表现的程度,如果不治疗,必然会加重。中医在症状不典型的情况下,根据检查结果、舌苔辨为气虚夹湿证。因为要长期服药,故以扶阳解毒颗粒扶阳固本,益气解毒。

扶阳解毒颗粒是四川省中医药治疗艾滋病试点项目研究的制剂,以《伤寒论》小柴胡汤为基础加减。方中黄芩与半枝莲合用,共为君药。黄芩性寒,味苦,归肺、胆、脾、大小肠经,可清热燥湿,泻火解毒;半枝莲性寒,味辛、苦,可清热解毒,散瘀利尿。二药均能燥湿解毒,共奏祛邪之功,使"邪去则正安"。党参性平,味甘、微酸,可补中益气生津;黄精性平,味甘,入三阴经,可滋肾润肺,健脾益气。二药合用,健脾以益气,补肾以养阴,有益气养阴之效。鹿茸配伍淫羊藿以温阳固本,鹿茸为血肉有情之品,性温以养气,味厚可益精;淫羊藿性温,味辛,可补肾阳,强筋骨,祛风湿,两药配伍,可温肾助阳,补精添髓。猪苓、柴胡、半夏为佐药,既可渗水利湿,又可解毒。黄芩、党参合用,可扶正祛邪,使少阳枢机通利,邪气不得顺经内传。诸药合用,攻补兼施，解毒祛邪为主，扶正固本为辅，祛邪不伤正，扶正不敛邪，共奏扶阳解毒之功。本方配伍考虑了现代试验结果，选择了对 HIV 体外具有抑杀作用的黄芩、半枝莲、猪苓、柴胡配伍，既符合中医理论，有古方《伤寒论》来源，又借用了现代研究成果。

本案患者一直坚持服用中药，没有使用抗病毒药物，病程长，患者无明显临床症状，舌淡红，苔薄白，脉弦。四诊时，考虑正气亏虚，病毒较重，试验性使用有益气、托毒、解毒作用的黄芪注射液、穿琥宁注射液组合，静脉输注半月，目的是尽快降低病毒载量，提升免疫力，这是四川省治疗艾滋病试验性使用静脉药物为数不多的例子。后来反复复诊，偶见毒袭日久，邪盛正衰，患者乏力，颌下淋巴结肿大，辨证为气虚毒胜，坚持益气固本，清热解毒治疗。

艾滋病无症状期 HIV 感染以西医诊断为主。在临床用药过程中，不能仅以 CD4$^+$T 淋巴细胞计数作为中医辨证分型的依据，CD4$^+$T 淋巴细胞计数低并不意味着"体虚则补"。多数情况下，现代的检查结果和临床表现是吻合的，但是，也有免疫力检查结果十分不理想，但是感染者并没有出现临床表现（因无临床表现，所以临床上才会出现如果不体检，许多感染者并不知道自己是感染者的情况）的情况。中医治疗要坚持"有是症用是药"，临床出现乏力、自汗等症，施以补法方有奇效。若无气虚证的临床表现，勿使用补药，提前受补，不仅难以有效扶正，还会助长邪气生长，当谨记。

该患者服药十几年，无任何临床副作用，病情始终稳定，但不能排除他是长期不进展的感染者。目前，该患者已经结婚，婚后在医生指导下性生活，已育有一女，妻女均健康。

2. 医案二

某某某，男，26 岁，四川西昌人，1985 年 8 月出生，2011 年 2 月 14 日初诊。

主诉：查血发现 HIV 抗体阳性 1 周多。

现病史：1 周前，因大便秘结、大便出血引起头晕，于当地医院检查后诊断为内痔发炎，引起贫血，并发现 HIV 抗体阳性，予以控制感染、软化大便、输血 800 ml 治疗。目前没有抗病毒治疗，为控制病情，遂求助于中医治疗。

个人史：2 年前不安全同性性行为史。

查体：体重 66 kg，生命体征平稳，形体适中，神志清楚，语言清晰。面色苍白，精神较差，舌淡，苔薄腻，脉细缓。

实验室检查：病毒载量 > 1.0×10^5 copies/ml，CD4$^+$T 淋巴细胞 364 个 /μl，白细胞（WBC）4.6×10^9/L，淋巴细胞（LYM）2.1×10^9/L，血红蛋白浓度（HGB）

87 g/L，血清肌酐（Cr）45.9 μmol/L，血尿素氮（BUN）5.6 mmol/L，丙氨酸氨基转移酶（ALT）9 IU/L，门冬氨酸氨基转移酶（AST）18 IU/L。

诊断：HIV 感染（无症状期），内痔，贫血。

治法：扶阳固本，益气解毒。

药物：扶阳解毒颗粒，一次 9 g×1 袋，一日 2 次。

医嘱：尽快申请规范的抗病毒治疗。忌食辛辣，忌饮酒。

2011-05-14 二诊：治疗后第 3 月复诊，服药后未诉任何不适，原有不适已经消失，其他未见任何临床症状。实验室检查示 CD4$^+$T 淋巴细胞 364 个 /μl，病毒载量 > 1.0×10^5 copies/ml，WBC 5.7×10^9/L，LYM 2.7×10^9/L，HGB 160 g/L，Cr 57.7 μmol/L，BUN 3.9 mmol/L，ALT 18 IU/L，AST 29 U/L。查体示生命体征正常，体重 73 kg，舌红，苔薄，脉细。

2011-08-14 三诊：治疗后第 6 月复诊，患者服药后未诉任何不适，未见任何临床症状。实验室检查示 CD4$^+$T 淋巴细胞 519 个 /μl，病毒载量 2.7×10^3 copies/ml，WBC 5.2×10^9/L，LYM 2.7×10^9/L，HGB 124 g/L，Cr 66.6 μmol/L，BUN 2.8 mmol/L，ALT 27 IU/L，AST 22 U/L。查体示生命体征正常，体重 72 kg。舌红，苔薄，脉细。CD4$^+$T 淋巴细胞、血细胞计数进一步增加，病毒载量从 > 10^5 copies/ml 降至 2.7×10^3 copies/ml，继续使用既定药物。

2011-11-14 四诊：治疗后第 9 月复诊，实验室检查示 CD4$^+$T 淋巴细胞 612 个 /μl，病毒载量 800 copies/ml，WBC 7.2×10^9/L，LYM 4.0×10^9/L，HGB 153 g/L，Cr 64.8 μmol/L，BUN 3.4 mmol/L，ALT 17 IU/L，AST 19 U/L。查体示生命体征正常，体重 72.5 kg。舌红，苔薄，脉缓。患者服药个 9 个月后，无任何临床副作用，CD4$^+$T 淋巴细胞、血细胞计数进一步增加，病毒载量从 2.7×10^3 copies/ml 降至 800 copies/ml，余无明显异常。医嘱坚持服用中药，尽快抗病毒治疗。

按语：患者系男同性恋者，2 年前有不安全同性性行为，有感染 HIV 的高危风险因素，内感邪毒伏而不发，病毒大量复制，正气奋力抗邪，无明显临床表现。1 周前，因痔疮出血引起头晕，诊断为贫血，并发现 HIV 抗体阳性，予以输血 800 ml 治疗。疫毒蕴久耗伤正气，气虚生血不足，加之痔疮出血，血虚进一步加重，脑窍失养故头晕，西医诊断为贫血，予以输血治疗后缓解，符合中医"急则治其标"原则。内感邪毒日久，尚未开始抗病毒治疗，疫毒未除，蕴久正气损耗，故面色苍白，病毒载量 > 1.0×10^5 copies/ml，CD4$^+$T 淋巴细胞 364 个 /μl。舌红，苔薄腻，脉细缓，中医辨证为血虚湿蕴证，予以扶阳解毒颗粒扶阳固本、益气解毒治疗。

本案辨证要点：贫血，面色苍白，舌淡，苔薄腻。毒蕴日久耗伤气血，临床表现为气虚症状明显，加之痔疮出血，导致气血两虚，予以输血治疗后，血虚缓解，但气虚证仍在。根据中医四诊合参辨证论治，当属气虚湿蕴，故以扶阳解毒颗粒扶阳固本、益气解毒治疗。气血同源化生，气虚得复，血液得以化生，故血虚症状有效缓解。此法扶正与祛邪兼顾，有"祛邪不伤正，扶正不敛邪"之功。

从本医案可以看出，中药可以降低病毒载量，但是尚不能将病毒载量完全控制在检测不出的水平。加之中药的质量标准不像西药（完全能够保证每片或者每粒胶囊含多少毫克有效成分，并且每一片含量相同）那样控制在均衡一致的范围，所以，不能完全依靠中药抑制病毒。因为长期反复的一定量的病毒冲击会对人体免疫功能造成不良影响，甚至摧垮感染者免疫系统，所以，需要将病毒控制在最低水平，并且持续恒定保持这个结果。这种标准，目前中药是难以办到的。

3. 医案三

某某某，女，66 岁，四川昭觉人，1945 年 9 月出生，2011 年 2 月 23 日初诊。

主诉：查出 HIV 抗体阳性 2⁺ 年，乏力半年。

现病史：2⁺ 年前体检时发现 HIV 抗体阳性，身体无任何不适。半年前，无明显诱因出现乏力，动则劳累，不能干体力活。目前没有抗病毒治疗，为缓解病情，遂求助于中医治疗。

个人史：3 年前不安全性行为。

查体：生命体征正常，体重 60 kg，面色苍白，精神较差，余无特殊。舌暗红，苔薄白，脉弦缓无力。

实验室检查：病毒载量 $> 1.0 \times 10^5$ copies/ml，CD4⁺T 淋巴细胞 486 个 /μl，WBC 5.3×10^9/L，LYM 2.7×10^9/L，HGB 127 g/L，Cr 56.3 μmol/L，BUN 6.5 mmol/L，ALT 24 IU/L，AST 34 IU/L。

诊断：HIV 感染（无症状期）。

治法：健脾益气，固本培元。

药物：中成药芪苓益气片，一次 0.5 g×6 片，一日 3 次。

医嘱：尽快申请规范的抗病毒治疗。保证营养，忌食辛辣。

2011-05-23 二诊：治疗后第 3 月复诊，未诉任何不适，乏力、劳累等临床症状缓解。实验室检查示 CD4⁺T 淋巴细胞 486 个 /μl，病毒载量 $> 1.0 \times 10^5$ copies/ml，WBC 4.0×10^9/L，LYM 1.8×10^9/L，HGB 125 g/L，Cr 59.1 μmol/L，BUN 6.0 mmol/L，

ALT 28 IU/L，AST 44 IU/L。查体示生命体征正常，体重 53 kg，舌红，苔白，脉弦缓。方中黄芪、党参可健脾益气，养血生津，温煦、化生功能恢复正常，故乏力、劳累等症状缓解；白术、茯苓可补中益气，健脾除湿，正气复生，抗邪有力，运化有权，湿毒之邪可解，使补益而不留邪，除湿而不伤正；淫羊藿可祛风湿，强筋骨，补肝肾；女贞子滋阴清热。诸药合用，攻补兼施，祛邪不忘扶正之本，扶正则更增祛邪之功，共奏益气托毒之功。

2011-08-23 三诊：治疗后第 6 月复诊，患者服药后未诉任何不适，乏力、劳累等症状缓解。CD4$^+$T 淋巴细胞 509 个 /μl，病毒载量 3.27×10^3 copies/ml，WBC 5.3×10^9/L，LYM 2.9×10^9/L，HGB 143 g/L，Cr 68.3 μmol/L，BUN 6.4 mmol/L，ALT 21 IU/L，AST 28 U/L。查体示生命体征正常，体重 57 kg。舌红，苔薄白，脉缓。CD4$^+$T 淋巴细胞、血细胞计数有所增加，病毒载量从 >1.0×10^5 copies/ml 降至 2.7×10^3 copies/ml，余无明显异常。芪苓益气片可健脾益气，固本培元，对降低无症状期 HIV 感染者病毒载量有一定作用，一定程度上可减少 HIV 对机体免疫系统的破坏，抑制病毒复制；长期服用，正气逐渐恢复，气血同源化生，血虚症状得以缓解，故使得 CD4$^+$T 淋巴细胞、血细胞计数有所增加。

2011-11-23 四诊：治疗后第 9 月复诊，患者未诉任何不适，未见乏力、劳累等症。实验室检查示 CD4$^+$T 淋巴细胞 542 个 /μl，病毒载量 1 653 copies/ml，WBC 5.3×10^9/L，LYM 3.2×10^9/L，HGB 173 g/L，Cr 74.7 μmol/L，BUN 3.83 mmol/L，ALT 21 IU/L，AST 28 U/L。生命体征正常，体重 72.5 kg。舌红，苔薄白，脉缓。服药后，无任何临床副作用，CD4$^+$T 淋巴细胞、血细胞计数进一步增加，病毒载量从 3.27×10^3 copies/ml 降至 1 653 copies/ml。长期服用芪苓益气片可健脾益气，固本养血，机体免疫力逐渐增强，使得 CD4$^+$T 淋巴细胞、血细胞计数有所增加。

按语：患者女性，3 年前已经 63 岁，生活在少数民族贫困地区，生活条件不太好，年龄不算小，所以机体本身不足。发现 HIV 抗体阳性，身体无明显不适。内感毒邪蕴而不发，正气尚未消耗，机体免疫功能尚可抗邪，病毒大量复制，正邪相争处于相持阶段，故无任何临床表现，病毒载量 >1.0×10^5 copies/ml，CD4$^+$T 淋巴细胞 486 个 /μl，诊断为艾滋病无症状期。半年前，出现乏力，动则劳累，此乃疫毒蕴久耗伤正气，气血同源化生之力不足，组织官窍失其荣养，故见面色苍白，乏力，动则劳累，舌暗红，苔薄白，脉弦缓无力。中医辨证为气虚证，予以芪苓益气片益气固本、健脾益肾治疗。

本案辨证要点： 乏力，动则劳累，面色苍白，舌红苔白，脉无力。毒蕴耗气，临床表现为气虚症状明显，气虚则化生不足，致使气血两虚，故用芪苓益气片补中益气，固本培元。气血同源化生，复诊正气得复，化生血液有源，故血虚症状也明显缓解，此法扶正与祛邪兼顾，坚持"无虚不补，无邪不祛"的基本原则。

4. 医案四

某某某，男，36 岁，四川西昌人，1975 年 7 月出生，2011 年 5 月 18 日初诊。

主诉：查及 HIV 抗体阳性 1 年。

现病史：1 年前，体检时发现 HIV 抗体阳性，偶感头痛、恶心、胸闷，余无特殊不适。

既往史：自述无特殊，感染原因不明。

查体：形体适中，神志清楚，语言清晰，生命体征平稳，饮食、大小便正常，体重 64.5 kg，全身浅表淋巴结无肿大。无任何临床症状，症状体征积分 0 分，卡诺夫斯基积分 100 分。舌红，苔黄腻，脉弦缓。

实验室检查：$CD4^+T$ 淋巴细胞 410 个 /μl，病毒载量 1.48×10^4 copies/ml。

诊断：HIV 感染（无症状期）。

治法：扶阳固本，益气解毒。

药物：扶阳解毒颗粒，一次 9 g×1 袋，一日 2 次。

医嘱：避风寒，忌食辛辣，忌饮酒，调畅情志。

2011-08-15 二诊：治疗后第 3 月复诊，患者服药后未诉不适，偶尔全身乏力、肌肉关节痛，余无特殊不适。实验室检查示 $CD4^+T$ 淋巴细胞 513 个 /μl，病毒载量 1.60×10^3 copies/ml，WBC 7.1×10^9/L，Cr 78.7 μmol/L，BUN 8.8 mmol/L，ALT 71 IU/L，AST 38 IU/L。查体示生命体征平稳，体重 67 kg，未触及浅表淋巴结肿大，舌红，苔黄腻，脉弦缓。效不更方。

2012-02-13 三诊：治疗后第 9 月复诊，患者服药后未诉不适，偶尔乏力，余无特殊不适。实验室检查示 $CD4^+T$ 淋巴细胞 549 个 /μl，病毒载量 1.582×10^4 copies/ml，WBC 5.8×10^9/L，Cr 285 μmol/L，BUN 5.31 mmol/L，ALT 52 IU/L，AST 32 IU/L。查体示生命体征正常，体重 70 kg，舌红，苔黄腻，脉弦。

按语： 艾滋病传播只有三种途径，即性传播、血液传播、母婴传播。患者自述不明原因感染，也许是因为感染者不愿意向医生说明原因，而并非他不知道原因，这种情况多见于有一定文化或者当地人比较熟悉的感染者，为了保护自己而已。

理论上，艾滋病的临床潜伏期，没有临床表现时，恰恰是中医药治疗的切入点，而此期要判断疗效，需要借助检查手段，依靠检验指标，本例即如此。体检时发现 HIV 抗体阳性，偶感恶心、胸闷，舌苔黄腻，余无特殊不适。实验室检查示 $CD4^+T$ 淋巴细胞 410 个 /μl，病毒载量 1.48×10^4 copies/ml。此因湿毒内袭，蕴而不发，湿邪黏滞缠绵，所以病毒复制不多，病毒载量不是很高；正气未虚，邪正相争相持，故无任何临床症状，西医临床诊断为无症状期，中医辨证为湿毒内蕴证。舌红，苔黄腻，脉弦缓，故以扶阳解毒颗粒扶阳固本、益气解毒治疗。

方中黄芩与半枝莲合用，共为君药。黄芩、半枝莲为苦寒之品，二药合用，能燥湿解毒，共奏祛邪之功，使"邪去则正安"；党参、黄精性平味甘，补中益气、养阴生津，可培补先后天元气，解湿热疫毒内盛伤阴之困；鹿茸配伍淫羊藿以扶阳固本，温肾助阳，补精添髓；猪苓、柴胡、半夏为佐药，既可渗水利湿，又可解毒；黄芩、半夏合用，可和解少阳、扶正祛邪，使少阳枢机通利，邪气不得顺经内传。诸药合用，以解毒利湿为主，温阳固本、益气养阴为辅，祛邪扶正，攻补兼施，使邪去而正气不伤，共奏扶阳解毒之效。

患者服药 9 个月，无临床副作用，$CD4^+T$ 淋巴细胞计数持续上升，病毒载量从 1.48×10^4 copies/ml 升至 1.582×10^4 copies/ml，没有实际意义。提示扶阳解毒颗粒可提高免疫能力，而在该病例中未显现降低病毒载量的作用。这种情况，需要告诉感染者尽快申请抗病毒治疗，因为免疫能力比较强，抗病毒治疗效果会更好。

本案辨证要点：恶心，胸闷，苔黄腻是典型的湿热表现。本例 $CD4^+T$ 淋巴细胞计数 > 350 个 /μl，正气尚未明显损耗，湿毒之邪大量复制，病毒载量高，无明显临床症状，西医诊断为无症状期，中医辨证为湿毒内蕴证，故以扶阳解毒颗粒扶阳固本、益气解毒对症治疗。服药后，患者 $CD4^+T$ 淋巴细胞计数增加，病毒载量稳定，提示扶阳解毒颗粒可有效缓解病情，具有扶阳固本、益气解毒之功。

艾滋病无症状期 HIV 感染以西医检查、诊断为主，此患者正气尚未损伤，勿以固本培元为主，可予扶阳解毒颗粒治疗，大胆祛邪，除湿解毒，辅以少量益气之品，可有效控制病情，当临床症状出现明显"虚证"时，再予以补益剂。根据疾病不同阶段的临床症状用药，符合中医辨证论治的精髓。

对于艾滋病无症状期 HIV 感染的中医诊断，应根据临床四诊合参辨证论治，"当补则补，当泻则泻"，这是要点。

5. 医案五

某某，男，36岁，已婚。2011年5月18日初诊。

主诉：检出HIV感染1年，偶感头痛、恶心、胸闷。

现病史：1年前检查出HIV感染，传播途径不明，偶感头痛、恶心、胸闷，余无特殊不适。为求进一步治疗，遂入组中医药治疗艾滋病试点项目。

既往史：既往无特殊病史。

个人史：否认吸毒史。

婚姻史：已婚，育一子，妻子及儿子HIV抗体阴性。

查体：生命体征平稳，体重64.5 kg，全身浅表淋巴结无肿大，舌质红，苔黄腻，脉弦缓。

实验室检查：病毒载量 1.48×10^4 copies/ml，CD4$^+$T淋巴细胞410个/μl。

诊断：HIV感染（无症状期）。

治法：扶阳解毒，清热利湿。

药物：扶阳解毒颗粒，早晚饭后半小时温开水送服，一天2次，一次1袋。

2011-08-15二诊：治疗后第3月复诊，诉偶尔全身乏力、肌肉关节疼痛，余未诉特殊不适。查体示生命体征平稳，体重67 kg，未触及浅表淋巴结肿大，舌质红，苔黄腻，脉弦缓。辅助检查示 WBC 7.1×10^9/L，Cr 78.7 μmol/L，BUN 8.8 mmol/L，ALT 71 IU/L，AST 38 IU/L，病毒载量 1.6×10^3 copies/ml，CD4$^+$T淋巴细胞513个/μl。

2012-02-13三诊：治疗后第9月复诊，诉偶尔乏力，余未诉特殊不适。查体示生命体征平稳，体重70 kg，未触及浅表淋巴结肿大，舌质红，苔黄腻，脉弦。辅助检查示 WBC 5.8×10^9/L，Cr 285 μmol/L，BUN 5.31 mmol/L，ALT 52 IU/L，AST 32 IU/L，病毒载量 1.582×10^4 copies/ml，CD4$^+$T淋巴细胞549个/μl。

按语：患者男性，36岁，发现感染HIV 1年，患者正值青壮年，并未出现特殊不适，病毒载量入组时检查为 1.48×10^4 copies/ml，CD4$^+$T淋巴细胞410个/μl，总体来看情况比较稳定，属于HIV感染无症状期。此期患者可以无症状或者有轻微乏力、纳呆等不适症状，表现并不明显。患者偶有恶心、胸闷，且舌质红，舌苔黄腻，考虑湿热内蕴证，故使用扶阳解毒颗粒口服。扶阳解毒颗粒以小柴胡汤为主方加减，据报道，小柴胡汤具有抗HIV作用，方中黄芩、柴胡、猪苓、半枝莲清热解毒，抑制HIV复制，党参、黄精、淫羊藿、鹿茸扶正，稳定患者的免疫功能。用药后患者CD4$^+$T淋巴细胞持续上升，从410个/μl上升至549个/μl，说明扶阳解颗粒治疗有效。后期 Cr 升高，考虑可能与 HIV 感染引起的肾损害有关，血常规、肝功能无明显异常。

6. 医案六

某某，男，33 岁，未婚。2011 年 3 月 17 日初诊。

主诉：发现 HIV 感染 2⁺ 年。

现病史：2⁺ 年前发现 HIV 感染，无任何不适症状。为了尽快治疗，延长无症状期，遂入组中医药治疗艾滋病试点项目。

既往史：既往无特殊病史。

个人史：有同性恋史，否认吸毒史。

查体：生命体征平稳，体重 65 kg，颌下淋巴结触诊约 1 cm 大，舌质红，苔白腻，脉弦缓。

实验室检查：病毒载量 1.52×10^4 copies/ml，$CD4^+T$ 淋巴细胞 412 个 /μl。

诊断：HIV 感染（无症状期），湿毒阻滞证。

治法：扶阳解毒除湿。

药物：扶阳解毒颗粒，早晚饭后半小时温开水送服，一天 2 次，一次 9 g。

2011-06-17 二诊：治疗后第 3 月复诊，患者未诉特殊不适。查体示生命体征平稳，体重 66 kg，颌下淋巴结大小无明显变化，舌质红，苔白腻，脉滑。辅助检查示 WBC 6.6×10^9/L，LYM 2.4×10^9/L，HGB 149 g/L，Cr 85.5 μmol/L，BUN 7.7 mmol/L，ALT 49 IU/L，AST 23 IU/L，病毒载量 < 100 copies/ml，$CD4^+T$ 淋巴细胞 380 个 /μl。

2011-09-30 三诊：治疗后第 7 月复诊，患者无特殊不适。查体示生命体征平稳，体重 64 kg，颌下淋巴结大小较前无明显变化，舌质红，苔白腻，脉滑。辅助检查示 WBC 5.4×10^9/L，LYM 1.8×10^9/L，HGB 163 g/L，Cr 76.4 μmol/L，BUN 4.7 mmol/L，ALT 52 IU/L，AST 36 IU/L，病毒载量 5.99×10^4 copies/ml，$CD4^+T$ 淋巴细胞 336 个 /μl。

2011-12-27 四诊：治疗后第 10 月复诊，未诉不适。查体示生命体征平稳，体重 63 kg，颌下淋巴结大小较前无明显变化，舌红，苔白腻，脉滑。辅助检查示 WBC 4.2×10^9/L，LYM 1.3×10^9/L，HGB 154 g/L，Cr 75.3 μmol/l，BUN 6.21 mmol/L，ALT 37 IU/L，AST 30 IU/L，$CD4^+T$ 淋巴细胞 330 个 /μl。

该患者总共治疗 9 个多月，$CD4^+T$ 淋巴细胞持续下降，且下降大于 50 个 /μl，扶阳解毒颗粒治疗无效。

按语：患者男性，33 岁，同性恋患者，目前处于 HIV 无症状期，未有任何不适症状，但是有颌下淋巴结肿大。舌红，苔白腻，脉缓，考虑湿毒阻滞证，故使用扶阳解毒颗粒扶阳解毒除湿。本例患者使用扶阳解毒颗粒 9 个多月，CD4+T 淋巴细胞持续下降，从目前对扶阳解毒颗粒的研究来看，扶阳解毒颗粒更适用于 CD4+T 淋巴细胞低于 350 个 /μl 的患者，本例患者 CD4+T 淋巴细胞初始使用时是 412 个 /μl，可能不太适合扶阳解毒颗粒。另外，临床上也会发现无症状期的 HIV 感染者，由于没有临床症状，所以患者会忽视治疗，用药依从性不好，也影响疗效。

二、轻度疾病期医案

1. 医案一

某某某，男，33 岁，四川西昌人，1974 年出生，2007 年 5 月 23 日初诊。

主诉：发现 HIV 抗体阳性 4+ 年，自汗 4+ 年，胸背、腹部皮肤瘙痒 15 天。

现病史：7 年前患者开始与他人共用注射器注射吸毒，4+ 年前戒毒时查及 HIV 抗体阳性，伴自汗，动则尤甚，未予特殊治疗。15 天前出现胸背、腹部皮肤瘙痒，自购湿毒清胶囊口服，症状未见明显缓解。为缓解病情，遂求助于中医治疗。

既往史：2 年前查及肾炎，现已治愈。

查体：体温（T）36.5℃，脉搏（P）96 次 / 分，呼吸（R）26 次 / 分，血压（BP）100/72 mmHg[①]，体重 55 kg。右颌下扪及大小 0.5 cm×1 cm 的淋巴结，余无特殊。症状体征积分 5 分，卡诺夫斯基积分 90 分。形体适中，神志清楚，语言清晰，舌红，苔花剥，有裂纹，脉弦。胸背、腹部皮肤少许血痂，余无特殊。

实验室检查：CD4+T 淋巴细胞计数 508 个 /μl。

诊断：HIV 感染（轻度疾病期）。

治法：益气固本，健脾益肾。

药物：芪苓益气片，一次 0.5 g×6 片，一日 3 次。

医嘱：申请抗病毒治疗，忌饮酒，坚持美沙酮替代静脉吸毒。

2008-05-14 二诊：治疗后第 12 月复诊，自汗症状明显缓解，皮肤瘙痒症状消失，其余状况良好。CD4+T 淋巴细胞 415 个 /μl，查生命体征正常，体重 57 kg，症状体征积分 3 分，卡诺夫斯基积分 100 分。舌淡红，苔薄白，脉弦细。继续使用中成药芪苓益气片，一次 0.5 g×6 片，一日 3 次。

2009-08-21 三诊：治疗后第 27 月复诊，患者未诉任何不适，复查 CD4+T 淋巴细胞计数 476 个 /μl，体重 59 kg，右颌下扪及大小 0.3 cm×0.5 cm 的淋巴结。症状体征积分 3 分，卡诺夫斯基积分 100 分。舌红，苔白腻，有裂痕，脉缓。患者未诉

---

①1 mmHg ≈ 0.133 kPa。

任何临床不适，CD4⁺T 淋巴细胞计数一直维持稳定，芪苓益气片效不更方。

2010-04-15 四诊：治疗后第 35 月复诊，患者未诉任何不适。本月感冒 1 次，有发热、纳呆、腹泻、呕吐，乏力明显，自汗，盗汗，胸闷气短，淋巴结肿大。复查 CD4⁺T 淋巴细胞计数 358 个 /μl，自行使用感冒药（不详）后好转。患者其余几月未出现感冒，自觉轻微乏力，口干欲饮，胸闷气短。症状体征积分 18 分，卡诺夫斯基积分 80 分。舌红，苔少，脉滑。患者感冒后查 CD4⁺T 淋巴细胞计数仅 358 个 /μl，此为病毒侵袭，免疫细胞大量吞噬病毒所致。病毒侵袭日久，正气本已亏虚，又感受外邪，正虚邪胜，正气大量消耗，故查 CD4⁺T 淋巴细胞计数低。治疗效不更方。

2012-06-15 五诊：服药后第 61 月复诊，查 CD4⁺T 淋巴细胞计数 295 个 /μl，有明显的乏力，纳呆，腹痛。舌暗，苔薄白，脉弦细。症状体征积分 11 分，卡诺夫斯基积分 80 分。生命体征正常，体重 54 kg，腹股沟淋巴结肿大，见双手臂红色丘疹，近半年感冒 6 次。中医辨证为脾虚肝郁证，予小建中汤加减，处方为柴胡 15 g，黄芩 10 g，桂枝 10 g，白芍 30 g，当归 15 g，生姜 10 g，炙甘草 10 g，党参 30 g，厚朴 15 g，乌贼骨 30 g，陈皮 15 g，加 2 000 ml 水煎，共 7 剂，一日一剂，分三次服用。

患者近半年感冒 6 次，乃正气虚衰，固表无力导致。现有乏力、纳呆、腹痛等症，舌暗，苔薄白，脉弦细，中医辨证为脾虚肝郁，脾虚运化无权，肝郁气滞，肝脾不和所致。予以小建中汤加减，党参、陈皮、白芍、生姜、厚朴健脾益气除湿，柴胡、黄芩、乌贼骨疏肝解郁，诸药合用，共奏健脾疏肝之功，乃对症治疗。症状缓解后继续坚持中成药治疗，并尽快服用西药以规范抗病毒治疗。

按语： 多数艾滋病感染者是在普查、筛查、体检的时候被发现，特别是吸毒人群，不知道自己什么时候感染了 HIV，所以，感染时间不确定，甚至有些患者已经到了发病期，还不知道自己患了艾滋病。该患者 7 年前开始与他人共用注射器注射吸毒，有感染 HIV 的高危因素。4⁺ 年前戒毒时查及 HIV 抗体阳性，伴自汗，因病毒侵袭日久，耗伤正气，气虚不固，故见自汗。15 天前出现胸背、腹部皮肤瘙痒，右颌下扪及大小 0.5 cm×1 cm 的淋巴结。内邪郁久，耗气伤津，未予特殊治疗，自汗经久不愈；正虚邪胜，脾肺气阴两虚，血虚不得荣养肌肤，故见胸背、腹部皮肤瘙痒，邪盛聚于皮里膜外，故见右颌下淋巴结肿大。吸毒者毒邪最易耗伤气血、阴精（多数吸毒者熬夜，大便秘结，舌质红、瘦小，舌苔有裂纹），故见舌红，苔花剥，有裂纹。加之 HIV 侵袭日久，耗伤正气，蕴久而发，见气阴两虚之症，气血化生不足，致气阴两虚，故用芪苓益气片补中益气、固本培元。

芪苓益气片中黄芪补脾益肺，托毒生肌，利尿消肿，党参益气补血生津，两药合用，使气旺表实，则汗不外泄，邪亦不易内侵，并达气阴并补之效。白术苦温，健脾燥湿，加强益气助运之功。茯苓性平，味甘淡，具有健脾安神，利水渗湿的功效，助黄芪加强健脾益气之功，二者合而为臣。苓术合用，则健脾除湿之功益著，与芪参相配使补益而不留邪，除湿而不伤正，并用淫羊藿、女贞子温肾壮阳、补肝肾阴，是为佐药，以达阴中求阳，少火生气之义。诸药相配共奏益气固本，补脾益肾之功。长期服用，正气渐生，抗邪有力，CD4$^+$T 淋巴细胞计数维持稳定。

本案辨证要点：病程长，自汗，胸背、腹部皮肤瘙痒，舌红，苔花剥，有裂纹，脉弦。艾滋病患者一般病程较长，病情复杂多变，临床当辨证准确，"实则泻之，虚则补之"。无症状期患者正邪处于相持阶段，以固本培元法治疗，并配伍适当的益气托毒之品治疗，符合辨证论治原则。合并外邪侵袭时，"急则治其标"，此时以泻法祛邪，佐以益气药物治疗，并无不妥。

无论中药治疗还是抗病毒治疗，HIV 感染者均需要终身服药。在整个服药期间，感染者会因为各种原因出现疾病，这和正常人会生病是一个道理。抗病毒的鸡尾酒疗法是基础治疗，终身不能停，当合并有其他疾病时，需治疗其他疾病。抗病毒药物不能停止，这和中药不一样。由于中成药是复方，中药汤剂也是复方，所以本例在使用中药复方汤剂的时候，停止服用中成药。中成药的功能完全可以在复方配伍的时候考虑，这是中药基础药物和西药基础药物不一样之处。

2. 医案二

某某，男，52 岁，于 2007 年 5 月 22 日入组。

主诉：HIV 感染 2 年，心累、心悸、乏力半年。

现病史：2 年前体检发现 HIV 感染，为性传播所致。半年前出现心累、心悸、乏力，并伴有头痛、气短、自汗、盗汗、腹胀、肌肉关节疼痛，无发热、咳嗽、咯血、潮热等症状，因尚未影响正常生活，故未治疗。现为求进一步治疗，遂入组中医药治疗艾滋病试点项目。

既往史：否认肝炎、肺结核、高血压、心脏病等病史。无外伤、手术史。

个人史：有多年饮酒史，250 g/d。有冶游史。

家族史：无特殊。

查体：腋下可扪及数粒黄豆大小淋巴结肿大，无压痛，右侧手臂可见绿豆大小红色丘疹，伴有瘙痒，余无异常。症状体征积分 26 分，卡诺夫斯基积分 80 分。舌淡红，苔薄黄，脉数。

诊断：HIV 感染（轻度疾病期）。

治法：健脾益气，行气活血。

药物：中成药芪苓益气片，每次 6 片，每日 3 次，饭后 30 分钟内温水送服。

2007-06 二诊：治疗后第 1 月复诊，上述症状有所缓解。观察月感冒次数 1 次。查体同前。舌淡红，苔薄黄，脉缓。症状体征积分 13 分，卡诺夫斯基积分 80 分，2007 年 6 月 26 日查 CD4$^+$T 淋巴细胞 393 个 /μl。继续予以芪苓益气片。

2007-11 三诊：治疗后第 6 月复诊，患者上述症状进一步缓解。近一月感冒次数 1 次。查体未扪及淋巴结肿大。舌淡红，苔薄黄，脉缓。症状体征积分 10 分，卡诺夫斯基积分 90 分。2007 年 9 月 21 日查 CD4$^+$T 淋巴细胞 435 个 /μl。继续予以芪苓益气片。

2008-05 四诊：治疗后第 12 月复诊，患者乏力、盗汗明显缓解。近一月感冒次数 0 次。查体未扪及淋巴结肿大。舌淡红，苔薄黄，脉濡。患者在第 11 月中因脑供血不足，输液 3 天（具体诊断及治疗不详）。症状体征积分 12 分，卡诺夫斯基积分 70 分。2008 年 2 月 22 日查 CD4$^+$T 淋巴细胞 693 个 /μl，2008 年 3 月 22 日查 CD4$^+$T 淋巴细胞 693 个 /μl，2008 年 5 月 22 日查 CD4$^+$T 淋巴细胞 455 个 /μl。继续予以芪苓益气片。

2008-11 五诊：治疗后第 18 月复诊，出现发热、咳嗽、乏力、纳呆、气短、自汗、盗汗、肌肉关节疼痛。近一月感冒次数 0 次。颌下扪及蚕豆大小淋巴结肿大。舌淡红，苔薄黄，脉缓。症状体征积分 26 分，卡诺夫斯基积分 80 分。2008 年 11 月 21 日 CD4$^+$T 淋巴细胞 566 个 /μl。继续予以芪苓益气片。

2009 年 2 月 21 日查 CD4$^+$T 淋巴细胞 448 个 /μl。

2009-05 六诊：治疗后第 24 月复诊，上述症状明显缓解。近一月感冒次数 0 次。颌下扪及蚕豆大小淋巴结肿大。舌淡红，苔薄黄，脉缓。症状体征积分 6 分，卡诺夫斯基积分 100 分，继续予以芪苓益气片。

2009 年 10 月 27 日查 CD4$^+$T 淋巴细胞 406 个 /μl。

2009-11 七诊：治疗后第 30 月复诊，偶尔出现乏力、纳呆、盗汗、恶心、腹胀。近一月感冒次数 0 次。查体无异常。舌淡红，苔薄黄，脉缓。症状体征积分 8 分，卡诺夫斯基积分 100 分，继服芪苓益气片。

2010 年 3 月 16 日查 CD4$^+$T 淋巴细胞 503 个 /μl。

2010-05 八诊：治疗后第 36 月复诊，出现发热、乏力、纳呆、自汗、盗汗、恶心、头痛、胸痛、腹胀、肌肉疼痛。近一月感冒次数 0 次。查体无异常。舌淡红，苔白，脉弦数。症状体征积分 27 分，卡诺夫斯基积分 73 分，继服芪苓益气片。

2010-11 九诊：治疗后第 42 月复诊，患者偶尔出现发热、乏力、纳呆、自汗、盗汗、肌肉疼痛。近一月感冒次数 1 次。颌下扪及黄豆大小淋巴结肿大，舌淡红，苔白，脉弦数。症状体征积分 15 分，卡诺夫斯基积分 80 分。继服芪苓益气片。

2011-05 十诊：治疗后第 48 月复诊，偶尔出现乏力、纳呆、气短、恶心、脱发、胸痛、腹胀。近一月感冒次数 1 次。颌下扪及黄豆大小淋巴结肿大。舌淡红，苔白，脉弦数。症状体征积分 12 分，卡诺夫斯基积分 100 分。继服芪苓益气片。

2011 年 6 月 20 日查 CD4$^+$T 淋巴细胞 260 个 /μl。

2012-01 十一诊：治疗后第 56 月复诊，偶尔出现自汗、腹胀。近一月感冒次数 1 次。查体无异常。舌淡红，苔白，脉弦数。症状体征积分 4 分，卡诺夫斯基积分 96 分。继服芪苓益气片。患者对治疗效果满意，继续治疗。

按语：患者男性，52 岁，发现 HIV 感染 2 年，出现心累、心悸、乏力半年，伴有头痛、气短、自汗、盗汗、腹胀、肌肉关节疼痛等症状，有腋下淋巴结肿大，舌苔薄黄，脉数。从症状表现来看，既有气虚证表现，如心累、心悸、乏力、气短、自汗等表现，又有气滞血瘀证的表现，如头痛、腹胀、肌肉关节疼痛等，苔薄黄、脉数，说明郁而化热，治疗应健脾益气，疏肝理气兼清热利湿。患者仍是以虚证为主，因此选用芪苓益气片健脾益气，有利于缓解患者乏力、气短、自汗等气虚症状，气虚改善则推动有力，也有利于帮助气血运行。本例患者使用芪苓益气片之后，CD4$^+$T 淋巴细胞增长明显，免疫功能得到恢复，但发热、乏力、纳呆、自汗、盗汗、恶心、头痛、胸痛、腹胀、肌肉疼痛等症状随着 CD4$^+$T 淋巴细胞的增加反而有加重，这可能与 HIV 感染者 /AIDS 患者免疫重建炎症综合征有关系。

3. 医案三

某某，男，36 岁，于 2007 年 5 月 21 日入组。

主诉：确诊 HIV 感染，反复咳嗽 4$^+$ 年，乏力、自汗 1$^+$ 年。

现病史：4 年前确诊为 HIV 感染，出现不明原因咳嗽，无潮热、盗汗、咯血等症状，因不影响生活，未予重视。1$^+$ 年前出现乏力、自汗，咳嗽未缓解，余无不适，尚能正常生活，故未治疗。入组时有咳嗽、乏力、气短、纳呆、自汗、盗汗、腹胀、腹泻及皮肤瘙痒。为求进一步治疗，遂入组中医药治疗艾滋病试点项目。

既往史：否认肝炎、结核病、高血压、心脏病等病史。

个人史：患者有吸毒史（具体药物及年限不详），目前使用美沙酮替代疗法。

查体：全身散在粟粒状红色丘疹，可见抓痕，未见渗液。症状体征积分 38 分，卡诺夫斯基积分 70 分。舌淡红，苔白腻，脉细缓。

诊断：HIV 感染（轻度疾病期）。

治法：固本培元，健脾除湿。

药物：中成药芪苓益气片，每次 6 片，每日 3 次，饭后 30 分钟内温水送服。

2007-11 二诊：治疗后第 6 月复诊，有发热、咳嗽、乏力、气短、纳呆、口腔黏膜溃疡、呕吐、恶心、自汗、盗汗、腹胀、腹泻、肌肉关节疼痛、腰痛及皮肤瘙痒，颌下扪及黄豆大小淋巴结肿大，全身散在粟粒状红色丘疹，可见抓痕，未见渗液。舌淡红，苔白腻，脉细缓。近一月感冒次数 2 次，症状体征积分 32 分，卡诺夫斯基积分 80 分。2007 年 6 月 26 日查 CD4$^+$T 淋巴细胞 349 个 /μl。继续治疗。

2008-05 三诊：治疗后第 12 月复诊，仍然有发热、咳嗽、乏力、心悸、口腔黏膜溃疡、呕吐、恶心、自汗、盗汗、腹泻、关节疼痛及皮肤瘙痒等症状。颌下扪及数颗蚕豆大小淋巴结肿大，双小腿散在粟粒状红色丘疹。舌淡红，苔白腻，脉细缓。近一月感冒次数 2 次，症状体征积分 26 分，卡诺夫斯基积分 80 分。2008 年 3 月 25 日查 CD4$^+$T 淋巴细胞 509 个 /μl，2008 年 5 月 22 日查 CD4$^+$T 淋巴细胞 375 个 /μl。继续治疗。

2009-01 四诊：治疗后第 20 月复诊，间断发热、咳嗽、头痛、口角糜烂、脱发、乏力、纳呆、胸痛、呕吐、恶心、自汗、盗汗、腹泻、腹痛、关节疼痛、腰痛及皮肤瘙痒。颌下扪及黄豆大小淋巴结肿大，双小腿丘疹较前缓解。舌淡红，苔白腻，脉细缓。近一月感冒次数 6 次，症状体征积分 39 分，卡诺夫斯基积分 70 分。继续治疗。

2009-07 五诊：治疗后第 26 月复诊，仍然时常发热、咳嗽、口腔黏膜出现绿豆大小溃疡、口角糜烂、自汗、盗汗及皮肤瘙痒。颌下扪及蚕豆大小淋巴结肿大，双小腿丘疹较前缓解。舌红，少苔，脉弦细。近一月内感冒次数 3 次，症状体征积分 25 分，卡诺夫斯基积分 90 分。2009 年 3 月 31 日查 CD4$^+$T 淋巴细胞 313 个 /μl，2009 年 5 月 23 日查 CD4$^+$T 淋巴细胞 395 个 /μl，2009 年 7 月 28 日查 CD4$^+$T 淋巴细胞 346 个 /μl。继续治疗。

2010-01 六诊：治疗后第 32 月复诊，仍有发热、咳嗽、纳呆、气短、自汗、口腔黏膜溃疡、口角糜烂、自汗、腹胀。颌下及腋窝扪及数颗蚕豆大小淋巴结肿大。舌红，少苔，脉弦细。近一月内感冒次数 1 次，症状体征积分 24 分，卡诺夫斯基积分 80 分。2009 年 11 月 30 日查 CD4$^+$T 淋巴细胞 311 个 /μl，2010 年 1 月 19 日查 CD4$^+$T 淋巴细胞 251 个 /μl。继续治疗。

2010-07 七诊：治疗后第 38 月复诊，发热、咳嗽、纳呆、头痛、气短、盗汗、口腔黏膜可见 3 个黄豆大小溃疡。颌下及腋窝扪及数颗蚕豆大小淋巴结肿大，躯干可见数个红色丘疹。舌红，少苔，脉弦细。近一月感冒次数 0 次，症状体征积分 36 分，卡诺夫斯基积分 80 分。2010 年 4 月 20 日查 CD4⁺ T 淋巴细胞 221 个 /μl。继续治疗。

2011-01 八诊：治疗后第 44 月复诊，患者有发热、咳嗽、气短、自汗、盗汗、腹胀、腹痛、肌肉关节疼痛及皮肤瘙痒，口腔黏膜溃疡较前明显缓解。颌下扪及一黄豆大小淋巴结肿大，躯干可见数个红色丘疹。舌红，少苔，脉弦细。近一月感冒次数 0 次，症状体征积分 27 分，卡诺夫斯基积分 85 分。2010 年 8 月 2 日查 CD4⁺ T 淋巴细胞 272 个 /μl，2010 年 10 月 20 日查 CD4⁺ T 淋巴细胞 231 个 /μl，2011 年 1 月 13 日查 CD4⁺ T 淋巴细胞 361 个 /μl。患者要求开始抗病毒治疗，退出中药治疗。

按语：患者男性，36 岁，确诊 HIV 感染 4 年，有吸毒史。临床表现为气阴两虚，兼痰湿困脾，故选用芪苓益气片补脾益气、固本培元。本例患者使用芪苓益气片 3 年多，CD4⁺T 淋巴细胞维持稳定，发热、咳嗽、纳呆、自汗、头痛、口腔溃疡、淋巴结肿大等临床症状比较多，在用药过程中各种症状缓解不太明显，仍反复出现，但对于减少感冒次数是有帮助的。患者后续转入抗病毒治疗，退出中药治疗。

4. 医案四

某某，女，35 岁，已婚，2007 年 8 月入组。

主诉：自汗、盗汗 6 年，发现 HIV 感染 3 年，皮肤瘙痒半年。

现病史：6 年前出现自汗、盗汗，余无特殊不适。3 年前体检发现 HIV 抗体阳性，经疾病预防控制中心确诊为 HIV 感染。半年前出现乏力、纳呆、全身皮肤瘙痒、全身关节疼痛，并伴有腹痛腹胀、脱发、月经不调。为求进一步诊治，遂入组中医药治疗艾滋病试点项目。

个人史：有静脉注射吸毒史 8 年。

查体：T 36.5℃，P 84 次 / 分，R 20 次 / 分，BP 100/70 mmHg，体重 55 kg，左小腿内侧有直径 1 cm 的溃疡，右上肢肘部以下水肿，右腕以下皮肤瘙痒，双侧腹股沟扪及大小 1.5 cm × 3 cm 的淋巴结。心肺腹查体（－），余查体无特殊。舌质红，苔微黄厚，乏津，脉沉细。症状体征评分，乏力 2 分、纳呆 2 分、气短 1 分、自汗 2 分、盗汗 3 分、脱发 2 分、腹痛 1 分、腹胀 1 分、腰痛 1 分、皮肤瘙痒 2 分、月经失调 2 分、淋巴结肿大 3 分，总积分 22 分。卡诺夫斯基积分为 90 分。近月感冒次数 0 次。

实验室检查：CD4$^+$T 淋巴细胞计数 328 个 /μl。

诊断：HIV 感染（轻度疾病期）。

治法：益气养阴，清热利湿。

药物：四妙勇安汤加味，具体如下，金银花 10 g，玄参 10 g，当归 10 g，野菊花 30 g，太子参 30 g，桑枝 30 g，甘草 5 g，3 剂，水煎分服，1 日 3 次，每日一剂。同时予芪苓益气片，每日 3 次，每次 6 片，饭后 30 分钟内温水送服。

2008-04 二诊：治疗后第 8 月复诊，患者诉腹痛、腹胀、皮肤瘙痒、月经失调症状消失，自汗、盗汗及脱发症状明显改善，未再出现腹泻。体重 57 kg，症状体征评分，乏力 2 分、纳呆 2 分、气短 1 分、自汗 1 分、盗汗 1 分、肌肉痛 1 分、关节痛 1 分，总积分 9 分。卡诺夫斯基积分为 90 分。近月感冒次数 0 次。CD4$^+$T 淋巴细胞计数 478 个 /μl。继续予芪苓益气片，每日 3 次，每次 6 片，饭后 30 分钟内温水送服。

2009-08 三诊：治疗后第 24 月复诊，患者诉近一月感冒 1 次，感冒时有发热、咳嗽、咳痰，痰质地黏稠、有腥臭味，关节痛及腰痛症状加重，平素乏力、纳呆、气短、脱发、自汗、盗汗，自汗、盗汗症状明显，偶有腹痛腹胀、胸痛、月经失调，有淋巴结肿大。舌红，苔腻，脉细数。症状体征评分，发热 4 分、咳嗽 4 分、乏力 2 分、纳呆 4 分、气短 1 分、自汗 1 分、盗汗 2 分、脱发 3 分、胸痛 1 分、腹痛 1 分、腹胀 1 分、关节痛 1 分、腰痛 1 分、月经失调 1 分，总积分 27 分。卡诺夫斯基积分 90 分。体重 52 kg。口服抗生素后感冒痊愈，发热、咳嗽症状消失。CD4$^+$T 淋巴细胞计数 252 个 /μl，感冒好转两个月之后复查 CD4$^+$T 淋巴细胞计数 708 个 /μl。

2010-03 四诊：治疗后第 31 月复诊，患者近几月未出现感冒，自觉轻微乏力，口干欲饮，胸闷气短，偶有腹痛，腹股沟淋巴结肿大。查体见四肢脉管炎性肿胀，舌红，苔黄腻，脉沉细。症状体征评分，乏力 2 分、口干欲饮 6 分、气短 2 分、腹痛 1 分、淋巴结肿大 6 分，总积分 17 分。卡诺夫斯基积分 100 分。体重 52 kg，近月感冒 0 次。CD4$^+$T 淋巴细胞计数 501 个 /μl，辨证为气阴两虚证，予生脉饮合二至丸加减，余治疗同前。具体处方如下，党参 20 g，麦冬 10 g，五味子 10 g，女贞子 10 g，旱莲草 10 g，神曲 10 g，水煎服，每日一剂，分 3 次口服。每日服用灵芝粉 20 g，每次 10 g，早晚各 1 次。

2011-11 五诊：治疗后第 51 月复诊，患者出现自汗、盗汗、腹泻、皮肤瘙痒、淋巴结肿大。舌淡，苔薄黄，脉沉细。查体可见双手臂红色丘疹。余未见特殊。症状体征评分，自汗 2 分、盗汗 1 分、腹泻 2 分、纳呆 2 分、皮肤瘙痒 2 分、淋巴结肿大 6 分，总积分 15 分。卡诺夫斯基积分 90 分，体重 54 kg，近半年感冒 6 次。2011 年 6 月 CD4$^+$T 淋巴细胞计数 483 个 /μl。中医辨证为正虚邪实证，内服六味地黄丸合生脉饮加减，具体处方如下，生地黄 25 g，淮山药 30 g，山茱萸 15 g，茯苓 20 g，泽泻 15 g，丹皮 15 g，丹参 20 g，广木香 10 g，砂仁 10 g，炒枣仁 15 g，太子参 30 g，麦冬 15 g，五味子 15 g，炙甘草 5 g，地骨皮 15 g；外用银花藤 30 g，连翘 20 g，天花粉 20 g，防风 20 g，陈皮 15 g，浙贝母 15 g，赤芍 15 g，地肤子 20 g，白鲜皮 20 g，苦参 20 g，丹皮 20 g，紫草 15 g，红藤 20 g，甘草 20 g 水煎外洗。予芪苓益气片，每日 3 次，每次 6 片，饭后 30 分钟内温水送服。

2012–10 六诊：治疗后第 62 月复诊，患者本月感冒 1 次，未服用感冒药自愈。期间有发热、咳嗽、乏力，偶有皮肤瘙痒、月经失调、淋巴结肿大。舌红少苔，脉滑。症状体征评分，发热 2 分、咳嗽 2 分、乏力 2 分、皮肤瘙痒 2 分、月经失调 1 分、皮疹 9 分、淋巴结肿大 3 分，总积分 21 分。卡诺夫斯基积分 90 分，体重 51 kg。2012 年 10 月 CD4$^+$T 淋巴细胞计数 455 个 /μl。继续以前治疗。

2013–07 七诊：治疗后第 71 月复诊，患者在此期间病情稳定，自诉无特殊不适，生活质量良好，近几月很少出现感冒。2013 年 7 月 CD4$^+$T 淋巴细胞计数 581 个 /μl。治疗方案不改变，继续以前治疗计划。

2014–05 八诊：治疗后第 81 月复诊，患者诉脱发，偶有感冒，出现乏力、咳嗽、胸痛、腹痛、腹胀，余无特殊不适，舌淡红，脉沉细。症状体征评分，咳嗽 2 分、乏力 2 分、胸痛 1 分、腹痛 1 分、腹胀 1 分、脱发 2 分，总积分 9 分。卡诺夫斯基积分 90 分，体重 51 kg。2014 年 5 月查 CD4$^+$T 淋巴细胞计数 625 个 /μl。治疗计划同前。目前该患者生活状况良好，未见艾滋病合并症，依从性好，能按时完成随访观察、治疗，未加用抗病毒药物，继续接受中药治疗。

按语： 患者女性，35 岁，静脉吸毒感染 HIV。有自汗、盗汗、乏力、纳呆、皮肤瘙痒、腹胀等症状，舌苔黄腻，脉沉细，辨证属于气阴两虚，湿热蕴结证。入组时已确诊 HIV 感染 3 年，CD4$^+$T 淋巴细胞 328 个 /μl，左下肢有一溃疡经久未愈，故使用芪苓益气片健脾益气、固本培元，同时加用四妙勇安汤清热解毒，帮助下肢溃疡愈合。本例患者未使用抗病毒药物，持续使用中药治疗近 7 年，前期 CD4$^+$T 淋巴细胞上升不太明显，考虑到芪苓益气片滋补气阴力度不够，故加用二至丸、生脉饮、六味地黄丸等滋阴益气，CD4$^+$T 淋巴细胞持续上升至 625 个 /μl，临床不适症状也减少，说明辨证论治的重要性。

5. 医案五

某某，男，33 岁，未婚，四川西昌人，2007 年 5 月入组。

主诉：自汗，发现 HIV 感染 4⁺ 年，胸背、腹部皮肤瘙痒 15 天。

现病史：4⁺ 年前戒毒时查及 HIV 抗体阳性，随即出现自汗，动则尤甚，未予特殊治疗。15 天前出现胸背、腹部皮肤瘙痒，自购湿毒清胶囊口服，症状未见明显缓解。为求进一步诊治，遂入组中医药治疗艾滋病试点项目。

既往史：18⁺ 月时患肾炎，已治愈。2⁺ 岁时患有乙肝，已治愈。

个人史：7⁺ 年前（2000 年）患者有共用注射器吸毒史。

婚姻史：未婚，有一同居女友，使用避孕套性生活 3⁺ 年，性生活稀少。

家族遗传史：无特殊。

查体：T 36.5，P 96 次 / 分，R 26 次 / 分，BP 100/72 mmHg，体重 55 kg，右颌下扪及大小 0.5 cm × 1 cm 的淋巴结。余查体无特殊。舌质红，苔花剥，有裂纹，脉弦。症状体征评分，自汗 1 分、皮肤瘙痒 1 分、淋巴结肿大 3 分，总积分 5 分。卡诺夫斯基积分为 90 分。近月感冒次数 0 次。

实验室检查：CD4⁺T 淋巴细胞计数 508 个 / μl。

诊断：HIV 感染（轻度疾病期）。

治法：益气滋阴。

药物：予芪苓益气片，每日 3 次，每次 6 片，饭后 30 分钟内温水送服。

2008-05 二诊：治疗后第 12 月复诊，患者诉自汗症状明显缓解，皮肤瘙痒消失，余状况良好，舌淡红，苔薄白，脉弦细。体重 57 kg，症状体征评分，淋巴结肿大 3 分，总积分 3 分。卡诺夫斯基积分为 100 分。近半年感冒次数 2 次。CD4⁺T 淋巴细胞计数 415 个 / μl。继续予芪苓益气片，每日 3 次，每次 6 片，饭后 30 分钟内温水送服。

2009-06 三诊：治疗后第 25 月复诊，患者诉平素无特殊不适，查体示右颌下大小 0.3 cm × 0.5 cm 的淋巴结。舌红，苔白腻，有裂痕，脉缓。症状体征评分，淋巴结肿大 3 分，总积分 3 分。卡诺夫斯基积分 100 分。体重 59 kg。CD4⁺T 淋巴细胞计数 476 个 / μl。继续以前治疗计划。

2010-04 四诊：治疗后第 35 月复诊，患者本月感冒 1 次，有发热，纳果，腹泻，呕吐，乏力明显，自汗，盗汗，胸闷气短，淋巴结肿大。舌红，苔腻，脉细数。患者其余几月未出现感冒，自觉轻微乏力，口干欲饮，胸闷气短，舌红苔少，脉滑。症状体征评分，发热 2 分、乏力 4 分、纳果 2 分、腹泻 2 分、呕吐 2 分、气短 2 分、自汗 2 分、盗汗 2 分、淋巴结肿大 3 分，总积分 21 分。卡诺夫斯基积分 80 分。体重 54 kg。CD4$^+$T 淋巴细胞计数 358 个 /μl。自行使用感冒药（具体药物不详）后好转，加用抗病毒西药，余治疗同前。

2011-10 五诊：治疗后第 53 月复诊，患者有明显的乏力，自汗，盗汗，头痛，胸闷气短，头部皮肤瘙痒，头屑多，右颌下淋巴结肿大。舌暗红，苔黄，脉弦。症状体征评分，乏力 2 分、自汗 2 分、盗汗 2 分、头痛 1 分、皮肤瘙痒 1 分、头屑多 6 分、淋巴结肿大 6 分，总积分 20 分。卡诺夫斯基积分 80 分。体重 55 kg，近半年感冒 4 次。2011 年 5 月 CD4$^+$T 淋巴细胞计数 438 个 /μl，2011 年 10 月 CD4$^+$T 淋巴细胞计数 327 个 /μl，治疗计划同前。

2012-06 六诊：治疗后第 61 月复诊，患者在本月感冒 1 次，有明显的乏力，纳呆，腹痛，淋巴结肿大。舌质暗，苔薄白，脉弦细。症状体征积分，乏力 4 分、纳呆 2 分、腹痛 2 分、淋巴结肿大 3 分，总积分 11 分。卡诺夫斯基积分 90 分。体重 54 kg。2012 年 6 月 CD4$^+$T 淋巴细胞计数 295 个 /μl。中医辨证为脾虚肝郁证，予小柴胡汤加减，具体处方如下，柴胡 15 g，黄芩 10 g，桂枝 15 g，白芍 30 g，当归 15 g，生姜 10 g，炙甘草 15 g，党参 30 g，厚朴 15 g，乌贼骨 30 g，陈皮 15 g，水煎服，每日一剂，每日 3 次，余治疗同前。服用药物后纳呆症状缓解。

2012-09 七诊：治疗后第 63 月复诊，患者诉有明显的自汗、盗汗，胃脘部经常痉挛性疼痛，腹胀，饮热水及压迫疼痛可缓解，无恶心、呕吐。舌淡，苔薄白，略有齿痕，脉弦细。中医辨证为气阴两虚证，予桂枝汤加味，具体处方如下，桂枝 5 g，白芍 30 g，生姜 10 g，大枣 20 g，炙甘草 10 g，九香虫 10 g，党参 20 g，水煎服，每日一剂，每日 3 次，余治疗同前。治疗后胃脘疼痛症状明显缓解，仍较易出现感冒、乏力等情况。

2013-06 八诊：治疗后第 73 月复诊，患者仍有明显乏力，纳呆，自汗，盗汗，皮肤瘙痒，淋巴结肿大，易感冒。舌红绛，苔黄腻，有裂纹，脉弦细。症状体征积分，乏力 4 分、纳呆 2 分、自汗 1 分、盗汗 1 分、皮肤瘙痒 2 分、淋巴结肿大 3 分，总积分 13 分。卡诺夫斯基积分 80 分。近半年感冒 5 次，体重 54 kg。2013 年 6 月 CD4$^+$T 淋巴细胞计数 192 个 /μl。治疗同前。

2014-03 九诊：治疗后第 82 月复诊，患者自觉乏力，纳呆，自汗，盗汗，皮肤瘙痒，偶有腹痛，淋巴结肿大，易感冒，舌红绛，苔黄腻，脉弦细。症状体征积分，乏力 4 分、纳呆 2 分、自汗 2 分、盗汗 2 分、皮肤瘙痒 2 分、淋巴结肿大 3 分，总积分 15 分。卡诺夫斯基积分 80 分。近半年感冒 5 次，体重 50 kg。2014 年 3 月 CD4$^+$T 淋巴细胞计数 125 个 /μl。治疗同前。

2014-12 十诊：治疗后第 91 月复诊，患者形体消瘦，面色萎黄，目无光彩，眼睑苍白，精神状态极差。

按语： 毒品对身体损害巨大，并且严重者戒毒后极其容易复吸。该患者治疗期间虽能按时完成随访观察，接受中西医结合治疗，但其反复吸毒，病情变化复杂，每况愈下，生活质量和生存质量都受到严重影响。

三、中度疾病期医案

1. 医案一

某某，男，26 岁，未婚，四川成都人，2014 年 9 月初诊。

主诉：查出 HIV 感染 3 年，大便异常 6 个月。

现病史：患者大约 5 年前通过同性性行为感染 HIV，3 年前查出 HIV 感染，近 6 个月来大便时溏时泻，进食油腻则大便次数增多，纳差，食后腹胀，面色萎黄，乏力。

查体：神清合作，发育正常，体形偏瘦，系统查体未见明显异常，体重 63 kg。舌淡红，苔白腻，脉细无力。

实验室检查：就诊前半月内 CD4$^+$T 淋巴细胞计数 430 个 /μl。

诊断：HIV 感染（中度疾病期）。

治法：健脾益气。

药物：参苓白术散。人参 200 g，白茯苓 150 g，炒白术 100 g，山药 300 g，莲子肉 150 g，薏苡仁 300 g，砂仁 100 g，白扁豆 200 g，桔梗 100 g，炙甘草 50 g。所有中药打粉成散剂，每日取散剂 40 g，加入 200 ml 水煎熬成糊，分三次，于饭后一小时温服。

医嘱：连续服用参苓白术散三个月，中途如果感冒，可以暂时停药。尽快抗病毒治疗。

2014-12 二诊：治疗后第 3 月复诊，体重 66 kg，饮食正常，大便正常，时有乏力，精神可。舌质淡红，苔白，脉细缓。嘱患者改用芪苓益气片连续服用。

2015-03 三诊：治疗后第 6 月复诊，患者病情稳定。开始抗病毒治疗。

按语： 感染 HIV 易损伤人体正气，最后导致元气耗伤，脾肾俱虚。胃主纳谷，脾司运化。脾胃虚弱，纳运失常，则会出现纳差，饮食不消；清阳不升，浊阴不降，则腹泻；脾胃不能化生水谷精微，形体失养，则四肢乏力。综上，诸证均为脾胃虚弱所致。参苓白术散方用人参、炒白术、茯苓、甘草、山药、白扁豆、莲子肉、薏苡仁补脾，白茯苓、薏苡仁、炒白术淡渗之品利湿燥湿，砂仁芳香化湿浊，醒脾理气，合参、术、草暖胃补中，使其补而不滞。白扁豆化清降浊，配合桔梗升清，清气得升，浊气得降，脾胃健运，湿滞得化，则诸证愈。全方药力平和，温而不燥，补而不滞，益气健脾，升清降浊。

脾虚，主要指脾气亏虚，是 HIV 感染者最先、最早出现的临床表现，主要为：逐渐加重的乏力、不任劳力、四肢困倦；饮食逐渐减少（纳差），或者合并精神差，头昏，上腹不适，轻微的腹胀，脉搏无力。这种情况使用中药，会获得最佳治疗效果，常用参苓白术散、四君子汤、六君子汤、圣愈汤、五味异功散等。

使用抗病毒药物治疗的过程中，特别是使用"克力芝、拉米夫定、替诺福韦"组合的感染者，也容易出现中医脾气亏虚的表现，应当参照治疗。

2. 医案二

某某某，男，52 岁，四川乐山人，1955 年 11 月出生，初诊日期：2007 年 5 月 22 日。

主诉：发现 HIV 抗体阳性 2^+ 年，心累、心悸伴乏力半年。

现病史：2^+ 年前体检时发现 HIV 抗体阳性。半年前，无明显诱因出现心累、心悸、乏力，并伴有头痛、气短、自汗、盗汗、腹胀、肌肉关节疼痛，无发热、咳嗽、咯血、潮热等症状，因尚未影响正常生活，故未采取特殊治疗。因心累、心悸伴乏力加重遂来我院求助中医治疗。

个人史：不安全异性性行为史。

查体：形体适中，神疲乏力，语言清晰。腋下可扪及数粒黄豆大小的淋巴结肿大，无压痛，右侧手臂可见绿豆大小的红色丘疹，伴有瘙痒，余无异常。症状体征积分 26 分，卡诺夫斯基积分 80 分。舌淡红，苔薄黄，脉弱。

诊断：HIV 感染（中度疾病期）。

治法：补中益气，固本培元。

药物：芪苓益气片。一次 0.5 g×6 片，一日 3 次，饭后服。

医嘱：忌饮酒、疲劳，调畅情志。

2007-08-21 二诊：治疗后第 3 月复诊，患者心累、心悸、乏力、气短、自汗、盗汗、肌肉关节疼痛等症状有所缓解。月平均感冒次数 1 次。舌淡红，苔薄黄，脉缓。症状体征积分 13 分，卡诺夫斯基积分 80 分。2007 年 6 月 26 日查 CD4$^+$T 淋巴细胞 393 个 / μl。继续使用中成药芪苓益气片，一次 0.5 g×6 片，一日 3 次。

2007-11-23 三诊：治疗后第 6 月复诊，患者心累、心悸、乏力、盗汗等症状明显缓解。月平均感冒次数 1 次。舌淡红，苔薄黄，脉濡。症状体征积分 10 分，卡诺夫斯基积分 90 分。2007 年 9 月 21 日查 CD4$^+$T 淋巴细胞 435 个 / μl。继续口服芪苓益气片，一次 0.5 g×6 片，一日 3 次。

2008-05-22 四诊：治疗后第 12 月复诊，患者心累、心悸、乏力、盗汗等症状明显缓解。月平均感冒次数 0 次。查体未扪及淋巴结肿大。舌淡红，苔薄黄，脉濡。症状体征积分 12 分，卡诺夫斯基积分 90 分。2008 年 2 月 22 日查 CD4$^+$T 淋巴细胞 693 个 / μl，2008 年 3 月 22 日查 CD4$^+$T 淋巴细胞 693 个 / μl，2008 年 5 月 22 日查 CD4$^+$T 淋巴细胞 455 个 / μl。继续使用芪苓益气片，一次 0.5 g×6 片，一日 3 次。

2009-05-21 五诊：治疗后第 24 月复诊，患者诸症明显缓解。月平均感冒次数 0 次。查体扪及颌下淋巴结肿大。舌淡红，苔薄黄，脉濡。症状体征积分 6 分，卡诺夫斯基积分 100 分。2008 年 11 月 21 日查 CD4$^+$T 淋巴细胞 566 个 / μl，2009 年 2 月 21 日查 CD4$^+$T 淋巴细胞 448 个 / μl。坚持口服芪苓益气片，一次 0.5 g×6 片，一日 3 次。

2010-05-22 六诊：治疗后第 36 月复诊，患者偶尔出现乏力、纳呆、气短、恶心、脱发、胸痛、腹胀。月平均感冒次数 1 次。颌下可扪及黄豆大小的淋巴结肿大。舌淡红，苔白，脉弦数。症状体征积分 12 分，卡诺夫斯基积分 100 分。2010 年 3 月 16 日查 CD4$^+$T 淋巴细胞 503 个 / μl。继续口服芪苓益气片，一次 0.5 g×6 片，一日 3 次。

2011-06-21 七诊：治疗后第 48 月复诊，患者偶尔出现乏力、纳呆、气短、恶心、脱发、胸痛、腹胀。月平均感冒次数 1 次。颌下可扪及黄豆大小的淋巴结肿大。舌淡红，苔白，脉弦数。症状体征积分 12 分，卡诺夫斯基积分 100 分。2011 年 3 月 16 日查 CD4$^+$T 淋巴细胞 503 个 / μl。继续服用芪苓益气片，一次 0.5 g×6 片，一日 3 次，坚持使用。

按语： 2007 年，我国还没有对所有 HIV 感染者做到"愿治尽治"，该感染者 CD4$^+$T 淋巴细胞还比较高，但没有达到服用免费抗病毒药物的标准，这个阶段，在我国这种特定环境中，多数感染者会求助于中医中药。

患者有不良性行为史，体检时才发现 HIV 抗体阳性，符合多数感染者的病史。半年前，无明显诱因出现心累、心悸、乏力，是典型的"心气亏虚"表现。伴有头痛、气短、自汗、盗汗、腹胀、肌肉关节疼痛，无发热、咳嗽、咯血、潮热等症状，均可以用气虚致无力推动，气虚致阴血不能滋生解释，此因疫毒邪气侵袭日久，耗气伤阴导致，气虚固摄无力，故自汗、盗汗；气虚无力化生血，心失血养，故心悸、心累、头痛；气虚濡养不足，故气短、乏力、肌肉关节疼痛。现心累、心悸伴乏力加重遂求助中医治疗，中医辨证认为是邪盛正衰，正虚无力抗邪，故腋下可扪及数粒黄豆大小的淋巴结肿大，无压痛，右侧手臂可见绿豆大小的红色丘疹，伴有瘙痒等症。舌淡红，苔薄黄，脉弱。辨证为正气亏虚证，故用芪苓益气片补中益气、固本培元进行治疗。

方中黄芪、党参健脾益气，运化、固摄功能恢复正常，故乏力、气短、自汗、盗汗症状缓解；白术、茯苓补中益气，健脾除湿，正气复生，化生阴液，濡养组织官窍，故心累、心悸、腹胀、肌肉关节疼痛缓解；淫羊藿祛风湿，强筋骨，补肝肾，外奏疏风清热除湿之功，内有补肾强筋健骨之效，内外同治，故关节疼痛缓解；女贞子滋阴清热。诸药合用，诸证兼顾，故使用芪苓益气片。

本例正气亏虚症状明显，在气虚的基础上，出现心脏不适的表现，即为心气亏虚。病毒侵袭日久，耗气伤阴，故用芪苓益气片补中益气，固本培元。复诊正气复生，诸证缓解，效不更方，服药 4 年有余，明显提高了生活质量和延长了寿命，显示出较好的疗效。HIV 感染不是体虚受邪，而是重在疫毒侵袭血分，耗气伤阴，治疗当以辨证为主，把握"无虚不补，无邪不祛"的基本原则是关键。

经过临床调查，四川省 70% 的 HIV 感染者会有湿邪表现，湿毒之邪侵袭营血分而发病，无症状期常见正气亏虚，湿瘀互结。临床上出现乏力，气短，汗多，舌苔腻，舌质暗等典型气虚症状时，应当考虑采取补法治疗。若无气虚的临床表现，勿使用补药，提前受补，不仅难以有效扶正，还会助长邪气生长，严重时危及患者生命。能否仅以检验指标 CD4[+]T 淋巴细胞计数进行中医的辨证论治，需要循证医学证据。我们的经验是：免疫指标仅供参考，使用中药需要按照临床的症状、体征辨证。

3. 医案三

某某，男，34 岁，四川西昌人，无固定职业。2007 年 5 月 16 日第一次就诊。

主诉：发现 HIV 感染 8 年，乏力、胸闷 10 月余。

现病史：8 年前确诊 HIV 感染，近 10 个月反复出现乏力（4 分）、胸闷（2分）、头痛（2 分），伴自汗（2 分），无胸痛，无恶心、呕吐，无腹痛、腹泻。为求进一步治疗，遂前来就诊。

个人史：10 年前开始口服吸毒，9 年前开始静脉注射毒品，3 年前停止吸毒，开始用美沙酮替代，2 年前停止服用美沙酮。

查体：T 36.8℃，P 85 次 / 分，R 20 次 / 分，BP 129/70 mmHg。舌质红，苔白腻，脉沉。体重 57 kg，近一月感冒 2 次，卡诺夫斯基积分 80 分，淋巴结肿大（腋下 1 cm×1.5 cm 共 2 个，腹股沟 1 cm×2 cm 共 3 个）（6 分），本次临床症状体征总积分 16 分。

实验室检查： CD4$^+$T 淋巴细胞 410 个 /μl，病毒载量 1.029 21×10^5 copies/ml。

诊断：HIV 感染（中度疾病期）。

治法：健脾益气除湿。

药物：中成药芪苓益气片，每次 6 片，每日 3 次。

2007-11-16 二诊：治疗后第 6 月复诊，体重 58.5 kg，临床症状体征总积分 11 分（乏力 2 分、胸闷 1 分、头痛 1 分、自汗 1 分、淋巴结肿大 6 分），近一月感冒 1 次，卡诺夫斯基积分 90 分，CD4$^+$T 淋巴细胞 437 个 /μl，病毒载量 1.039 69×10^5 copies/ml。

2008-5-16 三诊：治疗后第 12 月复诊，体重 58 kg，临床症状体征总积分 7 分（自汗 1 分、淋巴结肿大 6 分），本月感冒 1 次，卡诺夫斯基积分 100 分，CD4$^+$T 淋巴细胞 482 个 /μl，病毒载量 7.871 2×10^4 copies/ml。患者诉不适症状基本消失，病情稳定。

按语： 患者有注射吸毒史，判断是注射吸毒过程中共用针头导致的 HIV 感染。首诊症状以乏力、胸闷为主，CD4$^+$T 淋巴细胞 410 个 /μl，病毒载量比较高，邪盛正虚，尚能勉强抗邪，故出现乏力、胸闷等气虚、痰湿困阻气机运行的表现。根据 2007 年抗病毒方案，患者还未达到使用免费抗病毒药物的指征，因此求助中医。乏力，胸闷，自汗，舌红，苔白，中医辨证为痰湿困脾证，故用芪苓益气片健脾益气，除湿扶正，以达到祛邪的目的。芪苓益气片并未有针对 HIV 的中药成分，但是使用芪苓益气片 1 年之后，患者病毒载量有所下降，同时 CD4$^+$T 淋巴细胞数值也缓慢上升，说明使用芪苓益气片之后有助于患者免疫功能的提升，免疫力增强之后，对 HIV 复制有抑制作用。显示了中药在治疗艾滋病中的作用，中药对缓解症状、提升免疫力是有帮助的。

单纯使用中药治疗的方案只适用于在没有抗病毒药物可以使用的情况下，不得已而为之，鉴于患者病毒载量仍维持高位，还是应尽快使用抗病毒药物治疗。

4. 医案四

某某，女，35 岁，已婚，四川昭觉人，2007 年 8 月初诊。

主诉：发现 HIV 感染 5 年，反复发热 2 年。

现病史：5 年前检查发现 HIV 抗体阳性，反复发热 2 年。患者诉有发热、乏力、胸闷气短、胸痛、自汗、盗汗、纳呆、腹泻、关节疼痛，伴脱发，偶有月经失调。因未达到西药抗病毒治疗标准，遂寻求中医治疗。

既往史：无特殊。

个人史：有吸毒史，美沙酮替代吸毒 2 月余。

婚姻史：已婚，未生育，丈夫吸毒，为 HIV 感染者。

查体：舌面附有白腐苔，躯体可见部分散在分布的红色小丘疹，未扪及淋巴结肿大。舌红，苔白腻，脉濡数。症状体征积分 27 分，卡诺夫斯基积分 80 分。

实验室检查：2007 年 2 月 25 日查 CD4$^+$T 淋巴细胞 576 个 /μl。

诊断：HIV 感染（中度疾病期）。

治法：健脾除湿，补肾固本。

药物：中成药芪苓益气片，每次 6 片，每日 3 次，饭后 30 分钟内温水送服。

2007-09 二诊：治疗后第 1 月复诊，诉有发热、咳嗽、腹胀，偶有呕吐、关节痛，皮肤偶有瘙痒，皮疹消失，余症状无改变。近一月感冒 2 次。患者颌下可见一蚕豆大小淋巴结肿大，质软，无压痛。舌红，苔白腻，脉濡数。症状体征积分 30 分，卡诺夫斯基积分 80 分。2007 年 9 月 21 日查 CD4$^+$T 淋巴细胞 479 个 /μl。续前治疗。

2008-02 三诊：治疗后第 6 月复诊，发热加重，不服药无法退热，余症状无明显改变。本观察月感冒 1 次。口腔出现黄豆大小溃疡，颌下淋巴结肿大同前。舌淡红，苔薄白，脉数。2008 年 2 月 22 日查 CD4$^+$T 淋巴细胞 642 个 /μl。症状体征积分 28 分，卡诺夫斯基积分 70 分。续前治疗。

2008-03 四诊：治疗后第 7 月复诊，患者发热，不服药可退热，口腔溃疡消失。本观察月感冒 2 次。查体无特殊。舌淡红，苔薄白，脉滑。2008 年 3 月 22 日查 CD4$^+$T 淋巴细胞 980 个 /μl。症状体征积分 18 分，卡诺夫斯基积分 80 分。续前治疗。

2008-05 五诊：治疗后第 9 月复诊，患者发热，服药方可退热，乏力、气短加重。本观察月感冒 4 次。查体同前。舌红，少苔，脉细弱。2008 年 5 月 22 日查 CD4$^+$T 淋巴细胞 338 个 /μl。症状体征积分 28 分，卡诺夫斯基积分 80 分。续前治疗。

2008-09 六诊：治疗后第 13 月复诊，患者皮疹加重，伴有瘙痒，出现反复咳嗽、乏力，余症状无明显变化。观察月感冒 10 次。颌下可扪及蚕豆大小无痛性淋巴结。舌淡红，苔薄白，脉细弱。2008 年 9 月 23 日查 CD4$^+$T 淋巴细胞 667 个 /μl。

症状体征积分 49 分，卡诺夫斯基积分 60 分。续前治疗。

2010-04 七诊：治疗后第 32 月复诊，患者上述症状明显改善。治疗后第 17、19、20 月感冒次数分别为 5、3、2 次，余均未感冒。查体同前。舌淡红，苔薄白，脉细弱。2008 年 11 月 3 日查 CD4$^+$T 淋巴细胞 538 个 /μl，2009 年 6 月 30 日查 CD4$^+$T 淋巴细胞 177 个 /μl，2010 年 2 月 23 日查 CD4$^+$T 淋巴细胞 415 个 /μl。症状体征积分 14 ~ 50 分，卡诺夫斯基积分 60 ~ 90 分。续前治疗。

2010-05 八诊：治疗后第 33 月复诊，患者出现口腔溃疡，全身泛发皮疹、瘙痒。本观察月感冒次数为 0 次。唇周可见疱疹，颌下及腹股沟可扪及数个淋巴结肿大。舌红，苔薄白，脉细。症状体征积分 28 分，卡诺夫斯基积分 90 分。辨证为气阴两虚夹热毒，予以当归饮子合二至丸加减，余治疗同前。处方如下，女贞子 10 g，旱莲草 10 g，生地黄 30 g，丹皮 10 g，地肤子 10 g，白芍 10 g，珍珠母 30 g，黄芪 15 g，五味子 10 g，当归 10 g，熟地黄 15 g，制首乌 30 g，生首乌 20 g，共 6 剂，450 ml 水煎分服，每日一剂。

2011-01 九诊：治疗后第 41 月复诊，患者诉服用 6 剂中药皮疹并未见好转。遂继续服用芪苓益气片。口腔溃疡及全身皮疹、瘙痒逐渐好转。观察月感冒次数均为 0 次。查体无特殊。舌红，苔薄白，脉细。2010 年 10 月 20 日查 CD4$^+$T 淋巴细胞 523 个 /μl。症状体征积分 15 ~ 34 分，卡诺夫斯基积分 66 ~ 90 分。续芪苓益气片治疗。

2011-07 十诊：治疗后第 47 月复诊，诉偶尔出现发热、乏力、盗汗、腹胀等症状。观察月感冒次数为 0 ~ 2 次。查体无特殊。舌红，少苔，脉细。2011 年 4 月 19 日查 CD4$^+$T 淋巴细胞 480 个 /μl。症状体征积分 11 ~ 15 分，卡诺夫斯基积分 87 ~ 90 分。服药无不适，续前治疗。

2012-01 十一诊：治疗后第 53 月复诊，诉偶尔发热，伴乏力、自汗、盗汗、腹胀、腹痛等症状。观察月感冒次数为 1 次。颌下可扪及黄豆大小淋巴结，无压痛。舌红，少苔，脉细。症状体征积分 5 ~ 25 分，卡诺夫斯基积分 75 ~ 90 分。续前治疗。

2012-07 十二诊：治疗后第 59 月复诊，诉出现乏力、纳呆、皮疹，月经先后不定期。观察月感冒次数为 0 次。查体无特殊。舌红，少苔，脉细。症状体征积分 6 ~ 21 分，卡诺夫斯基积分 80 ~ 100 分。2012 年 2 月 20 日查 CD4$^+$T 淋巴细胞 383 个 /μl，2012 年 5 月 21 日查 CD4$^+$T 淋巴细胞 346 个 /μl。续前治疗。

2013-01 十三诊：治疗后第 65 月复诊，诉出现发热、乏力、皮肤瘙痒等症状。观察月感冒次数为 0 ~ 3 次。查体可扪及腋下蚕豆大小淋巴结肿大。舌红，有裂纹，少苔，脉细。症状体征积分 17 ～ 26 分，卡诺夫斯基积分 90 分。予以浙贝母 10 g，明沙参 20 g，夏枯草 20 g，中药配方颗粒，开水冲服。30 剂中成药续前。

2013-06 十四诊：治疗后第 70 月复诊，诉偶尔出现乏力，余症状明显好转，观察月感冒次数为 0 次。查体可扪及腋下蚕豆大小淋巴结肿大。舌红，花剥苔，脉细。症状体征积分 0 ～ 20 分，卡诺夫斯基积分 90 ～ 100 分。CD4$^+$T 淋巴细胞 425 个 /μl，HIV-RNA 2.5×10^4 copies/ml。予以浙贝母 20 g，决明子 20 g，夏枯草 20 g，中药配方颗粒，开水冲服。20 剂中成药续前。

目前患者如同正常人一样生活，生活状态良好，未见艾滋病合并症，如期接受随访，依从性好，继续接受中药治疗。

按语： 患者女性，35 岁，因丈夫感染 HIV，本人也有吸毒史，遂也感染 HIV，入组时已经发现 HIV 感染 5 年。肠道是 HIV 感染的重要部位，HIV 进入人体后攻击的主要目标是淋巴细胞，肠道是淋巴细胞最丰富的地方，因此集聚了非常多的 HIV，同时也容易导致患者出现消化道症状。从患者的临床表现来看，乏力、纳呆、腹泻都是消化道相关症状，中医认为与脾胃相关，HIV 影响到脾胃的运化功能，导致脾胃虚弱，运化失调，气血化生不足，则表现出乏力、自汗、盗汗、脱发等症状，正气抗邪则发热，气血推动无力则胸闷气短、胸痛、月经失调，病程日久及肾，则出现关节疼痛等。患者邪盛正虚，治则扶正祛邪、补益脾肾、固本培元。

从 2007 年 8 月入组，到 2013 年 6 月，近 6 年时间，一直以芪苓益气片为主要治疗方案，其间会间断性使用中药汤剂。芪苓益气片中黄芪、党参健脾益气，帮助脾胃运化，故乏力、气短、自汗、盗汗缓解；白术、茯苓补中益气，健脾除湿，正气复生，化生阴液；女贞子滋阴清热；淫羊藿补肾阳，强筋骨，使阴阳同补。诸药合用，诸证兼顾。患者感冒次数从最开始的每年十余次，到现在基本很少感冒，减少了机会性感染风险。通过中药治疗，患者 CD4$^+$T 淋巴细胞并未下降，反而维持稳定，说明在 HIV 感染者带毒状态下，中医药可能延缓其发病，减少其机会性感染风险。

四、艾滋病期医案

1. 医案一

某某，女，34 岁，无业人员，2007 年 5 月 22 日初诊。

主诉：HIV 感染 6 年，乏力、气短伴自汗、盗汗 1 年。

现病史：6 年前检查发现 HIV 感染，近 1 年反复出现乏力、气短伴自汗、盗汗。无胸闷、胸痛，无恶心、呕吐，无腹痛、腹泻。不愿接受 HAART 治疗，而愿使用中医药治疗，遂求治中医。

个人史：10 年前开始口服吸毒，6 年前开始注射吸毒，2 年前开始用美沙酮替代。

查体：T 36.2，P 67 次/分，R 20 次/分，BP 130/80 mmHg，体重 58 kg，于腋下扪及 2 个大小 1 cm×1.5 cm 的淋巴结，于腹股沟扪及 2 个大小 1 cm×2 cm 的淋巴结。余查体无特殊。舌质红，苔少，脉沉细。症状体征评分，乏力 2 分、气短 2 分、自汗 2 分、盗汗 2 分、淋巴结肿大 6 分，总积分 14 分。卡诺夫斯基积分 80 分。近一月感冒 2 次。

实验室检查：$CD4^+T$ 淋巴细胞计数 85 个/μl，病毒载量 $4.78×10^4$ copies/ml。

诊断：艾滋病（艾滋病期）。

治法：益气滋阴，扶正固本。

药物：中药芪苓益气片，每次 6 片，每日 3 次，饭后 30 分钟内温水送服。

2007-11-22 二诊：治疗后第 6 月复诊，体重 54 kg，临床症状体征总积分 10 分（乏力 1 分、气短 1 分、自汗 1 分、盗汗 1 分、淋巴结肿大 6 分），卡诺夫斯基积分 90 分，近一月感冒 2 次。$CD4^+T$ 淋巴细胞计数上升至 297 个/μl，病毒载量下降为 16.9 copies/ml。

2008-5-22 三诊：治疗后第 12 月复诊，体重 55 kg，临床症状体征总积分 7 分（自汗 1 分、淋巴结肿大 6 分），卡诺夫斯基积分 100 分，近一月感冒 1 次。$CD4^+T$ 淋巴细胞计数 173 个/μl，病毒载量保持稳定，仍为 16.9 copies/ml。患者不适症状基本消失，病情稳定。

按语： 患者女性，34 岁，因吸毒感染艾滋病。从艾滋病证候分类来看，因吸毒感染艾滋病的患者，临床以乏力，自汗，盗汗，舌红，苔少，脉沉细等气阴两虚证表现为多。患者 $CD4^+T$ 淋巴细胞仅 85 个/μl，符合抗病毒治疗用药要求，但是本人不愿意使用抗病毒药物。本例患者已处于艾滋病期，临床症状表现为乏力、自汗、盗汗、淋巴结肿大等，表示其免疫功能已经基本被摧毁，$CD4^+T$ 淋巴细胞低于 200 个/μl，如果继发机会性感染，是很容易导致死亡的。针对艾滋病期的患者，因其 $CD4^+T$ 淋巴细胞计数极低，还是要注意扶正，提高其自身免疫，从而减少机会性感染的风险。芪苓益气片中黄芪、党参健脾益气，帮助脾胃运化，固摄功能恢复正常，故乏力、气短、自汗、盗汗缓解；白术、茯苓补中益气，健脾除湿，正气复生，化生阴液；女贞子滋阴清热；淫羊藿补肾阳，强筋骨，使阴阳同补。诸药合用，诸证兼顾。患者用药治疗后诸证基本消失，CD4$^+$T淋巴细胞计数上升，基本维持在 200 个 /μl 左右，病毒载量有所下降，说明针对艾滋病患者，只要辨证准确，用药是有效的。

2. 医案二

某某，男，50 岁，四川乐山人，于 2010 年 5 月 21 日入组。

主诉：反复间断鼻出血 3$^+$ 年。

现病史：因反复鼻出血 3$^+$ 年，就诊于当地医院，未得到明显控制。2009 年 9 月就诊于武警四川省总队医院，发现 CD4$^+$T 淋巴细胞低（具体不详），遂被送至乐山市市中区疾病预防控制中心，确诊 HIV 感染。患者不愿接受西药治疗，于是签订同意书，入组中医药治疗艾滋病试点项目。

既往史：患者有轻度脂肪肝，否认肝炎、结核病、高血压、心脏病等病史。

个人史：嗜酒，500 g/d（白酒，具体年限及度数不详）。有冶游史，自诉于 2009 年 5 月在一天之内与 4 名女性发生性关系。

婚育史：已婚，育 1 女，妻子、女儿均体检，HIV 抗体阴性。

查体：颌下扪及一黄豆大小淋巴结肿大，余无异常。舌红，苔黄腻，脉滑。症状体征积分 3 分，卡诺夫斯基积分 100 分。

实验室检查：2010 年 4 月 20 日查 CD4$^+$T 淋巴细胞 160 个 /μl。

诊断：艾滋病（艾滋病期）。

治法：固本培元，清热利湿。

药物：中成药芪苓益气片，每次 6 片，每日 3 次，饭后 30 分钟内温水送服。

2010-06 二诊：治疗后第 1 月复诊，患者未诉不适，查体示淋巴结肿大同前。舌红，苔黄腻，脉滑。近一月感冒次数 0 次，症状体征积分 3 分，卡诺夫斯基积分 100 分。

2010-12 三诊：治疗后第 6 月复诊，诉偶尔出现咳嗽、自汗，余无不适。查体示颌下有一黄豆大小的淋巴结肿大。舌红，苔白腻，脉滑。近一月感冒次数 1 次，症状体征积分 6 分，卡诺夫斯基积分 89 分。2010 年 8 月 25 日查 CD4$^+$T 淋巴细胞 217 个 /μl。

2011-05 四诊：治疗后第 12 月复诊，患者无不适。曾在第 8 月中，因饮酒导致 2 次胃出血。查体无异常。舌淡红，苔白腻，脉缓。近一月感冒次数 0 次，症状体征积分 0 分，卡诺夫斯基积分 100 分。2010 年 12 月 8 日查 CD4$^+$T 淋巴细胞 166 个 /μl，2011 年 3 月 1 日查 CD4$^+$T 淋巴细胞 218 个 /μl，2011 年 5 月 30 日查 CD4$^+$T 淋巴细胞 212 个 /μl。

2011-11 五诊：治疗后第 18 月复诊，出现一次胃痛，与饮酒有关，余无不适。查体无异常。舌淡红，苔黄，脉弦。近一月感冒次数 0 次，症状体征积分 2 分，卡诺夫斯基积分 100 分。2011 年 10 月 17 日查 CD4$^+$T 淋巴细胞 181 个 /μl。

2012-02 六诊：治疗后第 21 月复诊，出现肌肉酸痛，余无不适。查体无异常。舌淡红，苔白，脉缓。近一月感冒次数 0 次，症状体征积分 2 分，卡诺夫斯基积分 100 分。2012 年 2 月 22 日查 CD4$^+$T 淋巴细胞 187 个 /μl。考虑患者目前为湿热（毒）阻滞证，换用扶阳解毒颗粒，9 g/ 次，3 次 / 日。

2012-11 七诊：治疗后第 30 月复诊，无不适。查体无异常。舌红，苔白腻，脉弦数。近一月感冒次数 0 次，症状体征积分 2 分，卡诺夫斯基积分 100 分。2012 年 5 月 21 日查 CD4$^+$T 淋巴细胞 156 个 /μl，2012 年 9 月 24 日查 CD4$^+$T 淋巴细胞 153 个 /μl。治疗同前。

2013-05 八诊：治疗后第 36 月复诊，出现自汗，余无不适。查体无异常。舌红，苔白腻，脉弦数。近一月感冒次数 0 次，症状体征积分 1 分，卡诺夫斯基积分 100 分。2013 年 3 月 4 日查 CD4$^+$T 淋巴细胞 172 个 /μl。2013 年 4 月于乐山市第二人民医院 B 超检查诊断为胰腺囊肿，无症状，治疗同前。

2013-11 九诊：治疗后第 42 月复诊，患者出现自汗、盗汗，余无不适。查体无异常。舌淡红，苔薄白，脉弦。近一月感冒次数 0 次，症状体征积分 2 分，卡诺夫斯基积分 100 分。2013 年 10 月 21 日查 CD4$^+$T 淋巴细胞 233 个 /μl，2013 年 11 月 29 日查 CD4$^+$T 淋巴细胞 229 个 /μl，治疗同前。

目前患者仍无明显症状表现，如常人正常生活，继续接受中药治疗。

按语： 患者男性，有冶游史，因反复鼻黏膜出血发现 HIV 感染，其感染时间并不太清楚，但是 CD4$^+$T 淋巴细胞计数已低于 200 个 /μl，进入艾滋病期，患者除了鼻黏膜反复出血、下颌部有一淋巴结肿大之外，并未有其他自觉症状。很多艾滋病期的患者都有这种情况，因没有临床表现，就容易对艾滋病本病不太重视，同时害怕西药不良反应，而不愿意使用抗病毒药物，本案患者就是这种情况。

患者 CD4$^+$T 淋巴细胞低于 200 个 /μl，说明免疫功能低下，虽舌苔黄腻，脉滑，但因其饮酒易致湿热，治疗仍需要以固本培元为主，故选用芪苓益气片。患者在使用芪苓益气片 1 年半期间，情况较稳定，但 CD4$^+$T 淋巴细胞计数上升不明显，考虑其舌苔黄腻，脉滑，湿热证始终明显，故换用扶阳解毒颗粒。扶阳解毒颗粒由黄芩、半枝莲、党参、黄精、淫羊藿、鹿茸、猪苓、柴胡、法半夏组成，具有扶阳固本，益气养阴，解毒化湿之功效。换用扶阳解毒颗粒之后，患者 CD4$^+$T 淋巴细胞计数缓慢上升为 200 个 /μl 以上，减少了机会性感染风险。

酗酒会影响艾滋病治疗效果，本例患者因酗酒导致反复胃出血，容易合并其他疾病，从而加重病情。同时艾滋病酗酒患者，服药依从性也会受到影响，因此对于艾滋病患者，还是要让他们知道其危害，不能饮酒。

参考文献

[1] 王健, 刘颖, 邹雯, 等. 中药对807例HIV/AIDS患者CD4淋巴细胞计数的影响 [J]. 中国艾滋病性病, 2010, 16 (3)：208-210.

[2] 闫利源. 扶阳解毒颗粒及对艾滋病无症状期客观指标的影响研究 [D]. 四川：成都中医药大学, 2012.

[3] 林长军. 小柴胡汤加味治疗艾滋病发热17例 [J]. 河南中医, 2010, 30 (12)：1191.

[4] 田明, 张伟, 倪量, 等. 中医药治疗艾滋病相关性慢性腹泻患者311例临床研究 [J]. 中医杂志, 2012, 53 (12)：1016-1019.

[5] 邱廷山, 柳凯. 中西医治疗AIDS并发带状疱疹后遗神经痛60例临床观察 [J]. 中国医疗前沿, 2012 (18)：16.

[6] 施晓玲, 倪晋宝. 中医药治疗艾滋病皮肤黏膜病变34例 [J]. 云南中医中药杂志, 2011, 32 (10)：49.

[7] 杨韵秋. 甘露消毒丹加减治疗HIV感染复发性口疮45例临床观察 [J]. 云南中医中药杂志, 2012, 33 (10)：31-33.

[8] 曾琳, 马建萍, 艾合买提江, 等. 平艾合剂1号方改善AIDS/HIV感染者生存质量的研究 [J]. 新中医, 2012, 44 (8)：60-61.

[9] 刘中海. 湘A2颗粒剂改善AIDS免疫重建患者生活质量的临床观察 [D]. 长沙：湖南中医药大学, 2010：1-19.

[10] 邱廷山, 李学芝. 逍遥散加减结合西医常规疗法治疗抗HIV药物致肝功能损伤50例 [J]. 中国中医急症, 2011, 20 (3)：454-455.

[11] 熊卫标, 伍兰尊. 中西医结合治疗艾滋病抗病毒治疗后皮疹疗效观察 [J]. 实用中西医结合临床, 2012, 12 (1)：37-38.

[12] 张明利, 徐立然, 张世玺, 等. 小半夏加茯苓汤治疗艾滋病HAART疗法致消化道反应24例 [J]. 中医研究, 2006, 19 (3)：48-49.

[13] 李东芳, 范建军, 马丽琴. 益肾健脾生血汤治疗艾滋病合并贫血35例疗效观察 [J]. 山西中医,

2011, 27（2）：14-15.

[14] 毛宇湘, 田军彪, 陈泽, 等. 中药内服外洗治疗HAART所致外周神经损害的临床研究 [J]. 中国艾滋病性病, 2010, 16（3）：234-235.

[15] 倪量, 王融冰, 万钢, 等. 中药配方颗粒治疗高效抗逆转录病毒疗法致血脂异常的多中心随机对照临床研究 [J]. 中医杂志, 2012, 53（15）：1294-1297.

[16] 张鑫. 中医伏邪理论研究 [D]. 山东：山东中医药大学, 2006.

[17] 黄来燕. 潜证辨治初探 [J]. 湖南中医杂志, 1986（4）：34-36.

[18] 文秀华, 张亮, 文秀慧. 浅谈体质与证候的关系 [J]. 湖南中医杂志, 2011, 27（6）：97-98.

[19] 田睿, 徐惠芳, 朱小燕, 等. 全球疟疾流行现状及我国输入性疟疾疫情态势分析 [J]. 中国国境卫生检疫杂志, 2013, 36（6）：425-427.

[20] 高国建, 邹雯, 刘颖, 等. 中药复方促进艾滋病免疫重建研究综述 [J]. 中国中药杂志, 2013, 38（15）：2523-2526.

[21] 王阶, 林洪生, 李勇, 等. 免疫2号方对艾滋病免疫重建不全患者临床症状、体征的影响 [J]. 中医杂志, 2012, 53（11）：923-926.

[22] 谢世平, 许前磊, 张淼, 等. 艾滋病发热患者临床特征及中医症候的因子分析 [J]. 中国全科医学, 2015, 18（2）：133-137.

[23] 邓鑫. 艾滋病中西医结合临床治疗 [M]. 上海：第二军医大学出版社, 2010.

[24] 周华, 徐春军. 中西医结合传染病防治 [M]. 北京：人民卫生出版社, 2015.

[25] 刁喆园, 谢世平, 彭勃. 艾滋病咳嗽的中西医研究概况 [J]. 中华中医药学刊, 2009, 27（4）：744-747.

[26] 刘颖, 王燕, 邹雯, 等. 艾滋病常见症状的中医辨证治疗 [J]. 河南中医学院学报, 2008, 23（5）：1-3.

[27] 李伟志. 中医治疗瘰疬临床分析 [J]. 黑龙江中医药, 2006（4）：15.

[28] 韩孟杰, 陈清峰, 徐鹏, 等. 砥砺奋进"十三五"艾滋病防控迈向新征程——我国艾滋病防治回顾与展望 [J]. 中国艾滋病性病, 2021, 27（12）：1327-1331.

[29] 卢洪洲. 艾滋病及其相关疾病诊疗常规 [M]. 上海：上海科学技术出版社, 2009.

第三章

艾滋病合并疾病及症状的中医治疗

HIV 进入人体后，在 24～48 小时到达局部淋巴结，5 天左右在外周血中可以检测到病毒成分，继而产生病毒血症，导致急性感染，以 CD4$^+$T 淋巴细胞数量短期内一过性迅速减少为特点。大多数感染者未经特殊治疗，CD4$^+$T 淋巴细胞数量可自行恢复至正常水平或接近正常水平。由于机体的免疫系统不能完全清除病毒，之后可形成慢性感染，分为无症状感染期和有症状感染期。

无症状感染期持续时间差异较大（数月至数十年不等），平均为 8 年，表现为 CD4$^+$T 淋巴细胞数量持续缓慢减少（多从 800 个 /μl 逐渐减少到 350 个 /μl）；进入有症状感染期后 CD4$^+$T 淋巴细胞数量再次快速地减少，多数感染者 CD4$^+$T 淋巴细胞数量在 350 个 /μl 以下，部分晚期患者甚至降至 200 个 /μl 以下，并再次快速减少。HIV 引起的免疫异常除了表现为 CD4$^+$T 淋巴细胞数量的减少外，还包括 CD4$^+$T 淋巴细胞功能障碍和异常免疫激活。

HIV 感染者在临床上可表现为"典型进展""快速进展"和"长期缓慢进展"三种转归。影响临床转归的主要因素有：感染病毒的数量、型别、感染途径、机体免疫状况、营养条件及生活习惯等。需要注意的是，我国男同性恋 HIV 感染者疾病进展快，感染后多数在 4～5 年进展到艾滋病期，多数原因是多伴侣、性乱交。

艾滋病期指感染者经过临床潜伏期后，CD4$^+$T 淋巴细胞数量持续 < 200 个 /μl，或者出现下面 16 种艾滋病的典型症状或疾病：

（1）不明原因的持续不规则发热，体温 38 ℃以上，> 1 个月。

（2）腹泻（粪便次数多于 3 次 / 日），> 1 个月。

（3）6 个月之内体重下降 10% 以上。

（4）反复发作的口腔真菌感染。

（5）反复发作的单纯疱疹病毒感染或带状疱疹病毒感染。

（6）肺孢子菌肺炎（PCP）。

（7）反复发生的细菌性肺炎。

（8）活动性结核或非结核分枝杆菌病。

（9）深部真菌感染。

（10）中枢神经系统占位性病变。

（11）中青年人出现痴呆。

（12）活动性巨细胞病毒感染。

（13）脑弓形虫病。

（14）马尔尼菲篮状菌病。

（15）反复发生的败血症。

（16）皮肤黏膜或内脏的淋巴瘤、卡波西肉瘤。

此期可由急性感染期经历了潜伏期，出现临床症状而进入，或者在无急性感染期症状的情况下直接进入。持续时间长短与感染病毒的数量、型别、感染途径，机体免疫状况、营养条件及生活习惯等因素有关。

HIV感染者在临床潜伏期的初期，临床表现并不明显或很轻微，其生活、学习、工作几乎没有受到什么影响，感染者也没有临床不适。随着时间的推移，感染者出现发热、乏力、出汗、消瘦、腹泻、经常感冒等临床表现的概率逐渐增加。感染者通过积极有效的医疗干预，可使临床表现消失，病情再次回到完全无临床症状期。

需要指出的是，目前国际上推荐的HIV感染者使用的鸡尾酒疗法，已经将治疗的指标确定为"确诊HIV感染，本人自愿"，在我国还免费提供治疗药物。抗病毒疗法是十分有效的，只要依从性好，不良反应可以接受，确实可以控制HIV复制而保护感染者。这种情况下，感染者就是一个HIV携带者，可以像正常人一样生活、学习、工作，并且可以持续很长时间（甚至生存30～40年）。在这种情况下，中医药介入有两个目的：一是使用扶正原则，尽量提高或者稳定感染者的免疫能力，就是通常说的扶正。正气包括气、血、阴、阳、精、神等，临床中医医生应该根据辨证结果，交替使用益气、补血、养阴、温阳、填精、宁神等其中一种治疗方法或者数种治疗方法合并使用，但是不能永远使用某一种治疗方法。二是使用祛邪原则，面对正常人也可以出现的机会性感染，比如上呼吸道感染、消化道感染、皮肤感染等，和HIV感染无关，治疗时照常处理即可，但是在合并HIV感染时，情况特殊，因为患者多有正气不足或者正气亏虚的本底，治疗方面有一些特殊之处，比如配合使用益气、养阴、除湿的方法较多。

机会性感染，就是当人体的免疫功能下降时，原本已经寄生在人体中的一些非致病菌可以造成的疾病，或者是对致病菌的易感性增加所造成的感染，而这种感染，对于一个具有正常免疫功能的人来说，不会造成疾病状态。艾滋病感染者到了晚期，95%均死于机会性感染，而这个感染和年龄无关。所以，治疗机会性感染，对延长感染者的生命具有十分重要的意义。单纯中医药治疗某些艾滋病合并的机会性感染是有特长的，比如皮肤感染性疾病、皮肤瘙痒、消化道功能性疾病、一般的肺部感染、抗病毒药物的某些不良反应，如果合并西医的治疗方法（中西医结合），对一些疾病或症状，比如肛门直肠尖锐湿疣、神经系统疾病（抗病毒药物不良反应、大脑功能减退）、临床症状（比如乏力、多汗、容易感冒、免疫力低下等）的改善是有疗效的。

　　HIV 感染者合并艾滋病典型疾病或者合并机会性感染的中医药治疗，必须坚持扶正祛邪治疗原则。在具体辨证论治层面，在明确治疗目的（是治疗艾滋病本身即控制病毒载量，提高患者免疫状态，治疗机会性感染等并发症，还是缓解药物不良反应等）的前提下，要同时考虑扶正与祛邪两个治疗原则。具体操作时需要注意扶正与祛邪的比例（如扶正祛邪相当，扶正为主、祛邪为辅，或者祛邪为主、扶正为辅），包括气血阴阳、邪气种类等。需要注意的是，绝对无症状期由于患者未出现明显的临床表现，似乎无证可辨，但不代表无证可治——前已述及，整个潜伏期，正邪处于不断斗争状态。绝对无症状期，邪气虽处于积聚状态，但正气尚能遏制邪气而使之潜伏，暂无明显的临床表现，有学者将此期称为"潜证"阶段。

　　艾滋病期，感染者合并前文所述 16 种典型症状或疾病，多数患者的 $CD4^+T$ 淋巴细胞计数在 200 个 /μl 以下，但也有少数感染者的计数在 200 个 /μl 以上。此期感染者的临床表现较为严重，病情复杂、演变快，在治疗过程中要注意生命体征、营养状况、血常规、电解质、呼吸及循环系统等各方面的情况，如有异常，尤其情况危重者，需要优先依靠西医常规手段进行处理；在此基础上，可考虑应用中医药协助改善感染者的并发症情况。由于中医药介入艾滋病机会性感染等并发症治疗的时间短，已经公布的治疗方案尚不能完全满足临床需要，需要临床中医医生结合既往经验进行准确辨证。

　　中医辨证论治依靠的是患者的临床表现，实验室检查等微观指标是西医诊断疾病的依据，而某些实验室指标如 $CD4^+T$ 淋巴细胞计数等对艾滋病病情分期和中医病机与治疗确有参考价值，但对于艾滋病机会性感染等并发症，中医治疗更需要通过患者的临床表现确立证型以遣方用药。

　　同一种症状，可见于多种西医诊断的并发症；反过来，一种并发症，其临床表现也见于中医所言的不同疾病。因此，本部分将主要根据艾滋病期 16 种并发症对应的临床表现，从中医学的角度，介绍相应的中医辨证论治，旨在突出中医辨证论治思维特色。对于某些并发症，由于其临床表现对艾滋病患者而言具有特异性，因此单纯列出相应的病名。

　　中医药治疗目的是充分发挥中医辨证论治治疗复杂临床症状的特长，协助西医治疗包括机会性感染在内的各种并发症。有些疾病也可以单独使用中医药治疗。

第一节　艾滋病合并西医疾病的中医治疗提要

艾滋病期或者艾滋病晚期，患者几乎什么疾病都可以出现，将会严重影响生活质量和生存时间，此节主要介绍目前中医药治疗有特长的合并疾病，供临床参考。

一、艾滋病合并带状疱疹的中医治疗提要

带状疱疹是艾滋病患者常见的皮肤并发症，尤其是晚期患者，其发生率是正常人的 10 ～ 30 倍。本病属于中医"蛇串疮"范畴。

【病因病机】

本病表现在皮肤，病在脏腑，正虚是本病发生的基础。患者气血亏虚在先，肝胆火盛，脾经湿热内蕴，外溢肌肤而生；或素体体虚，外邪侵袭腠理，致生湿热火毒，蕴结肌肤。皮损消退后，毒热未清，湿热未尽而滞留经络，阻碍气血运行，不通则痛。若治疗过程中过用寒凉燥湿之品，可劫伤阴液；或患者年迈，带状疱疹本属热病，最易耗气伤及阴血，致血液瘀滞不畅，经脉失于濡养，不荣则痛。

【临床提要】

带状疱疹的皮肤损害是自限性的，病程 3 周左右。但是带状疱疹所致的疼痛或者后遗神经痛，治疗比较困难，所以，开始治疗时就要将止痛放在首位。

和正常人群患带状疱疹的不同点在于：HIV 感染者的皮肤损害比较严重，比如皮肤损害面积大，往往涉及多组神经；疼痛严重并且持久；带状疱疹可以发作多次。

外用药物对消除水疱、止痛很重要。具体方法可以参见国家中医药管理局公布的《艾滋病蛇串疮（带状疱疹）中医诊疗方案》。

扶正、解毒、止痛是原则，止痛是治疗重点。无论何种证候，可以对症加用配方颗粒全蝎粉 3 g、乳香 2 g，一天 3 次，中药汁冲服。

只要尽早介入、疗程用够、辨证准确、内外合治、规范治疗，中医药治疗带状

疱疹的疗效是可靠的。

【证候诊治】

1）气虚毒滞证

临床表现：有明显的疲劳（有熬夜，加班，近期工作紧张，发热，生活不规律，女性月经前后等诱因）。皮损为红色丘疹、丘疱疹，粟粒或豆样大小，簇集成群，基底色红、灼热、疼痛，部分形成水疱，伴恶心、干呕、口干、大便硬结。舌红，苔薄白或薄黄，脉弦滑。

辨证要点：明显的病史，皮肤基底红赤，水疱，丘疹。有时仅出现局部皮肤疼痛。

治疗方法：扶正祛邪，清热解毒。

参考方药：小柴胡汤合五味消毒饮加减（柴胡、黄芩、半夏、生姜、人参/党参、黄芪、甘草、野菊花、金银花、紫花地丁、紫背天葵子）。

临床提要：热毒重者加连翘、板蓝根。

艾滋病患者的带状疱疹，一定要用黄芪、人参。黄芪具有托毒外出作用，又有比较明显的益气作用，而艾滋病患者几乎都有气虚本质，所以，复方配伍一定要用黄芪，可以根据患者 CD4[+]T 淋巴细胞计数情况，每天使用 30～60 g。人参虽然也可以益气，但是没有托毒作用，所以使用比较局限。

2）湿热俱盛证

临床表现：皮损红斑明显，水疱多而大，疱壁紧张，痛如火燎。烦躁易怒，夜寐不安。舌红，苔薄黄或黄厚，脉弦滑。热重者口干、口苦，小便色黄，大便干结，脉数；湿重者或见水疱浑浊破溃，口干不欲饮，身体困重，大便黏滞。

辨证要点：红斑色鲜红，水疱多而大，疱壁紧张，痛如火燎，夜寐不安，舌红，苔薄黄或黄厚，脉弦滑。

治疗方法：清热解毒，除湿止痛。

参考方药：龙胆泻肝汤加减（龙胆草、黄芩、栀子、木通、泽泻、车前子、当归、生地黄、柴胡、生大黄、甘草）。

临床提要：湿重热轻者，去黄芩、生地黄，加茯苓、薏苡仁、茵陈，以增强利湿功效；热重湿轻者，加紫草、金银花、重楼、大青叶，以增强清热解毒功效；血疱者，加赤芍、牡丹皮、白茅根，以清热凉血。

3）脾虚湿蕴证

临床表现：皮损红斑色淡红，疱壁松弛，疱液清亮，或破溃糜烂，隐痛或不明显，口干不欲饮，食少腹胀，大便时溏。舌质淡，舌苔白或白腻，脉沉缓或滑。

辨证要点：红斑色淡，疱壁松弛，或破溃糜烂，疼痛不明显，食少腹胀，舌质淡，苔白或白腻。

治疗方法：健脾除湿，解毒止痛。

参考方药：除湿胃苓汤加减（苍术、白术、厚朴、陈皮、茯苓、猪苓、泽泻、滑石、川木通、栀子、桂枝、甘草、延胡索）。

临床提要：水疱大而多者加薏苡仁、萆薢、车前子等。

4）气滞血瘀证

临床表现：水疱干涸结痂脱落后，局部刺痛为主，疼痛部位固定不移、拒触，伴咽干口苦。舌质暗红或有瘀点，苔薄白，脉弦细。

辨证要点：局部刺痛，固定不移，舌质暗红或有瘀点，脉弦。

肝郁者，皮疹消退后，胁肋部胀痛，可向局部放射，或伴头昏目眩、烦躁易怒，脉弦。

治疗方法：活血化瘀，通络止痛。

参考方药：血府逐瘀汤、复元活血汤、通窍活血汤、桃红四物汤等加减（桃仁、红花、当归、生地黄、川芎、白芍、枳壳、桔梗、川牛膝、柴胡、甘草、大黄、全瓜蒌、穿山甲①、赤芍、冰片）。

临床提要：瘀痛明显者，加蜈蚣、乳香、没药；气滞明显者，加香附、延胡索。

5）阴虚血瘀证

临床表现：水疱干涸结痂，皮损处疼痛隐约发生，夜间尤甚，伴失眠烦躁、咽干口燥、口渴欲饮，大便干。舌红少苔，舌边瘀点，脉细。

辨证要点：疼痛隐约，夜间尤甚，舌红，脉细。

治疗方法：益阴托里，通络止痛。

参考方药：滋水清肝饮、一贯煎、芍药甘草汤加减（生地黄、当归、枸杞、沙参、麦冬、柴胡、白芍、甘草、赤芍、蜈蚣、鸡血藤、郁金、川楝子、桃仁、红花等）。

临床提要：解毒化瘀散结，加半枝莲、蜂房、山慈菇、夏枯草、龙葵。

6）气虚血瘀证

临床表现：水疱干涸结痂，疼痛伴局部麻木感，按压痛缓；伴气短懒言，或大便溏。舌暗苔白，脉涩无力。

辨证要点：按压疼痛缓解，气短懒言。

---

① 穿山甲为濒危野生动物之一，现临床用代用品。

治疗方法：益气托毒，化瘀止痛。

参考方药：补阳还五汤加味（黄芪、川芎、当归、地龙、赤芍、党参、白术、茯苓）。

临床提要：由于疼痛，患者睡眠不好，第二天自然少气乏力，困倦。所以，在治疗带状疱疹患者疼痛时，加帮助睡眠的药物如炒酸枣仁、合欢皮、五味子、紫灵芝、茯神，有利于缓解症状。

体质壮实、食欲良好者，可加代赭石、珍珠母、磁石、石决明，重镇安神、平肝潜阳以止痛。

7）痰瘀互结证

临床表现：胁肋胀痛或刺痛，肢体麻木，胸闷，脘腹痞满。舌质暗，苔腻，脉弦滑。

辨证要点：舌苔厚腻，胸痛、有憋闷感。

治疗方法：化痰祛瘀。

参考方药：二陈汤合桃红四物汤加减（半夏、陈皮、桃仁、红花、川芎、芍药、当归、地黄、白芥子、瓜蒌、乳香、没药、炙甘草、橘络）。

临床提要：带状疱疹的疼痛治疗相当困难，特别是发病初期治疗不规范、不及时，容易有带状疱疹后遗神经痛。所以，本病的关键在于尽早治疗、规范治疗。中药制川乌、制草乌、细辛等止痛药物，在严重的时候，也不一定能够止痛。有学者曾经报道针刺治疗有效，但是需要进一步循证研究。

使用 HAART 药物所致的周围神经炎，以及皮肤、肌肉麻木、虫行感等，可以参照艾滋病合并带状疱疹方案治疗。

二、艾滋病合并非病毒感染性皮肤疾病的中医治疗提要

非病毒感染性皮肤疾病，包括各种细菌、真菌感染所致皮肤并发症，中医归类为痈、疽、疔、疖范围，在艾滋病感染者特别是静脉吸毒所致感染者中比较常见，皮肤损害常常此起彼伏，绵延不绝。

在细菌感染性皮肤疾病中，金黄色葡萄球菌是最常见的机会性致病菌，且有相当高比例的患者是慢性携带者。金黄色葡萄球菌感染所致的皮肤疾病常见的有毛囊炎、脓疱疮、臁疮和蜂窝织炎等。艾滋病患者合并的细菌感染性皮肤疾病，多属"阴阳夹杂"或"阴证"疮疡，和正常人细菌感染性皮肤疾病阳证多有区别。皮肤损害以黯黑、乌红、漫肿、热痛为特点，因此，治疗以针对阴阳夹杂和

阴证的内外用方药为主。

艾滋病患者皮肤相关的感染表现为各种病原微生物的感染，病情较一般患者严重。抗生素是西医治疗皮肤感染的主要手段，但在改善患者皮损等方面并非十分理想，故可借助中医药减轻皮疹，改善预后，提高患者生活质量。

〔病因病机〕

由于正气亏虚，或调护不当，或毒邪耗损气血，外邪（六淫邪毒，外来伤害，如外伤、虫伤）入侵皮肤，但发病更强调毒、湿、瘀的致病作用。虽然《医宗金鉴》说"痈疽原是火毒生"，但是由于艾滋病的特殊性，中医古籍中没有记载，对其病因病机的认识均靠现代积累。艾滋病合并皮肤感染，其明显特点是"先虚后病"，所以，致病一定首先考虑气、血（或阴、阳）的亏虚。气、血的亏虚导致外邪入侵，引起局部经络运行受阻，津液运行不畅，气血不能调和，邪毒或者人体代谢产物进一步聚集为痰、为瘀、为毒；由于正气亏虚不能御邪外出，机体也没有足够的"热"化腐成脓，所以，受感染的皮肤长期不能化脓，无法愈合。

〔临床提要〕

（1）中药外治对感染性皮肤疾病的疗效是肯定的。阳证用加味金黄散（金黄散加半枝莲、重楼），阴证用阳和汤，半阴半阳证用金黄散加丁桂散。将上述处方配方成饮片，在 60℃ 条件下烘干至恒温后，分别用高速机械粉碎机粉碎，粉末过 80 ~ 100 目筛备用，然后按照比例称量，混合均匀。

用法：外用。以清茶调匀外敷皮肤感染处，厚度约 0.3 cm，外敷时间 8 小时。若敷药干燥，可喷凉开水保持敷药湿润。皮肤感染严重者，需在用药后外敷热毛巾增加药效。每日换药一次，用药以红肿完全消退为度，一般 3 ~ 5 天，根据感染程度决定用药疗程。

注意：敷药时需避开皮肤溃烂、溃脓处。如伴有寒战、高热，需合并常规内科治疗。

（2）皮肤感染的治疗原则是"一棒子打死"，第一次治疗就要彻底控制住患者。许多患者不懂这个道理，在红、肿、热、痛刚刚消退时，就停止用药，这样容易导致今后复发，特别是免疫力低下的 HIV 感染者。

〔证候诊治〕

1）热毒瘀结证

临床表现：皮肤局部潮红或者鲜红，肿胀，发热，疼痛，形成硬结而未溃脓。苔薄白或黄，脉有力；如果感染面积大，脉弦或数。

辨证要点：局部红、肿、热、痛，有硬结。

治疗方法：清热解毒，散瘀消肿。

参考方药：仙方活命饮加减（白芷、浙贝母、防风、赤芍、甘草、炒皂角刺、天花粉、乳香、没药、金银花、陈皮、黄芪、当归）。

临床提要：热毒瘀结证，治疗应该首选五味消毒饮加黄连解毒汤，以强大的清热解毒作用，尽快清除毒热之邪，恢复皮肤正常状态，这对于正常人来说，应该是正确选择，但是，艾滋病患者是特殊人群，临床上，治疗他们的皮肤感染，单纯清热解毒疗效并不好，甚至可使病程延长，久久不愈。其原因仍然是正气的问题。"疖无大小，出脓就好"，而要出脓，必须"热甚肉腐"。但是，艾滋病感染者在反复的皮肤感染阶段，其气血一定不足，何况一些感染者一旦出现皮肤问题，自己早就反复使用抗生素，在寻求中医治疗时，机体的"热"已经耗竭得差不多了，或者机体的"热"不足以让肉腐成脓，从中医角度分析，治疗必须辅佐扶正。

该配方中，黄芪、当归必须使用，根据具体情况，用量可以大一些。

2）阴毒瘀结证

临床表现：皮肤局部暗红、黯黑、乌黑、潮红，甚至恶臭，流出乌黑色液体。局部漫肿，发热（温度不高），疼痛，没有明显硬结。舌苔灰黑、灰滑，舌质紫黯，或者瘀斑，脉无力或数。

辨证要点：感染局部的皮肤颜色。

治疗方法：扶正解毒。

参考方药：阳和汤加味（熟地黄、鹿角胶、生姜炭、桂枝、炙麻黄、白芥子、炙甘草、陈皮、黄芪、北沙参、炒银花、土茯苓、鸡血藤）。

临床提要：遇见皮肤乌黑、流出乌黑色或者清水样液体，伴恶臭或者特殊臭味的患者，应该尽快辨证使用上述方法。

该配方中黄芪可以用量至 30 g，当归用量至 15 g，金银花炭用量至 30 g。

三、艾滋病合并肛门直肠尖锐湿疣的中医治疗提要

尖锐湿疣是由人乳头瘤病毒（HPV）所引起的增生性疾病，主要通过性接触传播，极少通过分泌物传播。临床表现为生殖器、肛门甚至直肠的乳头状或鸡冠状淡红色或污褐色赘生物，小、软、成簇、有蒂的丘疹，属于艾滋病伴发性病之一。HIV 感染者免疫功能的下降，使得其临床表现不同于正常人群，表现为疣体大、

多、生长迅速、容易复发。特别是男同性恋人群中，此病比较常见。由于此病反复发作，生长迅速，表现呈巨大型，部分出现恶变，给治疗造成一定难度，严重影响了患者的生活质量。

【病因病机】

艾滋病合并肛门直肠尖锐湿疣与艾滋病本身无关，只要有不洁性行为和传染源，正常人也可以患肛门直肠尖锐湿疣。但是，因为艾滋病患者免疫力低下，治疗后复发的次数可能较多，或者不容易根治。

从中医辨证分析的角度看，患者不适部位、不适状态性交后，在卫外不固的情况下，首先是感染湿，因为无论尖锐湿疣在什么部位，它的临床特点是表面潮湿、有分泌物。因为发病快、生长快、病情险恶、皮损外观不雅、有恶臭，符合"毒"的相关临床表现。所以，湿毒致病是其特点。湿毒阻滞津、气、血运行，导致水液停滞，日久水停为痰，痰阻为瘀，引起菜花状、质软的隆起；加之肛门、直肠特殊的生理结构和环境，导致热毒蕴结，局部红肿、潮湿、增生并发。

【临床提要】

对肛门直肠尖锐湿疣者，临床建议采用中西医协同治疗方案。该病是可以治愈的，但是疗程较长，个别甚至手术十几次仍然复发。

无论采用什么治疗手段，治疗首先应消除可见的疣体。根据疣体大小，使用外用药物，如5%咪喹莫特乳膏、5%氟尿嘧啶软膏、鬼臼毒素溶液；行外科手术、光动力疗法（PDT）；使用中医的枯萎疗法、烧灼疗法、腐蚀疗法等，均用损伤性治疗手段去除疣体，然后才是控制复发问题。

中医治疗分手术前和手术后。手术前中医治疗的目的是控制炎症、减少局部分泌物、缩小疣体、干枯疣体，为手术做好准备。手术后中医内服药物治疗的目的是减少或者控制疾病复发；外用药物的目的是减少局部分泌物，保持皮肤环境干燥，控制感染。

因为中医外用药物可以根据临床表现配方，千变万化，选择范围大，所以具有较大优势。

【证候诊治】

1）湿热瘀毒证

临床表现：局部潮湿或者水肿，分泌物腥臭或恶臭，菜花样皮肤损害，表面颜色鲜红或暗红，可以有接触性出血，但是出血量不大。疣体基底部充血或者水肿，或糜烂，轻微疼痛。舌苔黄腻或者滑腻，舌质暗，脉平。

辨证要点：局部分泌物，基底或疣体颜色。

治疗方法：解毒，除湿，敛疮。

参考方药：①内服。四妙丸加味（苍术、黄柏、薏苡仁、牛膝、败酱草、黄芪、土茯苓、猪苓）。②外用。a.肛门湿疣，如有局部炎症、水肿严重、分泌物多，采用现代方法治疗前，首先局部使用"燥湿、收敛、解毒"中药，儿茶10 g，五倍子10 g，马齿苋30 g，木蝴蝶10 g，黄连10 g，黄柏10 g（共80 g），加水1 000 ml（须注意药物和水的比例），将药物浸泡30分钟，开锅后调小火10分钟，离火候温；将熬好的中药汁和药渣一起倒入专用浸泡盆浸洗、坐浴，每日1～2次，每次20分钟。坐浴后，将药渣和药汁一起倒入不锈钢锅中，加热至沸腾，盖上锅盖（目的是消毒，便于保存至第二日使用），离火。保存至第二日，加热至皮温，再次浸泡。每剂中药可用2天。浸泡总疗程为连续10～14天。待患处局部干燥、疣体萎缩后，再采用物理治疗方法。b.直肠尖锐湿疣，采用西医方法治疗前，使用黄柏30 g、重楼30 g加入0.9%氯化钠溶液800 ml，煎开后一分钟离火，自然浸泡20分钟；倾出药液，用4层纱布过滤；取常温药液10 ml，患者侧卧位，用专用器具（患者也可在家用注射器套上20 cm软橡皮管，自行操作）保留灌肠。2次/日，每次20～30分钟。目的是消炎，减轻直肠水肿，尽量抑制、局限、缩小疣体，以利于手术。

临床提要：肛门直肠尖锐湿疣手术前，不要轻视中医药治疗的作用。在减少局部分泌物、消除红肿、缩小疣体方面，中医药有优势，可以为手术创造一个良好的环境，有利于手术进行和减少手术后遗症。

由于HIV感染者和AIDS患者的特殊性，有些患者的湿疣会经常（严重者每月发作）发作。为了减少患者手术次数，提高患者生活质量，可以外用解毒燥湿之法，用重楼、黄柏各50%，粉碎为最细粉末，每日清洁局部后，用棉球蘸药粉涂撒局部，连续30天。其目的是保持局部组织清洁和干燥，阻止疣体快速长大，从而延缓手术时间，为抗病毒治疗后CD4$^+$T淋巴细胞的上升、病毒抑制创造时机。

2）气虚毒恋证

临床表现：局部无红、肿、热表现，逐渐愈合；创面嫩红，黏膜已经覆盖。舌苔薄白，舌质恢复平时状态。

辨证要点：舌苔不腻，术后局部无红、肿、热，分泌物不明显。

治疗方法：益气养阴，解毒利湿。

参考方药：玉屏风散加味（黄芪20 g，生晒参5 g，黄精15 g，防风10 g，白术10 g，猪苓10 g，土茯苓10 g，怀牛膝10 g）。

临床提要：用于肛门直肠尖锐湿疣手术后，减少或避免复发。如果患者经济条件好，临床可以使用配方颗粒，每日 1 剂，用 100 ml 开水浸泡 20 分钟后，分两次（早晚饭后）服用，连续 24 周（女性患者月经期不必停药）。服药期间如患者呼吸道或其他部位感染引起发热，需待临床症状消失后，再继续服用至规定疗程。

如果患者经济条件不好，可以使用水丸剂。将上述处方在中医医院或者医馆加工成水丸服用，上述剂量为两日量。

如果使用汤剂，必须坚持扶正解毒的治疗原则，不能单纯使用扶正的方法。因为湿邪的特点是怕燥且黏滞缠绵，所以病程长。

四、艾滋病合并口腔真菌感染的中医治疗提要

口腔真菌感染见于艾滋病晚期患者，本病主要是由念珠菌感染引起。

【病因病机】

口腔及舌，与心脾两脏关系密切。艾滋病患者由于中焦之脾失于运化，导致心火不能下行，灼于上焦；湿邪与之夹杂化热，形成心脾积热。及至后期，或火热伤阴，形成阴虚火旺之证候；或壮火食气，形成气虚甚至阳虚证候。

【临床提要】

合并口腔真菌感染的治疗，西药抗真菌药物是有疗效的，但是价格比较贵，缓解局部症状疗效稍差。临床上需要选择究竟是使用西药还是中药，确定中医是主要作用还是辅助作用。

口腔真菌感染时，内服中药同时也可以含漱。

医生应该明确，中医也应不断与时俱进，不是所有的现代疾病中医辨证准确后都可以治疗，或治疗后疗效好。对于一些现代疾病，中医正在积累治疗经验，正在逐步提高对疾病的认识。

【证候诊治】

1）气虚湿积证

临床表现：口疮色淡，面色苍白，气短乏力，脘痞腹胀，大便溏泻。舌体胖大，舌质淡嫩，脉濡。

辨证要点：气虚证伴口腔假膜或溃疡，但是基底白腻或白腐。

治疗方法：益气化湿。

参考方药：补中益气汤加减（黄芪、人参、升麻、柴胡、当归、陈皮、佩兰、厚朴、苍术）。

临床提要：口腔真菌感染的患者，因为口腔敏感，黏膜破溃后，疼痛明显，但是口渴、便秘并不明显。正常人少见的口腔真菌感染，在艾滋病感染者中倒是比较多见，原因是这类人群的免疫力低下，即便在已经使用抗真菌药物治疗的情况下，仍然经常能见到口腔真菌感染。口腔真菌感染的典型表现是口腔白色假膜，中医辨证应该把住"病在上""病在脾""湿毒"，所以治疗要紧扣"芳香化湿，辛温燥湿；健脾除湿，芳香醒脾"。可在全身治疗的基础上，加上述治法。淡渗利湿法主要用于下焦湿邪的治疗，所以不适宜此证。

2）阴虚内热证

临床表现：病程日久，口腔黏膜有散在白屑，日轻夜重，溃疡基底红晕；或颧红，五心烦热，口干不渴；或低热盗汗。舌质红、苔少，脉细无力。

辨证要点：舌红、瘦小，少苔，溃疡基底红赤。

治疗方法：滋阴降火。

参考方药：知柏地黄丸加减（知母、黄柏、熟地黄、山药、山茱萸、泽泻、茯苓、丹皮、薏苡仁、胡黄连、银柴胡）。

临床提要：使用上述处方的患者，应该是病程比较长、久久不愈合者。

本证候也可以使用封髓丹（《御药院方》）"降心火，益肾水"。黄柏90 g，缩砂仁45 g，甘草60 g，研为细末，水煮面糊和丸，如桐子大；使用时用酒苁蓉15 g煎三四沸，去滓，空腹时送下封髓丹五十丸。这个处方比知柏地黄丸对症疗效要快一些，但是固本力量不强。

3）心脾积热证

临床表现：口腔黏膜白屑堆积伴疼痛，口渴喜冷饮；或伴发热，小便黄，大便秘结。舌尖红、苔黄，脉或数。

辨证要点：舌尖红或者溃疡，口渴，便秘。

治疗方法：清心凉脾。

参考方药：清热泻脾散加减（黄连、栀子、连翘、黄芩、生石膏、生地黄、通草、灯心草、生甘草）。

临床提要：清热泻脾散主要用于实火（热）引起的口腔溃疡，此方偏于苦寒，实热证候使用时，务必辨证准确，以口腔黏膜白色假膜合并发热的全身症状为主。

第二节　艾滋病合并症状、体征的中医治疗提要

本节介绍的是艾滋病合并临床症状和体征的中医治疗思路。必须明确，症状、体征仅仅是患者的临床表现，而并非病之根本。中医是辨证论治，而不是辨病论治，所以，临床首先应该明确疾病的西医诊断，以便确定预后，让心里有底，而不至于耽误病情。

一、艾滋病合并发热的中医治疗提要

艾滋病患者发热极多，或者可以叫经常发热，而 70% 以上的发热与机会性感染有关，最常见的发热由上呼吸道感染、消化道感染、颅内感染引起。引起发热常见的病原体有分枝杆菌、肺孢子菌、巨细胞病毒、隐球菌、曲霉菌、马尔尼菲篮状菌、弓形虫、巴尔通体等；皮肤的细菌感染也可以引起全身发热。非感染性因素包括恶性肿瘤、药物过敏等，其中药物过敏导致的发热占 3% ～ 5%。

【病因病机】

中医把发热分为外感发热与内伤发热两类。外感发热由外感风、寒、暑、湿、燥、火、毒、虫等引起；内伤发热由饮食、劳倦、内伤和七情等引起，不多见，其中劳倦发热也可以是因为劳倦后引起外感（内伤引致外邪）所致。艾滋病患者在晚期正虚明显，一方面，外邪容易侵袭机体形成外感发热；另一方面，羁留日久的痰湿瘀毒等内邪引动、服用各种药物引起的药毒、患者因为对病情的关注容易产生喜怒无常等七情变化，都是发热的因素。

【临床提要】

艾滋病患者发热，体温甚至可高至 40℃ 左右，治疗最好考虑坚持托毒外出，加黄芪 10 ～ 30 g。这个治法是有效的，今时之人受西医影响太大，一见发热，多使用清热解毒、清热解表法，而较少从中医的角度辨证论治。外感发热加补益药物的方法，并没有违背中医原则，如《温病条辨》第四十条"太阴伏暑，舌白口渴，有汗，或大汗不止者，银翘散去牛蒡子、元参、芥穗，加杏仁、石膏、黄芩主之；脉洪大，渴甚汗多者，仍用白虎法；脉虚大而芤者，仍用人参白虎法"。有虚证就要

使用补法，"有是证用是药"，这是中医的原则。

【证候诊治】

1）风热犯卫证

临床表现：发热，头痛，咽喉肿痛，微恶风寒，鼻塞，流黄涕，或口渴，或微咳，或有汗而热不解，大便干或正常。舌质红，苔薄黄或薄白而燥，脉浮数。

辨证要点：发热、恶寒、有汗，舌尖红，脉数。

治疗方法：辛凉解表。

参考方药：升降散合银翘散加减（僵蚕、蝉蜕、桔梗、前胡、炒牛蒡子、荆芥、金银花、玄参、浙贝母、芦根、柴胡、黄芩、甘草、黄芪）。

2）风寒束表证

临床表现：恶寒发热，头痛或身痛无汗，咽喉不红。口不渴，鼻塞，流清涕。舌质红或稍淡，苔薄白，脉浮紧数。

辨证要点：发热恶寒、无汗，舌苔白，脉数。

治疗方法：辛温解表。

参考方药：荆防败毒散加减（荆芥、防风、羌活、独活、柴胡、前胡、川芎、桔梗、枳壳、茯苓、党参、甘草）。

临床提要：需要注意，临床上无论风寒还是风热证，只要患者发热，脉搏就可能"数"，因为发热会引起心跳加快，故不能认为风寒就脉缓。风寒和风热辨证的要点是舌苔的颜色是黄还是白，是干还是润。

口渴本身也是一个辨证标准，但是无论什么发热，今人几乎都知道多饮水。所以，患者来看医生，询问口渴的情况，往往都不能准确回答，除非确实水分消耗太多，明显缺水。

3）邪犯少阳证

临床表现：恶寒发热往来，头痛身痛，恶寒剧烈者甚则战栗，汗出热退身凉，口苦，咽干，干呕。舌质红，苔薄白，脉弦。

辨证要点：寒热往来，脉弦。

治疗方法：和解少阳。

参考方药：小柴胡汤加减（柴胡、黄芩、半夏、人参、甘草、青蒿、荆芥、防风）。舌苔厚腻加槟榔、厚朴、草果、知母；上腹压痛者加白芍、枳实、大黄；汗出恶风，或活动后热甚者加黄芪、白术、防风。

临证提要：出现脑疟证候，如头痛剧烈、烦躁不安、痉挛抽搐、精神错乱等表现，须进行急救。

邪犯少阳证在感染者 CD4$^+$T 淋巴细胞低下的情况下，不明原因的发热甚至中枢性发热、上呼吸道感染、非 HIV 感染、胆囊疾病、女性月经前后细菌或病毒感染均可出现。

使用小柴胡汤的辨证要点是往来寒热，定时发热，恶寒、发热交替，定时发冷等，均可以考虑使用本方。

4）湿热内蕴证

临床表现：身热不扬，午后热甚，便溏不爽，面色萎黄，胸闷不饥，口不渴。舌质红，舌苔黄腻，脉滑数。

辨证要点：发热而舌苔厚腻。

治疗方法：清热化湿。

参考方药：三仁汤加味（薏苡仁、杏仁、白蔻仁、滑石、法半夏、通草、厚朴、竹叶、青蒿）。

临床提要：若偏热盛者，合甘露消毒丹加减；若偏湿盛者，合藿朴夏苓汤加减。

5）毒热炽盛证

临床表现：高热不退，或者此起彼伏，热退复热，汗出，口渴，小便黄，或大便秘结。舌质红，舌苔黄厚腻，脉滑数。

辨证要点：发热伴内热证，舌苔黄厚腻。

治疗方法：解毒化湿。

参考方药：五味消毒饮加减（野菊花、薏苡仁、银花、紫花地丁、蒲公英、天葵子、连翘、黄芪）。

临床提要：此证多见于艾滋病合并皮肤感染（比如静脉吸毒、从事重体力劳动的艾滋病患者）比较严重者。这种患者一般 CD4$^+$T 淋巴细胞计数比较低下，或者没有开始正规抗病毒治疗。

使用上述治疗方法，金银花需要重用至 30 g，黄芪最好使用，以托毒外出，配合五味消毒饮解毒。

6）气虚热蕴证

临床表现：不发热时少气乏力，困倦懒言，食少便溏；或发热甚至高热，自汗出，口渴喜温饮，反胃欲呕，面色苍白。舌质淡，苔薄白，脉洪无力。

辨证要点：不发热时的气虚表现。

治疗方法：益气退热。

参考方药：补中益气汤加味（黄芪、陈皮、升麻、柴胡、当归、白术、人参、法半夏、厚朴）。

临床提要：本方是中医甘温除大热的代表方。李东垣说"内伤脾胃，乃伤其气，外感风寒，乃伤其形。伤其外为有余，有余者泻之；伤其内为不足，不足者补之""惟当以辛甘温之剂，补其中，升其阳。甘寒以泻，其火则愈"。使用本方时，可以根据病情重用黄芪、柴胡。

7）阴虚热浮证

临床表现：发热不甚，头痛，微恶风寒，无汗或汗出不多，心烦口渴，小便黄，大便干或秘结。舌红或红而瘦小，脉细或细数。

辨证要点：发热同时合并阴虚表现。

治疗方法：滋阴，解表，退热。

参考方药：加减葳蕤汤加减（白薇、大枣、淡豆豉、葱白、桔梗、甘草、薄荷、青蒿、党参）。

临床提要："体若燔炭，汗出而散"（《黄帝内经·素问·生气通天论》），出汗退热，这是中医、西医都使用的方法，只是使用的药物不同。但是，发汗有一个基本点，就是汗要发得出来。汗要发得出来，必须有"汗源"。《温病条辨》说"汗也者，合阳气阴精蒸化而出者也……盖汗之为物，以阳气为运用，以阴精为材料"。艾滋病患者长期被消耗，特别是静脉吸毒合并艾滋病者，多伴阴精阳气均不足。阴精为汗出的材料（即汗源），阴虚者汗源枯竭，所以发不出汗，退不了热，临床当使用养阴退热法。

二、艾滋病合并腹泻的中医治疗提要

腹泻是艾滋病患者常见的并发症，以便质稀溏或水样便、每日排便 3 次或 3 次以上为特征，大便次数增多、大便性质改变均是腹泻的范围。

艾滋病合并腹泻，根据病程分为急性腹泻和慢性腹泻。艾滋病合并腹泻以慢性腹泻为多见，逐渐加重，持续时间长（1 个月以上），其临床表现为：腹泻便溏、脘闷食少、泻下清稀，甚则如水或间歇发作，迁延不愈，达数月或数年，日久体重下降，营养不良，形体枯槁，甚则形成恶病质状态以致死亡。在导致腹泻的原因中，机会性感染居多，其中隐球菌是主要病因，也可由巨细胞病毒、大肠杆菌、结核杆菌等微生物感染引起。

腹泻是 HAART 药物（如替诺福韦、克力芝）的常见不良反应，患者往往求助于中医治疗。

在辨证论治的同时，男同性恋患者可进行中药灌肠，可以加快减轻局部症状和消炎，临床有效。

【病因病机】

艾滋病患者长期受邪毒侵袭，复感外邪，饮食不节，情志失调，或使用抗病毒药物等，伤及脾胃，导致胃不能腐熟，不能下降；脾不能运化，不能升清，从而湿邪内阻，肠道分清泌浊、传导功能失司，引起泄泻。因此其病机是"升降失常，传导失司，脾虚湿盛，清浊混杂"；或毒邪久羁，耗伤肾精，命门火衰，脾失温煦，运化失常，湿浊内生而致泄泻。

【证候诊治】

1）寒湿内盛证

临床表现：泻下清稀，大便含未消化食物，甚则如水样。上腹不适（脘痞），腹痛肠鸣，脘闷食少。舌苔白（腻），脉濡缓；兼见恶寒发热，头重，肢体困重。

辨证要点：上腹不适（脘痞），舌苔白（腻），口不渴。

治疗方法：散寒化湿。

参考方药：胃苓汤加减（苍术、白术、猪苓、茯苓、泽泻、陈皮、厚朴、桂枝、车前子、炙甘草）。

临床提要：兼风寒表证用藿香正气散加减（藿香、苍术、陈皮、半夏、茯苓、厚朴、大腹皮、紫苏、白芷、桔梗等）。

抗病毒药物引起的不良反应，此证常见。患者表现为大便次数增多，上腹不适，但是便质不一定改变。使用平胃散几天就可以缓解临床症状，大便恢复正常，腹部不适消除，但是效果不持久。因为腹泻的原因是使用抗病毒药物，而抗病毒药物不能停用，如果叫患者每天服用中药，可操作性又不强，所以，探索适合的给药方式或者改变剂型是值得临床研究的。

2）湿热伤中证

临床表现：泄泻腹痛，泻而不爽，粪色黄褐，气味臭秽，泻下急迫。肛门灼热，烦热口渴，小便短黄。舌质红，苔黄腻，脉濡数或滑数。

辨证要点：腹痛，里急后重，肛门灼热。

治疗方法：清热，解毒，利湿。

参考方药：葛根黄芩黄连汤加味（葛根、黄芩、黄连、木香、车前子、甘草、白芍、北沙参）。

临床提要：本证候是典型的急性胃肠感染，西药、中药都比较容易治疗且疗效好，可以据情况选择。

处方要重用葛根 30 g，北沙参 30 g，因为患者本虚是根本，益气可帮助胃气升举，升清则能降浊。

3）肝郁脾虚证

临床表现：每因餐后或情志变化，先腹痛（可以隐隐作痛，不一定十分剧烈），再泄泻，泻后即痛减。伴见胸胁脘腹胀闷，善太息，心烦，嗳气，纳呆。舌边红，苔薄白，脉弦。

辨证要点：先腹痛，后腹泻，便后痛减。

治疗方法：补脾泻肝。

参考方药：痛泻要方加减（陈皮、防风、炒白术、炒白芍、柴胡）。

临床提要：方剂以健脾为主，所以，白术需要重用，并且要用炒白术。

本方的疗效是肯定的，但是，临床症状消失后还需要健脾，可以参考下文的脾胃虚弱证。

4）脾胃虚弱证

临床表现：腹痛隐隐，脘闷不舒，胃纳呆滞，餐后易泻，伴不消化食物，大便时溏时泻。神疲乏力，面色萎黄，肢体倦怠。舌质淡，舌体胖大，苔白，脉无力。

辨证要点：食欲不佳，消化功能不好。

治疗方法：健脾益气。

参考方药：参苓白术散加减（生晒参、炒白术、茯苓、桔梗、山药、砂仁、薏苡仁、扁豆、莲肉、陈皮）。

临床提要：本方制作成散剂，也没有怪味，药物平和，可以作为治疗艾滋病患者因使用抗病毒药物后引起的菌群失调，长期服用。

因为艾滋病患者体质特殊，人参不宜用党参代替，使用生晒参最好。

5）脾肾阳虚证

临床表现：多在黎明前后，腹痛、肠鸣继而泄泻，泻后则安。平时腹部微微冷痛喜温，不能食冷水冷食，形寒肢冷；小便清长，不思饮食。舌质淡，舌体胖嫩，苔白滑，脉沉细无力。

辨证要点：黎明前后腹泻，不能食冷饮冷食。

治疗方法：温补脾肾。

参考方药：理中汤合四神丸加味（干姜、生晒参、炙甘草、补骨脂、吴茱萸、去油肉豆蔻、五味子）。

临床提要：干姜和吴茱萸用量不宜重，每天 5 g 左右为宜；肉豆蔻必须去油。

三、艾滋病合并慢性咳嗽的中医治疗提要

慢性咳嗽是艾滋病患者肺损害最常见的临床表现，大约有 37% 的艾滋病患者会经常出现咳嗽，时间在 4 周以上，包括干咳、痰少难咯出等；尤其是晚期，严重者可表现出呼吸困难、口唇青紫等。艾滋病出现的咳嗽症状，多因肺部感染（包括肺孢子菌、结核分枝杆菌、普通细菌、隐球菌及马尔尼菲篮状菌、巨细胞病毒等感染）引起，也可见于肺外原虫感染和肿瘤。中医治疗应该首先明确西医的疾病诊断，医生需要做到：心中有数，确定预后；辨证正确，用药不慌。

上呼吸道感染、社区获得性肺炎、肺孢子菌感染引起的咳嗽常见。但是，肺孢子菌、结核分枝杆菌、隐球菌及马尔尼菲篮状菌感染引起的咳嗽，中医药疗效尚不佳，临床需要注意抉择。

咳嗽不止于肺，不离于肺，五脏六腑皆令人咳，所以，对于艾滋病合并咳嗽者必须综合辨证。

【病因病机】

艾滋病患者长期的病机演变，从开始的气虚到气阴两虚，再到后期的气血阴阳等正气损耗，使得正气抵御外邪的能力日益下降。一方面，肺通过呼吸与外界相联系，使得肺在各种并发症尤其是机会性感染等情况下极易受到影响；另一方面，其他脏腑尤其是脾和肾的正气损耗，也会影响及肺。诸多原因会导致肺的宣降功能失常，引起咳嗽。

【证候诊治】

相关研究表明，艾滋病咳嗽常见的中医证型包括气阴两虚、气血亏虚、脾肾亏虚和气虚外感等，其特点为久咳占多数，以虚证为多见。

1）气阴两虚证

临床表现：干咳无痰，或痰少而黏、不易咯出，乏力，咳嗽无力。痰中带血，声音嘶哑，口干咽燥，形体消瘦，五心烦热，颧红；或面色白，气短心悸，头晕。舌质干红，少苔，脉细数。

辨证要点：咳嗽，痰少不易咯出，伴气阴虚。

治疗方法：补肺益气，滋阴润肺。

参考方药：百合固金汤（百合、熟地黄、生地黄、麦冬、白芍、当归、贝母、玄参、桔梗、甘草）。

临床提要：艾滋病合并咽喉炎、支气管扩张、肺结核、肺癌等疾病，都可以出现上述表现，要注意区分疾病性质良恶。

如果合并肺结核，西药抗结核治疗有肯定效果，中药只能作为辅助治疗。

2）气血亏虚证

临床表现：咳嗽无力，咳痰清稀，气短乏力，动则尤甚；神疲，面色无华，声低懒言；自汗畏风，心悸怔忡，头晕多梦，易感冒。舌质淡，苔薄白，脉细弱。

辨证要点：气血亏虚证伴咳嗽气短。

治疗方法：益气养血，宣肺止咳。

参考方药：八珍汤合止嗽散（熟地黄、当归、白芍、川芎、人参、炒白术、茯苓、桔梗、荆芥、紫菀、百部、白前、陈皮、甘草）。

临床提要：艾滋病咳嗽，常见于免疫力低下者，CD4$^+$T淋巴细胞往往在200个/μl以下，易反复发生感染。特别对于单纯咳嗽不合并发热者，抗生素治疗一开始有效，最后疗效不理想，需要中药治疗。

不能因为患者咳嗽就不敢使用补药，只要有虚证，该补就补，犹如"甘温除大热"的机理一样。古人就有外感使用人参的例子，典型的方剂是《太平惠民和剂局方》中"益气解表，散风祛湿"的人参败毒散，读者可以从相关书籍学习。

3）脾肾亏虚证

临床表现：咳痰黏稠色白，或痰清稀量多；腰膝冷痛，畏寒肢冷，久泻久痢；或五更泄泻，完谷不化，便质清冷；或全身水肿，小便不利，面色㿠白。舌淡胖，苔白滑，脉沉迟无力。

辨证要点：咳嗽伴畏寒怕冷。

治疗方法：健脾温肾，降逆化痰。

参考方药：二陈汤合苏子降气汤加减（半夏、陈皮、茯苓、甘草、紫苏子、橘红、前胡、厚朴、当归、生姜、肉桂、淫羊藿、人参）。

临床提要：《景岳全书》说"五脏之伤，穷必及肾"，患者已经到了肾阳虚咳嗽的程度，说明病情比较重了，至少其他脏腑已经有问题，或者病程日久。再加上脾虚，后天之本也亏损，先后天均不足，所以，需要积极治疗。

如果喘，可以加沉香粉中药汁冲服。

4）气虚外感证

临床表现：平时容易感冒，咳嗽咳痰，恶寒发热，乏力气短，自汗，头痛鼻塞，语声低怯，脉浮无力。感寒，痰白清稀，舌苔白或腻；感热，痰黄黏稠或痰白黏稠，舌苔黄或腻。

辨证要点：气虚为本，咳嗽辨证则应注意区分寒热。

治疗方法：益气解表，化痰止咳。

参考方药：寒证者，玉屏风散合紫苏散加减；热证者，玉屏风散合麻黄杏仁甘草石膏汤（黄芪、防风、白术、紫苏叶、桑白皮、青皮、五味子、麻黄、杏仁、石膏、甘草）。

临床提要：注意根据咳嗽的寒热，选择药物。合并低热，加青蒿、柴胡；胸闷气急，在麻黄的基础上加白果、桑白皮；痰多黄稠，加黄芩、胆南星。

气虚可以寒咳，也可以热咳，不可认为气虚之人外感一定从寒化。气虚是本，而外邪是标。本虚，完全可以感染热邪，只是临床反应的强度没有体不虚的那么强，所以，热的临床表现可能不明显。

四、艾滋病合并脑损害后遗症的中医治疗提要

艾滋病患者的脑损害，可见于痴呆综合征、隐球菌脑膜炎、结核性脑膜炎等脑部机会性感染、脑肿瘤或急慢性脱髓鞘性疾病等。根据临床表现，中医辨证论治可参考"痴病""中风"等疾病。

因为艾滋病患者大多数是年轻人或者壮年人，所以，真正属于"虚、风、火、痰、瘀"致病引起的中风者比较少，而多见的是外感致病，起病比较缓慢（不像中风发病急，变化快），外邪损害脑脉脑络可遗留后遗症，治疗此病是中医的特长。

急性中风必须由西医抢救，无论是感染引起的脑病，还是中风引起的脑病，急性期抢救是西医的特长且疗效是肯定的，并且从法规和患者接受程度讲，也应该以西医急救为先。

【病因病机】

外邪入侵，引起元神受损，或者水停颅内，水聚为痰；或者气虚血瘀，脑络运行受阻，脑脉脑络不通，元神不能表达。

【证候诊治】

1）肾虚髓损证

临床表现：神情冷漠，不思言语，双目无神，智能减退，记忆力和计算力明显减退，头晕耳鸣，腰酸骨软，步行艰难。舌瘦色淡，苔薄白，脉沉细弱。

辨证要点：中医失神的表现加肾虚。

治疗方法：补肾益髓，填精养神。

参考方药：六味地黄丸加减（熟地黄、山茱萸、山药、猪苓、茯神、淫羊藿、人参、远志、石菖蒲、藁本、制首乌、益智仁）。

临床提要：此证多见于隐球菌脑膜炎，病毒性脑膜炎、脑炎，结核性脑膜炎急性期治疗后的后遗症。真正来看中医的患者属这一证候者多，因为急性期已经西医抢救，患者生命已经保住，但是恢复比较慢或者恢复困难。西医可以使用神经节苷脂、胆碱等促进神经康复的药物，而中医治疗的目的是加快恢复的速度，以减少家庭负担，提高患者生活质量。

此方从肾主骨生髓的理论立法，经过动物实验证明有效，但是服用的时间至少需要 24 周，所以，最好采用丸剂或者配方颗粒，否则患者无法坚持用药。

2）风痰上扰证

临床表现：半身不遂，口舌㖞斜，言语謇涩或不语，偏身麻木，头晕目眩，咳痰或痰多。舌质暗红或暗淡，舌苔腻，脉滑。

辨证要点：喉中痰鸣或者咳痰，舌苔滑腻。

治疗方法：息风涤痰开窍。

参考方药：涤痰汤加味（姜半夏、胆南星、橘红、枳实、茯苓、人参、石菖蒲、竹茹、甘草、生姜、天麻）。

临床提要：如果腹胀、便干、便秘（患者往往有便意，不能自主大便），加小承气汤（《伤寒论》），六腑以通为用，一定要保证患者大便通畅。

如果有条件，可以合并服用竹沥水，每次 10 ml，一日 3 次。

3）痰迷心窍证

临床表现：表情呆钝，智力衰退，或哭笑无常，喃喃自语，或终日无语，伴不思饮食，脘腹胀痛，痞满不适，口多涎沫，头重如裹。苔白腻，脉滑。

辨证要点：痰迷心窍证以言语错乱为主，风痰上扰证以糊涂、呆傻为主。

治疗方法：扶正开窍。

参考方药：洗心汤加减（甘草、半夏、陈皮、茯神、人参、熟白附片、酸枣仁、石菖蒲、神曲）。

临床提要：本方有化痰开窍，通阳扶正的功效。治肝郁气滞，痰浊壅积的呆病，终日不言不语，不思饮食，忽歌忽笑，洁秽不分，亲疏不辨者。服药后患者会熟睡，应让其自然苏醒，不要打扰。

需要根据情况重用酸枣仁、石菖蒲，以养血安神、通窍涤痰醒脑。虽然石菖蒲有一定毒性，但是短暂使用，有病则病受，否则药物无法抵达大脑，不容易发挥作用。

4）阳衰欲脱证

临床表现：突然神昏或昏愦，肢体瘫软，手脚厥冷，头晕气短，汗多，重则周身湿冷，二便失禁。舌痿，舌质紫暗，苔白腻，脉沉微欲绝。

辨证要点：汗液、唾液多，小便、大便自溢；皮肤冷，体温低，脉搏微。

治疗方法：益气、回阳、固脱。

参考方药：参附汤（红人参、附片）。

临床提要：出现本证，一般患者免疫力已经到了崩溃的边缘，其证甚是危急，患者生命行将终止，所以必须先救命，抢救要快。中药煎服已经远水不解近渴，如果有条件，使用配方颗粒最好。

红人参、附片用量均要大。如果住院，可以灌胃。

五、艾滋病合并皮肤瘙痒的中医治疗提要

瘙痒是一种皮肤、黏膜不适，有引人欲搔的感觉，是许多皮肤病的症状，但是瘙痒也是人类进化过程中发展起来的一种重要的自我保护功能。艾滋病并发皮肤损害（常见瘙痒），其发生与免疫功能的紊乱、低下以及被破坏有关。

本处所指的皮肤瘙痒，其特点为慢性的，阵发的，以瘙痒性丘疹、丘疱疹或结节为表现，和艾滋病本身有关，目前还不能完全和常见瘙痒性皮肤病挂钩，持续时间大于 1 个月。患者常因瘙痒剧烈而影响睡眠，由于睡眠不佳，可伴心烦、头晕、精神不振等。

【病因病机】

《灵枢·刺节真邪》："（虚邪）搏于肉，与卫气相搏，阳胜者则为热，阴胜者则为寒。寒则真气去，去则虚，虚则寒搏于皮肤之间，其气外发，腠理开，毫毛摇，气往来行，则为痒。"《诸病源候论·风瘙痒候》："邪气微，不能冲击为痛，故但瘙痒也。"《疡医大全·论疮疡痛痒麻木》："痛者为实，痒者为虚，非为虚寒之虚，乃火热微甚之意也。"所以，痒的机理是"热（邪气）轻微""气往来行（皮肤下运行不畅）"，是风、湿、热、虫等邪客于皮肤肌表，引起皮肉间气

血不和而导致；或由于血虚风燥阻于皮肤，肤失濡养而产生，均是"不通"，但是瘙痒和痛的机理是一轻一重。

【临床提要】

瘙痒，往往需要外用药物，可以根据病情或者当地条件，选择药物洗浴、湿敷、外擦等方法，用于缓解皮肤瘙痒及皮损等症状。

可以使用改良苦参汤：苦参30 g，石菖蒲30 g，蛇床子15 g，威灵仙30 g，紫荆皮15 g，野菊花30 g，苍耳子叶30 g，艾叶30 g，桉树叶30 g，麻柳叶30 g。渗液较多加黄柏30 g，马齿苋30 g，煎液湿敷；皮未破加花椒10 g；顽痒难耐加樟脑、冰片少许，兑入煎液中外洗。

【证候诊治】

1）血虚风燥证

临床表现：皮肤粗糙，散在抓痕、鳞屑、血痂，剧烈瘙痒。舌质淡，苔薄白或白腻，脉沉细。

辨证要点：皮肤干燥，舌质淡，脉细。

治疗方法：养血润燥，祛风止痒。

参考方药：当归饮子加减（当归、鸡血藤、赤芍、威灵仙、地肤子、蛇床子、防风、刺蒺藜、炙甘草、制首乌、乌梢蛇、胡麻仁、炒酸枣仁）。

临床提要：艾滋病感染者由于造血机能受到抑制，血液生成不足；或者疾病消耗，本人饮食起居不慎，食物致敏，引起皮肤瘙痒。本证候一般病程较长，患者睡眠不好，次日出现心烦、乏力、头晕，所以，在辨证论治的基础上，可以加养血安神或者安神潜阳药物，提高疗效。

2）风热袭表证

临床表现：皮肤见丘疹、风团，自觉瘙痒，搔抓后皮疹增多，遇热或夜间加重，伴心烦口渴。舌质红，苔薄白或薄黄，脉浮数。

辨证要点：皮损红色，夜间或遇热瘙痒加重，舌质红。

治疗方法：疏风解表，清热止痒。

参考方药：凉血消风散加减（银柴胡、白薇、生地黄、牡丹皮、赤芍、荆芥、防风、牛蒡子、金银花、蝉蜕、浮萍、甘草）。

临床提要：本证常见于慢性瘙痒复发或加重者。口渴、皮肤灼热加石膏、知母；舌苔腻加苦参、白鲜皮。

3）卫外不固证

临床表现：皮疹瘙痒反复发作，迁延不愈，劳累后痒甚，或伴神疲乏力。舌质淡，苔薄白，脉浮虚。

辨证要点：劳累或者运动后瘙痒加重。

治疗方法：益气固表，调和营卫。

参考方药：玉屏风散加味（黄芪、白术、防风、当归、制首乌、苦参、地龙、桂枝、白芍、白蒺藜、白鲜皮、生龙骨、珍珠母）。

临床提要：由于免疫力低下，患者经常感冒甚至成天处于鼻塞、恶风、背冷、咽部不适的上呼吸道感染状态。在 CD4[+]T 淋巴细胞低下的时候，用中药改善表卫不固的状态，病程比较漫长，起码要 12 周，所以不能性急。

4）湿热蕴肤证

临床表现：红色丘疹、水疱，渗液，局限或糜烂成片，剧烈瘙痒，夜间痒甚，伴口干苦，小便黄。舌质红，苔黄腻，脉弦滑。

辨证要点：皮肤水疱，红斑或者水疱基底红赤，舌苔腻。

治疗方法：清热利湿止痒。

参考方药：热重于湿者，龙胆泻肝汤加减（龙胆草、黄芩、苦参、车前子、泽泻、白鲜皮、川木通、防风、滑石、甘草、当归、地肤子）；湿重于热者，萆薢渗湿汤加减（生薏苡仁、萆薢、白术、苍术、黄柏、茯苓、苦参、车前子、滑石、泽泻、紫荆皮、蛇床子）。

临床提要：湿热蕴肤证比较多见，特别在我国南方和四川，临床要注意区分"湿热并重""湿重热轻""热重湿轻""湿热俱微"，采用不同治法和处方治疗。此处仅是提示和示范。

六、艾滋病合并湿热证候的中医治疗提要

湿热证候是 HIV 感染者常见的临床证候，多发生在无症状期和艾滋病早期，在临床证候中居实证第一位。湿热证候既可能不合并疾病，又可能合并有其他疾病，临床常见于艾滋病合并消化系统疾病或者其他系统疾病影响消化功能、皮肤病等。

1）湿热壅滞证

临床表现：纳呆，脘痞，便溏不爽，头晕昏沉，胸闷，口渴不欲多饮，口黏，肢体困倦，或女子带下黏稠味臭。舌质红，苔厚腻，或黄腻，或黄白相间，脉濡数

或滑数。

辨证要点：纳呆，脘痞，便溏不爽，肢体困倦，舌苔黄腻。

治疗方法：清热化湿，通利化浊。

参考方药：三仁汤或藿朴夏苓汤加减（杏仁、白蔻仁、薏苡仁、滑石、通草、淡竹叶、半夏、厚朴、藿香、茯苓、猪苓、泽泻、淡豆豉）。

临床提要：此证为 HIV 感染者常见证型，也可见于使用 HAART 药物后的胃肠道不良反应。

2）热毒蕴结证

临床表现：时有发热，烦渴，喜冷饮，头痛，口干口苦，易发口疮，咽喉肿痛，溲赤便秘，手足、耳鼻口咽、头面、阴部等处疱疮或斑疹。舌质红，苔黄，脉数。

辨证要点：烦渴，口干口苦，溲赤便秘，舌红，苔黄，脉数。

治疗方法：清热解毒，消散肿痛。

参考方药：五味消毒饮（金银花、野菊花、蒲公英、紫花地丁、天葵子）。

临床提要：此证可见于口腔溃疡、上呼吸道感染，或带状疱疹、单纯疱疹、生殖器疱疹、脓疱疮等皮肤感染的情况。

七、艾滋病合并头痛的中医治疗提要

头痛是 HIV 感染者最常出现的症状之一，从潜伏期到发病期均可出现。引起艾滋病患者头痛的原因有多种，可以由 HIV 感染直接引起，也可以由弓形虫、结核分枝杆菌、隐球菌等所致的机会性感染引起。由于 HIV 感染者的头痛原因复杂，根据可能的原因进行针对性的治疗是非常有必要的。中医药对 HIV 感染者头痛的辨证论治，多是结合具体临床表现进行对症治疗，可参考中医内科学"头痛""偏头痛"等病症。

【病因病机】

本症可因肝肾阴虚导致清窍失养，也可因正虚导致内生邪气上逆，间或引动外邪，引起头部气血逆乱、气滞血瘀，引发头痛。

【证候诊治】

1）外感头痛

临床表现：头部胀痛或头重如裹，全身酸痛，或恶风寒，或鼻塞声重流涕。舌苔薄白或薄黄，脉浮。

辨证要点：头部胀痛，全身酸痛，苔薄白或薄黄，脉浮。

治疗方法：祛风解表。

参考方药：川芎茶调散加减（川芎、白芷、羌活、细辛、防风、荆芥、薄荷、甘草）。

临床提要：外感头痛分为外感风热头痛、外感风寒头痛。临床上需要辨别是寒还是热，其中脉浮是外感表现，舌苔白、流清涕、全身酸痛偏风寒；舌苔黄、咽喉痛、恶寒轻发、热重为风热，风热头痛可以加银花、连翘、菊花等疏风清热。

2）热毒上扰头痛

临床表现：头部胀痛如裂，伴高热、恶心呕吐、项背强直、身痛恶风，甚则神昏谵语。舌质红，苔黄，脉数。

辨证要点：头痛如裂，伴高热，舌质红，苔黄，脉数。

治疗方法：清热解毒。

参考方药：黄连解毒汤合银翘白虎汤加减（黄连、黄柏、黄芩、栀子、银花、连翘、知母、石膏、甘草）。

临床提要：临床如出现神昏谵语，说明热毒上扰神明，可以使用安宫牛黄丸或者紫雪丹，尽快恢复神志，避免脑损伤。

3）肝阳上亢头痛

临床表现：头胀痛，伴眩晕，面部潮红，心烦易怒，夜寐多梦，肢体麻木。舌苔薄黄，脉弦有力。

辨证要点：头胀痛或眩晕，心烦易怒，舌苔薄黄，脉弦。

治疗方法：平肝潜阳。

参考方药：天麻钩藤饮加减（天麻、钩藤、石决明、山栀、黄芩、川牛膝、杜仲、益母草、桑寄生、夜交藤、茯神）。

临床提要：本证型头痛常见于艾滋病合并高血压患者，也可见于某些抗病毒药物的不良反应。临床遇见此类症状首先要了解患者的血压，如果血压控制不好，要尽快控制血压，需每天监测血压，避免心脑血管疾病的发生，同时可以加一些重镇潜阳的药物，如代赭石、珍珠母等。

4）痰浊上扰头痛

临床表现：头痛昏蒙，头目不清，伴呕恶，胸闷不适，食欲不振，形体肥胖。舌苔白滑或腻，脉濡滑。

辨证要点：头痛昏蒙，胸闷不适，舌苔白腻，脉滑。

治疗方法：燥湿化痰息风。

常用方药：半夏白术天麻汤加减（半夏、天麻、茯苓、橘红、白术、甘草）。

临床提要：若眩晕较甚，加胆南星、僵蚕；呕吐频发，加代赭石；耳鸣重听，加郁金、葱白、石菖蒲、骨碎补；脘闷不食，加砂仁、白蔻仁；气虚，加黄芪、党参等。

5）瘀血阻络头痛

临床表现：头痛如刺，痛处固定不移，久治难愈，或有头部外伤史。舌质紫黯或有瘀斑，脉细涩。

辨证要点：头痛如刺，固定不移，舌质紫黯或有瘀斑，脉涩。

治疗方法：活血通络止痛。

常用方药：通窍活血汤加减（赤芍、川芎、桃仁、红枣、红花、老葱、鲜生姜、麝香或冰片）。

临床提要：方中麝香最重要，通窍力度最强，如果没有，可以选择加入虫类药物如水蛭、虻虫等，以增强活血通络之效。

6）气血两虚头痛

临床表现：头痛头晕，痛势绵绵，卧床休息则痛减，劳累活动则痛剧，面色无华，食欲不振，神疲乏力，心悸多梦。舌质淡，苔薄白，脉细弱无力。

辨证要点：劳累后疼痛加剧，神疲乏力，舌质淡，脉细弱无力。

治疗方法：补益气血。

常用方药：八珍汤加减（人参、白术、白茯苓、当归、川芎、白芍药、熟地黄、炙甘草）。

临床提要：若以血虚为主，眩晕、心悸明显者，可加大熟地黄、白芍用量；气虚为主，气短、乏力明显者，可加大人参、白术用量。

7）肾虚精亏头痛

临床表现：头部空痛，常伴眩晕，动则痛甚，伴腰膝酸软，神疲乏力，五心烦热，耳鸣少寐。舌红体瘦，苔薄少，脉沉细尺弱。

辨证要点：头部空痛，腰膝酸软，舌红苔少，脉沉细。

治疗方法：补肾填精。

常用方药：大补元煎加减（人参、炒山药、熟地黄、杜仲、当归、山茱萸、枸杞、炙甘草）。

临床提要：阳气不足、多寒者，加熟附片、肉桂、炮姜；如气虚为主，加黄芪、白术；血瘀者，加川芎、延胡索等。

八、艾滋病合并淋巴结肿大的中医治疗提要

艾滋病合并淋巴结肿大指感染 HIV 后出现的多处淋巴结肿大，临床可以查见颌下、腹股沟、颈后、耳下、腋下、锁骨上窝、枕骨后淋巴结肿大，在艾滋病患者中的发生率为 55% ～ 74%。艾滋病本身会导致淋巴结肿大，与多种机会性感染、结核性病变也密切关联，结核性病变最为常见。可参考中医"瘰疬"的治疗。

【病因病机】

艾滋病患者长期受到 HIV 侵袭，脏腑受损，功能失衡，气血运行不畅，导致湿浊内蕴化火，灼精炼液为痰，凝血为瘀，因此病机多为痰火或痰瘀互结。但艾滋患者大多兼气血亏虚；或饮食不节，伤及脾胃，脾失健运生痰，痰浊内蕴导致淋巴结肿大；或情志不畅，肝气郁结，肝郁化火，影响脾胃，产生痰湿，痰火交凝，引发淋巴结肿大；或外感风火时毒，挟痰互结，气滞痰凝郁结于经络、皮肤、关节等。因此艾滋病淋巴结肿大主要涉及肝、脾、肺三脏。

【证候诊治】

1）气郁痰凝证

临床表现：颈部、腋下或腹股沟淋巴结肿大，按压坚实，伴情志抑郁，胸胁胀满，女性月经不调。舌苔薄白或厚腻，脉弦滑或濡或涩。

辨证要点：情志抑郁，胸胁胀满，脉弦。

治疗方法：疏肝理气，化痰散结。

参考方药：逍遥散合二陈汤加减（柴胡、黄芩、白芍、当归、夏枯草、茯苓、半夏、牡蛎、陈皮、炙甘草）。

临床提要：若患者舌苔偏黄腻，可加丹皮、栀子清热利湿。艾滋病患者很容易合并心理疾病，患者容易有心理负担，用药的同时也要做好心理疏导。

2）阴虚痰凝证

临床表现：颈部、腋下或腹股沟淋巴结肿大，皮色暗红，伴潮热盗汗，两颧潮红，腰膝酸软。舌质红，苔少，脉细数。

辨证要点：潮热盗汗，舌红苔少，脉细数。

治疗方法：滋阴化痰，软坚散结。

参考方药：六味地黄丸合消瘰丸加减（生地黄、熟地黄、山药、丹皮、茯苓、泽泻、山茱萸、玄参、牡蛎、浙贝母）。

临床提要：若患者夜间低热，加银柴胡、地骨皮；舌苔偏黄，加知母、黄柏。

3）气虚痰凝证

临床表现：颈部、腋下或腹股沟淋巴结肿大，部分淋巴结破溃，日久不愈，面色苍白，头晕，神疲乏力，纳差。舌淡红，苔薄，脉细弱。

辨证要点：神疲乏力，面色苍白，舌淡，脉弱。

治疗方法：补养气血。

参考方药：香贝养荣汤加减（人参、白术、茯苓、炙甘草、当归、白芍、熟地黄、川芎、香附、浙贝母、黄芪、阿胶）。

临床提要：胸膈痞满，加枳壳、木香；夜间潮热或者低热不退，加银柴胡、地骨皮；口干舌燥，加麦冬、五味子；肿块破溃久不收口，脓液清稀者，倍用人参、当归，加黄芪。

艾滋病合并淋巴结肿大患者，首先必须明确是艾滋病本身引起的，还是结核性病变或者其他因素引起的，引起淋巴结肿大的原因很多，明确病因之后，需要针对病因治疗。

结核性病变引起的淋巴结肿大，应该首先选择规范的抗结核治疗，中医药仅作为辅助治疗。

第三节　抗病毒药物不良反应的中医治疗提要

艾滋病是由 HIV 感染所引起的严重传染性疾病，严重影响患者的生存质量，危及患者生命。目前抗病毒药物主要分为 6 大类 30 多种（包括复合制剂），分别为核苷类反转录酶抑制剂，常见药物有齐多夫定（Zidovudine，ZDV）、拉米夫定（Lamivudine，3TC）、阿巴卡韦（Abacavir，ABC）、富马酸替诺福韦二吡呋酯（Tenofovir Disoproxil Fumarate，TDF）、丙酚替诺福韦（Tenofovir Alafenamide Fumarate，TAF）、恩曲他滨（Emtricitabine，FTC）等；非核苷类反转录酶抑制剂，常见药物有奈韦拉平（Nevirapine，NVP）、依非韦伦（Efavirenz，EFV）、依曲韦林（Etravirine，ETR）、利匹韦林（Rilpivirine，RPV）等；蛋白酶抑制剂，常见药物有阿扎那韦（Atazanavir，ATV）、达芦那韦（Darunavir，DRV）、洛匹那韦 / 利托那韦片（Lopinavir and Ritonavir，LPV/r，克力芝）；整合酶抑制剂，常见药物有拉替拉韦（Raltegravir，RAL）、多替拉韦（Dolutegravir，DTG）、多替阿巴拉米片（每片含多替拉韦 50 mg，阿巴卡韦 600 mg，拉米夫定 300 mg，绥美凯）、艾考恩丙替片（每片含艾维雷韦 150 mg，考比司他 150 mg，恩曲他滨 200 mg 和丙酚替诺福韦 10 mg，捷扶康）；融合抑制剂，常见药物有恩夫韦肽（Enfuvirtide，T20）、艾博韦泰（Albuvirtide，ABT，艾可宁）；辅助受体拮抗剂，常见药物有马拉韦罗（Maraviroc，MVC）。国内的抗病毒药物有核苷类反转录酶抑制剂、非核苷类反转录酶抑制剂、蛋白酶抑制剂、整合酶抑制剂和融合抑制剂，我国免费提供的抗病毒药物主要是核苷类反转录酶掏剂、非核苷类反转录酶抑制剂和蛋白酶抑制剂。

抗病毒药物常见不良反应有胃肠道症状、脂肪代谢障碍、肝损伤、骨髓抑制、药物过敏、神经系统症状等，而不良反应的出现会影响患者依从性，从而影响抗病毒治疗效果。常见不良反应多在抗病毒治疗的早期出现，中医针对不良反应的对症处理，既可减轻抗病毒药物的不良反应，提高患者生活质量，同时也有利于提高患者的依从性，获得抗病毒治疗的最佳效果。

一、恶心、呕吐的中医治疗提要

恶心、呕吐属于胃肠道不良反应，主要是抗病毒药物刺激胃肠黏膜引起，常见于使用拉米夫定、阿巴卡韦、恩曲他滨、奈韦拉平、利匹韦林、拉替拉韦、多替拉韦等。据文献报道，几乎所有 HIV 感染者均会在某些阶段出现恶心、呕吐。呕吐对胃有一定保护作用，但持久而剧烈的呕吐会耗气伤精，出现营养状态、水及电解质的紊乱，也会降低患者对抗病毒治疗的依从性。临床治疗可参考中医内科学"呕吐""反胃"等病症。

【病因病机】

本病主要病位在胃，主要是药物损伤脾胃，导致气机升降失常，胃气上逆，或肝气郁结，气机不畅横逆犯胃，引起恶心、呕吐。

【证候诊治】

1）胃虚痰阻证

临床表现：胃脘痞满或胀满，按之不痛，频频嗳气，或见呕吐、呕逆、纳差、精神疲乏。舌苔白腻，脉缓或滑。

辨证要点：胃部虽有胀满感觉，但按之不痛，舌苔白腻，脉缓或滑。

治疗方法：降逆化痰，益气和胃。

参考方药：旋覆代赭石汤加减（旋覆花、法半夏、炙甘草、人参、代赭石、生姜、大枣等）。

临床提要：本证患者多素体体弱，脾胃虚弱，或呕吐时间日久，损伤正气，影响脾胃运化而痰浊内阻。若患者湿气较重，可加健脾除湿类药物如白蔻仁、砂仁等，方中代赭石质重而沉降，但味苦气寒，患者本身胃气亏虚，不适合大量使用，少量即可。

2）寒热错杂证

临床表现：胃部痞满或胀满，但满而不痛，或呕吐，肠鸣下利。舌苔腻而微黄。

辨证要点：胃部胀满或痞满，但无胃痛，舌苔偏黄且厚腻。

治疗方法：调和肝脾，寒热平调，消痞止呕。

参考方药：半夏泻心汤加减（法半夏、黄连、黄芩、干姜、甘草、大枣、人参）。

临床提要：若呕吐较重，舌苔厚腻，可加生姜、枳实，下气消痞止呕。症状偏寒，加丁香柿蒂汤；偏热，加橘皮竹茹汤。

3）胃阴亏虚证

临床表现：呃逆或干呕，虚烦少气，口干。舌红嫩，脉虚数。

辨证要点：舌红嫩、口干、脉虚数。

治疗方法：益气清热，降逆止呕。

参考方药：橘皮竹茹汤加减（橘皮、竹茹、大枣、生姜、甘草、人参）。

临床提要：若胃阴不足者，可加石斛、南沙参、麦冬等养胃阴；若胃热较重，气不虚者，可去人参、甘草、大枣，加柿蒂降逆止呕。

二、脂肪代谢障碍的中医治疗提要

脂肪代谢障碍也叫脂肪重新分布，是身体生产、利用和储存脂肪发生功能紊乱。在抗病毒治疗过程中，脂肪代谢异常是常见的不良反应，服用抗病毒药物1～2年有25%～60%的患者可出现脂肪代谢障碍。临床主要表现为脂肪分布异常，包括周围性皮下脂肪萎缩和向心性脂肪堆积。不同种类的抗病毒药物及同类药物不同品种之间所引起的血脂异常皆有差异，其中蛋白酶抑制剂引起的血脂异常尤为常见。另外，HIV感染本身也会导致脂肪代谢紊乱。

【病因病机】

中医认为 HAART 治疗后脂肪代谢障碍主要与脾、肝、肾有关，由于脾胃受损、痰浊内生，或肝失疏泄、气机郁滞，或脾虚体衰、水湿不化，导致痰瘀积聚而成。

【证候诊治】

1）脾虚痰湿证

临床表现：倦怠乏力，食欲不振，头重如裹，呕恶痰涎，或口淡，或脘腹胀满，或肢体沉重。舌淡胖，苔腻，脉弦滑。

辨证要点：倦怠乏力，食欲不振，舌淡胖，苔白腻。

治疗方法：益气健脾，化湿和胃。

参考方药：参苓白术散加减（党参、白术、山药、茯苓、泽泻、薏苡仁、砂仁、陈皮、木香、山楂、甘草）。

临床提要：艾滋病患者大多虚实夹杂，本证是临床较常见的证型，本方不仅适用于脂代谢异常患者，慢性腹泻患者具有倦怠乏力、食欲不振等临床表现时也可使用。

2）痰浊瘀阻证

临床表现：形体肥胖，头重如裹，胸闷，呕恶痰涎，肢麻沉重，心悸，失眠，口淡，食少。舌胖，苔滑腻，脉弦滑。

辨证要点：肢体沉重，呕恶痰涎，舌苔白腻，脉滑。

治疗方法：燥湿祛痰。

参考方药：二陈汤加味（法半夏、白术、茯苓、陈皮、生山楂、鸡内金、炙甘草等）。

临床提要：艾滋病患者大多痰湿比较重，若痰湿较重者，加苍术、厚朴，增加燥湿化痰之效。

3）气滞血瘀证

临床表现：胸胁胀闷、胀痛或刺痛，心烦不安。舌尖边有瘀点或瘀斑，脉沉涩。

辨证要点：胸痛，痛有定处，舌暗红或有瘀斑，脉涩。

治疗方法：行气活血。

参考方药：血府逐瘀汤加减（桃仁、红花、当归、川芎、赤芍、生地黄、牛膝、柴胡、枳壳、郁金、桔梗）。

临床提要：患者痰湿阻滞，气血运行不畅导致血脉瘀阻，容易出现胸前区疼痛或头痛。若疼痛较重，加虫类药物，如地龙、䗪虫、水蛭；或加破瘀药物三棱、莪术等，增加破血行气、化瘀止痛作用。

4）脾肾阳虚证

临床表现：畏寒肢冷，眩晕，倦怠乏力，便溏，食少，脘腹作胀，面肢浮肿。舌淡质嫩，苔白，脉沉细。

辨证要点：畏寒肢冷，大便稀溏，舌淡，苔白，脉沉细。

治疗方法：温补脾肾。

参考方药：附子理中汤加减（制附片、人参、白术、炮姜、炙甘草、茯苓、桂枝、焦山楂、红曲）。

临床提要：使用制附片需注意先煎2个小时，避免乌头碱中毒。虚甚者，重用人参；下利较重者，用炒白术，加炒薏苡仁。

5）肝肾阴虚证

临床表现：眩晕耳鸣，腰酸膝软，五心烦热，口干，健忘，失眠。舌质红，少苔，脉细数。

辨证要点：五心烦热，口干，舌质红，少苔，脉细数。

治疗方法：滋补肝肾。

参考方药：杞菊地黄丸加减（熟地黄、山药、茯苓、山茱萸、牡丹皮、泽泻、枸杞、菊花）。

临床提要：艾滋病患者大多夹湿，若辨证为肝肾阴虚，要注意是否有夹湿夹瘀的情况，滋阴药物大多容易生湿，要注意调理脾胃，避免太过滋腻，导致痰湿加重。

三、失眠及头晕的中医治疗提要

失眠、头晕是艾滋病患者常见的临床症状及表现，因艾滋病本病会使患者有心理压力而导致失眠，同时抗病毒药物所致的不良反应也容易导致精神症状，如因抑郁而出现失眠及头晕等症状，常见药物有替诺福韦、依非韦伦、利匹韦林、克力芝等。本病类似中医"不寐""眩晕""头晕"等相关病症。

【病因病机】

艾滋病患者素体正虚，复为七情所伤，或肝气郁结，肝郁化火、痰扰心神；或气血亏虚，心神不养；或阴虚火旺，心肾不交，上扰神明。

【证候诊治】

1）痰热扰心证

临床表现：心烦易怒，紧张不安，痰多呕恶，少寐多梦，头晕头胀，口苦，便秘。舌红，苔黄腻，脉滑数。

辨证要点：痰多呕恶，口苦，舌红，苔黄腻，脉滑数。

治疗方法：清热化痰，和中安神。

参考方药：黄连温胆汤加减（黄连、陈皮、香附、清半夏、夏枯草、茯神、枳实、竹茹）。

临床提要：黄连温胆汤是温胆汤加黄连而成，温胆汤出自《备急千金要方》，加入黄连加强了清热利湿的功效，临床中气郁加痰热内扰者均可使用。该类失眠可以使用重镇安神类中药如生龙骨、珍珠母、琥珀等。

2）心肾不交证

临床表现：心烦失眠，心悸，头晕耳鸣，健忘，腰膝酸软，梦遗，潮热盗汗。舌红少苔，脉细数。

辨证要点：心烦失眠，潮热盗汗，舌红少苔，脉细数。

治疗方法：滋阴泻火，养心安神。

参考方药：黄连阿胶汤合百合地黄汤加减（黄连、阿胶、白芍、黄芩、百合、生地黄、龙骨、远志、石菖蒲）。

临床提要：本证是虚火而非实火，中医素有"有形之血不能速成"之说，阴虚主要是阴液亏虚，阴液生成也不是短期就能起效，用药时间会比较久，但是如果出现大便形状改变等情况，要注意滋阴太过损伤脾胃，可以适当调整药物。

3）心脾两虚证

临床表现：善思多虑，心悸，胸闷，神疲乏力，失眠健忘，面色萎黄，头晕，易自汗，便溏。舌质淡，苔白，脉细无力。

辨证要点：神疲乏力，心悸失眠，舌质淡，脉细无力。

治疗方法：补益气血，养心安神。

参考方药：归脾汤加减（党参、白术、黄芪、茯神、当归、酸枣仁、龙眼肉、木香、炙甘草、远志）。

临床提要：本证虽然是心脾同治，但是重点在脾，脾旺则气血生化有源，心血补充，心神自然得安。

四、药物性腹泻的中医治疗提要

HAART 所致药物性腹泻，是艾滋病患者使用 HAART 疗法后的常见不良反应。机理是药物或药物相互作用引起的胃肠功能失调或者菌群失调，临床见大便次数异常增多或大便性状发生异常变化，包括脓血便、黏液便、水样或糊状便等，常伴发短暂腹痛、腹胀、恶心、呕吐等症状。药物性腹泻多出现在 HAART 治疗后的前 2 个月内，短期或长期存在，多数虽并不严重，但影响患者的服药依从性，最终影响抗病毒疗效。常见容易引起药物性腹泻的抗病毒药物有克力芝和替诺福韦。

【病因病机】

艾滋病患者由于长期受 HIV 侵袭，日久必然损伤到机体的正气，抗病毒药物对胃肠黏膜有刺激，可引起胃肠功能失调，影响脾胃运化，湿邪内生，肠道失司而出现泄泻，泄泻日久必然损伤到脾阳、肾阳，最终导致脾肾阳虚。

【证候诊治】

1）脾虚湿盛证

临床表现：大便时溏时泻，餐后易泻，夹有不消化食物，腹痛隐隐，脘闷不舒，胃纳呆滞，神疲乏力，面色萎黄，肢体倦怠。舌淡胖，苔白，脉沉缓。

辨证要点：腹泻伴见神疲乏力，胃纳呆滞，舌淡胖，苔白，脉沉缓。

治疗方法：益气健脾除湿。

参考方药：参苓白术散加减（党参、白术、茯苓、桔梗、山药、砂仁、白豆蔻、薏苡仁、扁豆、莲肉）。如果舌苔黄腻，可以半夏泻心汤加味（法半夏、黄芩、黄连、干姜、党参、甘草、赤石脂、大枣）。

临床提要：艾滋病合并药物性腹泻大多时间较长，超过 1 个月，腹泻次数一天可能 2～3 次，以大便稀溏为主，健脾益气主要使用党参、白术等，容易出现腹胀，要注意行气，可以加用木香、陈皮。参苓白术散和半夏泻心汤用药时注意鉴别舌苔是白腻还是黄腻，半夏泻心汤用药时还应注意寒热错杂问题，除了痰湿，还有湿热。

2）脾肾阳虚证

临床表现：多在黎明前后，腹痛、肠鸣继而泄泻，泻后则安；次症见腰膝酸痛、腹部冷痛，得温痛减，形寒肢冷，溺清，不思饮食。舌淡胖而嫩，苔白滑，脉沉细无力。

辨证要点：腹泻伴形寒肢冷，完谷不化。舌淡胖，苔白滑，脉沉细。

治疗方法：温补脾肾，收敛固涩。

参考方药：附子理中汤合四神丸加减（制附片、干姜、党参、白术、山药、补骨脂、益智仁、肉豆蔻、吴茱萸、五味子、甘草）。

临床提要：本方中使用吴茱萸，吴茱萸味辛，性燥热，易耗津气动火，不宜多用、久服，常规 2 g 即可。若使用本方之后大便次数已减少为 1 ～ 2 次 / 天，收敛类药物如补骨脂、肉豆蔻、五味子等可减量或去掉。

五、男性乳房肿大的中医治疗提要

服用抗病毒药物之后，部分男性患者会出现乳房肿痛、肿大等症状，临床上，蛋白酶抑制剂如茚地那韦、奈非那韦等，反转录酶抑制剂如司他夫定（D4T）、齐多夫定、依非韦伦等都可能引起男性乳房肿大。本病属于中医"乳疬"范畴。

针对药源性男性乳房肿大的治疗，多数学者指出应该首先停用可疑药物。HAART 治疗的患者，医生可以根据情况考虑换用二线抗病毒药物，如果保持原抗病毒治疗方案不变，可以配合中药治疗。

【病因病机】

由于抗病毒药物损伤正气，导致男子肾气不充，肝失所养，气滞痰凝所致。

【证候诊治】

1）肝气郁结证

临床表现：乳房肿块疼痛，触痛明显；性情急躁，遇事易怒，胸胁牵痛。舌红，苔白，脉弦。

辨证要点：乳房疼痛，性情急躁，胸胁牵痛，脉弦。

治疗方法：疏肝解郁，化痰散结。

参考方药：逍遥蒌贝散加减（橘皮、柴胡、当归、赤芍、仙茅、瓜蒌、海藻、菟丝子、荔枝核、鳖甲、三棱、川贝母）。

临床提要：本方由逍遥散加蒌贝散而成，对乳房结节、囊肿有效。艾滋病男性患者出现乳房肿大，首先要做相关检查，排除恶性病变，再结合辨证使用本方方有良效。

2）肾气亏虚证

临床表现：乳房肿块疼痛，不随情绪波动而变化。肾阳虚可见面色淡白，腰腿酸软，神疲倦怠，舌淡，苔白，脉沉弱；偏于肾阴虚可见头目眩晕，五心烦热，眠少梦多，舌红，苔少，脉弦细。

辨证要点：腰膝酸软，脉沉弱为肾阳虚辨证要点；五心烦热，舌红少苔，脉弦细为肾阴虚辨证要点。

治疗方法：补益肾气。

参考方药：右归丸加减（熟地黄、山茱萸、当归、肉桂、山药、枸杞子、鹿角胶、菟丝子、杜仲、制附子）；或左归丸加小金丹。

临床提要：临床使用制附子要注意患者是否出现口渴，如果出现，可加玄参、麦冬相佐。在临床辨证基础上，可根据症状加减，若自汗，加五味子、炙黄芪；若腰膝酸软，加巴戟天、仙茅、杜仲等。

第四节　中医治疗的注意事项

一、科学选择中医治疗方法

艾滋病目前主要治疗措施是 HAART 疗法，可以有效抑制 HIV 复制，减少病毒对自身免疫的攻击，延长感染者生存时间。目前研究结果显示，只要患者能够服用抗病毒药物，依从性好，基本可以达到健康人正常寿命。也有专家提出艾滋病目前已经属于慢性疾病，但是仍然存在一些问题没有解决。目前艾滋病治疗中比较棘手的问题有抗病毒药物不良反应；艾滋病病毒库无法清除，患者需要持续用药；由于不规范服药或者病毒变异出现的耐药以及免疫重建不良等。因此单一的抗病毒治疗并不能解决临床上的诸多问题，寻求多角度、多方案联合治疗，是目前艾滋病治疗的必然趋势。中医是我国的瑰宝，也是数千年来在人类与疾病搏斗过程中，积累下来的珍贵财富。从 20 世纪 80 年代我国中医药研究者对艾滋病的基础临床研究来看，中医药在艾滋病治疗方面有一些优势，主要体现在具有减少抗病毒药物不良反应、提高抗病毒治疗有效率、稳定和调节患者免疫等作用方面，中医治疗需要辨证论治，也体现了对患者个体化、精准化治疗，更容易被广大患者接受。另外，中医治疗方法众多，主要分为药物疗法和非药物疗法两大类，如何科学选择中医治疗方法，既不干扰抗病毒治疗效果，同时也发挥中医优势，是临床中应该注意的问题。

（一）准确判断中医证型是关键

2015年3月，我国提出精准医疗计划，提出结合现代和传统医疗的方法认识人体和疾病的本质，将中医药纳入精准医疗的体系。中医学的整体观、治未病观、辨证论治和方剂配伍理论都与精准医疗有相似之处。结合艾滋病中医治疗，如何准确选择用药及方案，是临床疗效的关键。陈健等将中医药精准医疗的概念定义为：在中医药理论的指导下，运用现代遗传技术、分子影像技术、系统生物学技术、生物信息技术、大数据分析和挖掘技术等，结合患者生活环境、临床数据和中医学"望闻问切"四诊信息，实现精准的病症分类和诊疗，制订具有个性化的健康维护、疾病预防、诊疗和康复方案。中医临床诊治除了望闻问切四诊之外，也要结合目前先进的科学技术，检测临床指标，以提高临床诊疗的准确性。目前国内艾滋病中医辨证的主流模式是分期辨证，即先分期再分型，即采取先结合 $CD4^+T$ 淋巴细胞进行分期，接着再辨证分型，之后进一步开展研究的模式。选择先分期再分型的模式，有利于提高临床诊疗的准确性。

1. 免疫相关指标与中医证型的相关性

$CD4^+T$ 淋巴细胞可以作为 HIV 感染者 /AIDS 患者中医证型研究的重要参考指标，同时也与中医证型发展规律息息相关。杨凤珍等通过对 HIV 感染者 /AIDS 患者进行中医证候、T 淋巴细胞亚群计数、病毒复制拷贝数等临床指标比较后提出元气虚损与机体免疫损伤有关，因此 $CD4^+T$ 淋巴细胞可以作为虚实判断的一个参考指标。陈莉华等对河南地区 78 例 AIDS 患者内伤发热进行中医辨证分型，与不同 $CD4^+T$ 淋巴细胞分层比较，发现不同水平 $CD4^+T$ 淋巴细胞的中医证型差异有统计学意义。因此先根据 $CD4^+T$ 淋巴细胞分期再辨证，有利于提高中医辨证的准确性。谢世平对 281 例艾滋病患者常见中医证型与 $CD4^+T$ 淋巴细胞相关性研究结果显示，$CD4^+T$ 淋巴细胞与湿热内蕴脾气虚弱证呈正相关，与湿热内蕴肺脾气虚证呈负相关，与湿热内蕴证、湿热内蕴气阴两虚证、肺脾气虚证没有相关性。王树把 $CD4^+T$ 淋巴细胞作为辨证论治的依据，认为 $CD4^+T$ 淋巴细胞低于 200 个 /μl，相当于"肺脾气虚，气阴两虚"证型，若 $CD4^+T$ 淋巴细胞低于 100 个 /μl，相当于"脾肾阳虚，命门火衰"证型。

贺小举等对艾滋病患者不同证型与免疫指标相关性研究发现，当机体 CD4$^+$T 淋巴细胞、CD19、CD8CD95 处于较低水平时，患者机体多有痰湿，应该采用祛痰湿等中医治疗方法；当检测到较低的 CD8CD25 时，机体多存在阴虚火旺，应滋阴降火，抑制过度的免疫激活。

刘宇俊对中医证型与 T 淋巴细胞等相关因素分析指出，虚证与 CD4$^+$T 淋巴细胞计数呈正相关，虚证、虚实夹杂证与 CD4$^+$T 淋巴细胞计数呈负相关，三种证型与 CD4$^+$/CD8$^+$、CD8$^+$T 淋巴细胞计数及白介素 -2（IL-2）、白介素 -4（IL-4）水平均无明显相关关系。

总体来说，目前研究表明 CD4$^+$T 淋巴细胞与中医证型有一定相关性，至少在虚证、实证方面具有一定指导意义，临床辨证可以参考。

2. 代谢组学与中医证型的相关性

代谢组学在中医证候辨证分型中的运用已经有相当多的报道，代谢组学所具有的组、群、谱集成分分析功能特点，与中医药学的整体观及辨证思路具有一致性，因此代谢组学对研究中医证候变化规律及阐明中医证候本质具有明显的优势。

张淼等对艾滋病肺脾气虚证进行代谢组学和蛋白质组学研究，发现患者血清中甘油三酯和载脂蛋白 A Ⅱ升高，锌 -α2- 糖蛋白 1 和载脂蛋白 B 降低，表明艾滋病肺脾气虚证患者存在脂代谢异常。马秀霞等运用代谢组学技术对脾气虚和脾肾亏虚证患者的血清代谢物进行分析，得到 14 种差异性代谢产物并涉及花生四烯酸、糖基化磷脂代谢、甘油磷脂代谢、类脂物、嘌呤代谢通路，并指出运用代谢组学技术可以将艾滋病脾气虚和脾肾亏虚明显区分开。艾滋病脾肾亏虚证患者与正常人血清差异性代谢产物共 11 种，分别为磷脂酰肌醇、原卟啉Ⅸ、番茄红素、牛磺胆酸、甘氨酸、甘氨胆汁酸、牛磺熊去氧胆酸、偏酸、葡萄糖苷酸、鹅去氧胆酸甘氨酸偶联物、胆红素，可以为艾滋病脾肾亏虚证的鉴别提供参考。HIV 感染者 /AIDS 患者脾肺气虚证和湿热内蕴证的差异性代谢产物有甘油三酯、葡萄糖、磷脂酰乙醇胺、天冬氨酸、氨基丁酸、含氧硬脂酸、橙皮油素、甲基丙二酸等，主要是与基础能量代谢、脂代谢、氨基酸代谢、肠道吸收功能障碍等有关。

目前 HIV 感染 /AIDS 证型中与代谢组学相关研究所涉及的证型有脾气虚、肺脾气虚证、脾肾亏虚、湿热内蕴等临床常见证候，相关证据表明差异性代谢产物对中医辨证分型有帮助，但从临床角度考虑，涉及的代谢产物较多，不利于临床推广，加之代谢产物检查不能在临床普遍使用，目前仅可作为科学研究。

（二）正确选择治疗方案是保障

艾滋病属于可控制的慢性疾病，患者需要终身使用抗病毒药物。从目前研究来看，中药与抗病毒药物之间可能会有相互作用，如果使用中药汤剂，建议患者需要与抗病毒药物间隔1小时以上服用。艾滋病患者本身免疫力低，发生各种机会性感染较多，因此用药也会比较多。在实际治疗过程中，中医治疗的加入是改善患者的症状，提高患者的生活质量，同时也增加治疗效果，而不是增加患者的负担。因此中医医生在临床诊治过程中，正确选择治疗方案，综合考虑患者情况，是临床疗效的保障。

中医治疗方案的选择，需要经过以下几个步骤：①要了解患者目前使用的抗病毒方案，明确患者服药时间，在不影响抗病毒治疗方案及疗效的情况下综合考虑。②了解患者合并疾病情况，对其整体的身体状况充分了解。③了解患者目前亟须解决的问题，是否为抗病毒药物不能解决的问题，是否需要中医介入。④结合患者意愿，充分做好心理沟通，很多艾滋病患者会有心理问题，加上抗病毒药物本身也可能会导致精神神经方面的病变，心理沟通对后续治疗也很关键。最终做出方案的选择。

中医治疗方案除了药物疗法外，非药物疗法也是重要组成部分，而且具有适用范围广、无副作用、操作简便等特点，临床可以根据非药物疗法的不同特点及适应证灵活选择及搭配。近年来，中医专家也逐渐将非药物疗法如针刺、艾灸、耳穴、敷贴、推拿等运用到艾滋病的防治中，并取得了一定的临床疗效。针刺作为非药物疗法的重要手段之一，在国外较早运用于艾滋病治疗中，1982年，美国针灸师就有运用针刺治疗艾滋病的临床实践。针刺主要是激发机体气血，增强脏腑功能，调节自身免疫。目前认为针刺疗法可以有效控制和缓解病情，但是针刺毕竟是侵袭性操作，医生在操作过程中一定要注意自我防护、做好针具消毒等。艾灸具有散寒通络、回阳固脱、消瘀散结、防病保健等作用，特别对于扶助机体阳气有较好效果，可以提高机体免疫力，增强体质，而且比较温和，患者容易接受。目前艾灸在治疗艾滋病相关性腹泻中运用比较多，取得了显著的临床疗效。耳穴具有疏通经络，调节脏腑，运行气血的功能，在艾滋病治疗中，广泛运用于失眠、胃肠疾病、疼痛、痛经等病症中。

二、积极使用当前研究成果

艾滋病属于输入性传染性疾病，我国自中医药逐渐介入艾滋病治疗以来，取得了一些成果。截至 2021 年 12 月底，搜索中国知识资源总库（CNKI）、中国学术期刊数据库（万方数据库）、中文科技期刊数据库（维普网），以"艾滋病，免疫缺陷病毒，HIV，AIDS 和中医或中药"为检索主题词，共检出文献 8 712 篇（其中 CNKI 2 543 篇、万方数据库 5 724 篇、维普网 445 篇）。从研究主题来看，中医药治疗、中医药防治、机会性感染、HAART、中医药疗法、病因病机、中医证候、代谢组学等是临床研究的热点问题，这些研究的数据及成果，需要及时总结及梳理。现将主要研究成果归纳如下，以供临床运用。

（一）临床成果

我国中医药治疗艾滋病的研究开始于 20 世纪 80 年代末期，1987 年国家中医药管理局就有派中医医务人员赴非洲坦桑尼亚进行中医药试治艾滋病工作，积累了初步的临床治疗经验。科技部"八五""九五""十五""十一五""十二五""十三五"科技攻关计划，"863"计划、"973"计划，国家自然科学基金等项目中都有"中医或中西医结合治疗艾滋病"的研究课题，中医药治疗艾滋病试点项目专项等，积累了丰富的临床经验。目前临床研究成果主要分为两大类，一类是诊疗方案、专家共识等方案的制定，另外一类是中医药制剂／协定处方的研发。

2015 年，国家中医药管理局公布的艾滋病临床诊疗方案共有 12 个，分别为《HIV 感染者中医诊疗方案》《艾滋病蛇串疮（带状疱疹）中医诊疗方案》《艾滋病泄泻（腹泻）中医诊疗方案》《艾滋病感冒中医诊疗方案》《艾滋病血浊（高脂血症）中医诊疗方案》《艾滋病咳嗽中医诊疗方案》《艾滋病免疫重建不良中医诊疗方案》《艾滋病呕吐中医诊疗方案》《艾滋病皮肤瘙痒中医诊疗方案》《艾滋病贫血中医诊疗方案》《艾滋病药物性肝损伤中医诊疗方案》及《艾滋病痹症（周围神经病变）中医诊疗方案》。随着抗病毒药物的深度使用，结合目前艾滋病治疗的大趋势，中医临床紧跟国家政策方针，指出了艾滋病中西医协同治疗的方向，基于此方向，于 2020—2021 年，在中国中医科学院的组织下，形成了 9 个方面的中西医协同治疗专家共识，包括 HIV 感染者、并发周围神经病变、合并带状疱疹、合并高脂血症、皮肤瘙痒、相关焦虑、相关慢性腹泻、药物性肝损伤、免疫功能重建不良等方面，也显示了目前中医药研究的难点和热点。诊疗方案、专家共识的制定，囊括了艾滋病临床治疗中常见问题的解决方案，为临床治疗艾滋病提供了依据。

目前治疗艾滋病的中药新药研发方面进展相对缓慢，仅唐草片一种辅助治疗药物获得国家新药许可。其他运用于艾滋病中医药临床研究及治疗的药物多为院内制剂、配方颗粒、区域性用药及协定处方，不利于大规模推广，限制了其使用。现有文献报道治疗艾滋病的中药制剂/协定处方见下。

唐草片　是我国食品药品监督管理局首个批准用于艾滋病辅助治疗的中药制剂，国药准字 Z20050291，主要成分：老鹳草、瓜蒌皮、柴胡、香薷、黄芪、木棉花、鸡血藤、糯稻根、诃子、白花蛇舌草、马齿苋、黄连、全蝎等。具有清热解毒、活血益气的作用，用于 HIV 感染者及 AIDS 患者（CD4$^+$T 淋巴细胞计数在 $100 \sim 400$ 个 /μl），有提高 CD4$^+$T 淋巴细胞计数的作用，可改善乏力、脱发、食欲减退和腹泻等症状，改善活动功能状态。

芪苓益气片　四川省中医药治疗艾滋病试点项目指定中成药，国药准字 Z20050483，主要成分：黄芪、党参、白术、茯苓、淫羊藿、女贞子等。具有益气固本的作用，用于艾滋病脾肾气虚证的治疗。

青蒿琥酯注射液　厂家为桂林南药股份有限公司，国药准字 H10930195。是青蒿素的一种半合成衍生物，可调节 HIV 感染者 /AIDS 患者 T 淋巴细胞免疫功能。

太芪培元颗粒　新疆医科大学附属中医医院院内制剂。主要成分：太子参、生地黄、黄芪等。具有益气养阴、补益脾肾的作用，临床用于治疗 AIDS 患者属气阴两虚、脾肾不足证。

扶阳解毒颗粒　四川省中医药治疗艾滋病试点项目研发的中药制剂，获得国家发明专利（专利号：201210251214.7），主要成分：柴胡、黄芩、半枝莲、法半夏、猪苓、淫羊藿、鹿茸、党参、黄精等。具有扶阳固本，益气养阴，解毒化湿之效，用于艾滋病脾肾阳虚夹湿证的治疗。

益艾康胶囊　河南省中医药治疗艾滋病试点项目制剂，豫药制字 Lz05002，由河南省中医药研究院生产，目前已完成中药新药 Ⅱ 期临床前相关工作。主要成分：人参、黄芪、炒白术、茯苓、当归、川芎、白芍、黄芩、地黄、麦冬、防风、甘草等。具有健脾益气养血、化湿清热祛风的功效，用于艾滋病气血两虚证的治疗，能够缓解艾滋病机会性感染的症状，预防和减少机会性感染的发生，提高患者的生存质量。

扶正排毒片 国家"十五"科技攻关计划资助下研发的中医药制剂,获得国家"863"重大新药创制项目资助,获得国家发明专利(专利号 ZL200810049824.2)。主要成分:西洋参、黄芪、白术、防风、白花蛇舌草、女贞子、山茱萸、南沙参、紫草、连翘、甘草等。具有扶正固本、祛邪排毒的功效,用于无症状期患者的治疗,具有改善患者临床症状、提高生存质量的作用。

爱可扶正片 河南省中医药治疗艾滋病试点项目制剂,豫药制字 Lz05001,由河南省中医药研究院生产,并获得国家"863"科研计划抗艾滋病新药研究项目资助,已获得中药新药临床研究批件。主要成分:人参、当归、黄芪、薏苡仁、丹参、地黄、甘草、冬虫夏草、茯苓、焦山楂、焦麦芽、焦神曲。具有补气养血、益肾健脾、清热解毒、除烦安神的功效,用于 HIV 感染者 /AIDS 患者气血亏虚证。

泻痢康胶囊 河南省中医药治疗艾滋病试点项目组总结凝练而来。主要成分:大蒜、五倍子、肉豆蔻等。具有健脾补肾、涩肠温中、止泻利的作用,用于艾滋病顽固性腹泻。

爱康胶囊 国家"十五"科技攻关计划资助下研发的中药制剂。主要成分:西洋参、山药、黄芪、茯苓、白术、地黄、当归、阿胶、白芍、麦冬等 21 味中药。具有益气养血、健脾补肺、祛风除湿的功效,用于艾滋病早期脾肺气虚证患者。

艾可清胶囊 广州中医药大学热带医学研究所研发的中药制剂。主要成分:夏枯草、黄芩、丹参、淫羊藿、虎杖、黄芪、甘草、骨碎补、紫草、莪术等 10 多味中药。具有清热解毒,补肾益气活血的功效,用于 HIV 感染 /AIDS 无症状期患者及进入发病期但 $CD4^+T$ 淋巴细胞计数相对较高、无活动性机会性感染的患者。临床研究显示其可提高 HIV 感染者 /AIDS 患者的免疫力,改善临床症状和提高生存质量,与抗病毒西药联用具有减毒增效作用。

艾灵颗粒 中国中医科学院广安门医院研发的中药制剂。主要成分:黄芪、黄芩、玄参、女贞子、桃仁、土鳖虫等。具有益气养阴,化瘀解毒的功效,适用于气虚血瘀、邪毒内滞型 HIV 感染者 /AIDS 患者。临床研究显示其具有调节免疫功能,与 HAART 联用具有减轻药物毒副作用的功效。

中研Ⅱ号 中国中医科学院基础理论研究所研制,是中国中医科学院艾滋病防治的协定处方。主要成分:人参、黄芪、当归、枸杞、升麻、柴胡、甘草等。具有益气养阴,补益肺脾的功效,用于 HIV 感染 /AIDS 早中期气阴两虚、肺脾不足证患者。

清毒胶囊 广西壮族自治区中医药治疗艾滋病试点项目中药制剂。主要成分：黄芩、绞股蓝、薏苡仁等。具有补益气血、健脾益肾、清热燥湿之效，可以改善患者免疫功能，用于艾滋病气虚兼湿热证患者。

扶正抗毒丸 云南省中医药治疗艾滋病试点项目中药制剂，云南省中医中药研究院制剂室生产，批号：20160110。主要成分：人参、白术、黄芪、黄精、女贞子、甘草等。具有益气养阴、滋肾健脾、清热解毒的功效，用于艾滋病潜伏期的患者。

康爱保生丸 云南省中医药治疗艾滋病试点项目中药制剂，云南省中医中药研究院制剂室生产 [批号：20160318；滇药制字（Z）20090003A]。主要成分：紫花地丁、黄芩、紫草、旱莲草、桑白皮、人参等药物。具有解毒清热、活血祛湿、养阴益气之功效，用于艾滋病发病期的患者。

复方SH 中国科学院昆明植物研究所研制的中药制剂。主要成分：桑白皮、红花、茵陈、甘草、黄芪。具有降低体内病毒载量的作用，可增强自然杀伤（NK）细胞的活性，具有免疫调节作用，用于艾滋病合并免疫低下的患者。

复方三黄散颗粒 昆明医学院附属第一医院院内制剂。主要成分：黄芩、黄柏、蒲公英、白花蛇舌草、白头翁、黄芪、柴胡、防风、菟丝子、甘草等。具有改善艾滋病患者临床症状，提高生命质量，延长生存期，降低HIV载量的作用。用于艾滋病湿热证的患者。

精元康胶囊 河南中医药大学第一附属医院院内制剂。主要成分：人参、黄芪、砂仁、淫羊藿、熟地黄、山药、女贞子、当归、鸡血藤等。具有健脾补肾、生精填髓、活血通络的功效。用于HIV感染/AIDS有骨髓抑制的患者，利于骨髓造血功能的恢复。

中爱颗粒II号 安徽省利辛县中医院院内制剂。主要成分：炙黄芪、当归、生地黄、川芎、赤芍、白芍、川牛膝、桔梗、枳壳、丹参、陈皮、升麻、柴胡、炒白术、葛根、甘草。具有益气活血、化瘀解毒之功效，用于HAART引起的末梢神经炎患者。

消糜颗粒 中药协定处方，根据张仲景《金匮要略·百合狐惑阴阳毒病证治三》中甘草泻心汤加味而成。主要成分：生甘草、黄芩、黄连、清半夏、大枣、人参等。具有扶正祛邪、健脾和胃、清热祛湿、凉血解毒的作用，用于治疗HIV感染/AIDS合并口腔念珠菌感染的患者。

艾脂1号 中药协定处方，主要成分不详。具有健脾补肾、益气养阴、理气活血的功效。用于HAART所致脂肪代谢异常的患者。

还有大量运用在艾滋病防治的中药制剂，如可以增强免疫的 AAC 胶囊、中爱颗粒、金龙胶囊、金黄胶囊、喘可治、艾通冲剂、艾泰定、克艾特胶囊、复方芪玄颗粒等。

（二）基础研究方面

艾滋病基础研究方面，主要是针对艾滋病中医病因病机、常见证候及其分布和动态演变规律、中药抗 HIV-1 活性、中药激活 HIV 病毒库、具有中医证候特征的猴艾滋病动物模型等，现分别论述。

1. 中医对艾滋病病因病机的认识

病因病机是中医学正确认知疾病的基础，也是辨证论治的重要内容，对艾滋病中医病因病机的探讨，有利于中医医生更好地了解艾滋病，为治疗提供依据。针对艾滋病病因病机，众多医家提出了自己的观点，主要有以下几种。

毒邪学说　中医的"毒邪"含义较广，它是一种致病因素，包括对机体产生毒害（或毒性）作用的各种致病物质，把 HIV 归属于毒邪，符合毒邪广泛性、从化性、兼夹性、善变性、顽固性等特点。

伏邪、伏毒学说　艾滋病临床分急性感染期、无症状期、艾滋病期。患者感染 HIV 之后，除急性感染期会有症状之外，由于每个患者的自身免疫能力不同，无症状期可以延长至十余年才进入艾滋病期出现症状，具有潜伏而发病的特点，由此有很多学者提出伏邪理论。《伤寒论·平脉法》"伏气之病，以意候之，今月之内，欲有伏气。假令旧有伏气，当须脉之"。周仲瑛总结概况"伏邪""伏毒"的病性特点如下：①隐伏。伏而不发，待时再动。②缠绵。迁延难愈，伺机反复发作，甚至屡发屡重。③暗耗。暗耗气血津液，脏腑体用皆伤。④暴戾。急性暴发，病势凶猛，病情乖戾无常。⑤杂合。阴阳交错，虚实夹杂，多脏并病。⑥多变。邪正消长多变，传变复杂多变。

湿温学说　艾滋病患者的舌苔厚腻偏黄，身体困重，大便稀溏等表现，属于湿热表现，因而有学者提出艾滋病病因当属"湿热疫疠"之气入侵，寄留于三焦。艾滋病病程长、迁延不愈和反复发作等特点符合湿邪致病的特点。HIV 感染者还有发热、淋巴结肿大以及肿瘤等表现，由于热炼液为痰，阻滞经络而形成淋巴结肿大，火热灼伤经脉而导致气血不行，瘀血痰饮积于体内而形成肿瘤，符合热邪特点，因此病邪特点属于湿温。蒋心悦认为艾滋病的病机为湿热之邪客居三焦，破坏了全身的气机和气化功能，导致正气虚弱及痰饮、瘀血等病理产物形成，从而变证蜂起，救治棘手。

疫毒学说　该学说认为艾滋病的病因病机在本质上是一种主要耗伤人体精气的"疫毒"，通过"深层次"的接触"直中五脏"，并长期潜伏于五脏，使五脏精气功能受影响，从而导致全身功能的衰弱。这样使得机体外不能防六淫之入侵，内不能生气血、行气血、通水道，从而出现"虚、郁、痰、瘀"等症状以及各种病邪入侵的症状。

正虚学说　陈莉华等的研究中，将国医大师李振华教授多年形成的学术思想和治疗经验归纳为脾本虚证。指出艾滋病与脾虚具有密切的关系，约有一半的艾滋病患者存在脾虚证或气虚证，故艾滋病应从脾、气虚进行辨证论治。李建智等认为机体受到 HIV 侵袭之后，首先受破坏、损伤的部位是脾脏，导致气血生化无源，五脏气血阴阳俱损。另外，湿邪内生，卫外不固，容易受外邪侵袭，说明脾虚是艾滋病的重要病机。吴志洪等研究认为，阴虚与艾滋病发生有关，机体感染 HIV 后，病程迁延，容易伤津耗气，造成阴虚，同时阴虚者极容易发生感染，气血损耗增加，导致阴虚加重。

2. 中药、中药有效成分及中药复方抗 HIV-1 活性研究

中药具有副作用少、资源丰富的特点，有许多研究人员对中药、中药有效成分及中药复方抗 HIV-1 活性进行了研究。近 20 年来，我国已经对超过 800 种单味中药进行了抗 HIV 体外筛选，其中 100 余种具有较为明确的抗 HIV 作用或者提高机体免疫力作用，已对 20 余种中药做过临床观察。几乎所有的补益类中药均有不同程度的免疫促进作用，而清热解毒类的中药则具有抗 HIV 的作用。美国张氏等用感染的 H9 细胞系，筛选了 27 味清热解毒中药，发现紫花地丁、夏枯草、穿心莲、金银花等具有抑制 HIV 作用；徐瑞美报道的淫羊藿、羊栖菜、小球藻、天花粉蛋白质均有抑制 HIV 的作用；Lam TL 等研究得出，野菊花、穿心莲、知母、白花蛇舌草、黄柏、桔梗、乌梅、石榴皮、鸦胆子、蒲公英、诃子肉、射干、牡丹皮有抗蛋白酶的作用；徐宏喜等筛选出黄连、紫草、丹参、五味子、黄芩等有抗 HIV 反转录酶作用；AuTK 等报道紫花地丁、穿心莲、狗舌草、黄连、菊花、单芽狗脊蕨、鸡血藤、朱砂七、金银花、夏枯草、牛蒡子、紫草、苦参、牡丹、女贞子有抗整合酶的作用。

体外实验表明，姜黄素具有抗 HIV 活性的作用，而且可以抑制 HIV-1 及 HIV-2 复制，可通过抑制病毒长末端重复序列（long terminal repeat，LTR）活性达到阻断 HIV-1 复制的目的。姜黄素的主要靶点为 p300/CREB 结合蛋白（CBP）的乙酰转移酶蛋白。从植物小花五味子的茎藤中分离纯化的化合物 SEA-10，经体外实验表明

能够有效抑制合胞体的形成，同时与拉米夫定联合用药能产生协同作用。槲皮素和甘草酸二铵对 HIV-1 感染无影响，而青蒿琥酯对 HIV 繁殖有明显的调节作用，既可通过抑制 T 淋巴细胞的增殖功能，来达到抑制 HIV 的效果，又能刺激 HIV-1 在 C8166 T 淋巴细胞中的增殖。青蒿琥酯刺激 HIV-1 在感染的 C8166 T 淋巴细胞中的增殖和释放取决于它的浓度，当浓度在 0.039 ~ 0.156 μg/ml 时，尤其是 0.078 μg/ml 时，能促进病毒增殖；> 0.156 μg/ml 对病毒有抑制作用。核桃壳提取物、思茅松松塔提取物 F 对 HIV-1 有很强的抑制作用，其作用机制为抑制 HIV-1 进入细胞阶段。云南松松塔提取物 C、D、F 具有体外抗 HIV-1 活性，云南松松塔提取物 H 无体外抗 HIV-1 活性，对 HIV-1 感染人 T 细胞白血病细胞（MT-4）保护作用弱。狼毒大戟提取物 EFE 含有效成分前列腺素及其类似物，可产生较强的激活潜伏 HIV 的活性，其机制为通过激活核因子（NF）- κB 通路促进 p65 入核从而发挥作用。体外活性试验表明，NF1 菌多糖、扶芳藤 15% 乙醇提取物、苦豆碱、藏药木藤蓼、野棉花、黑心虎耳草，均具有抗 HIV-1 活性作用。中药石见穿乙醇提取物仅氯仿部位对 HIV-1 的复制有明显抑制作用，抑制效果与抗病毒药物齐多夫定无明显差异，有效浓度为 20 μg/ml。

鱼芩解毒丸具有清热解毒、宣肺化痰之功效，由鱼腥草、黄芩、山豆根、桑白皮、丹皮、桔梗、甘草等 11 味中药组成，体外抗 HIV-1 活性研究发现，鱼芩解毒丸具有一定的抗 HIV-1 活性作用。

新疆医科大学附属中医医院对院内制剂太芪培元颗粒进行研究，用 HIV-1 p24 抗原经酶联免疫吸附试验（ELISA）检测太芪培元颗粒对 HIV-1 急性感染细胞中病毒复制的抑制活性，证实太芪培元颗粒体外抗 HIV-1 活性较弱。

3. HIV 病毒库再激活研究

目前认为，由于 HIV 可以潜伏在病毒库中，是艾滋病无法治愈的主要障碍，已有的高效抗反转录病毒疗法并不能完全清除潜伏在病毒库中的 HIV，因此患者需要终身服药。2020 年，*Nature* 登载了有关 "Shock-and-kill" 治疗策略的动物实验，即通过激活潜伏的 HIV 使之发生转录，然后与高效抗反转录病毒疗法联合使用，从而实现清除 HIV-1 潜伏库的目的，本治疗策略的提出，为彻底清除潜伏 HIV 提供了可能，也为艾滋病治愈带来了希望。

从南欧大戟中分离得到的巨大戟二萜醇类化合物 PEP005 目前已被研究证实具有显著的潜伏 HIV 再激活活性，利用 Jurkat-2D10 细胞模型的实验结果表明，二萜类化合物 1、2、6、11、17 对潜伏的 HIV 具有显著的再激活活性，并有良好的浓度依赖性。EK-16A 是从甘遂 *E.kansui* Ho Liou ex S. B. 的干燥根中分离出来的一种巨大戟二萜醇衍生物，在激活潜伏 HIV-1 方面显示出巨大的潜力，且活性比前列腺素强 200 倍。研究表明，EK-16A 在能稳定表达 HIV-1 的人肾上皮 C11 细胞系模型上激活 HIV 的半数有效浓度（EC50）值为 3.53 nmol/L，半数中毒浓度（CC50）值为 68.51 μmol/L，选择指数为 19 408。EK-16A 的激活作用机制表明，EK-16A 是一种蛋白激酶（PKC）γ 激活剂，PKC γ 的激活既能促进 NF-κB 的转录启动，又能促进正转录延伸因子 b（p-TEFb）信号通路的延长，实现潜伏 HIV 的激活。Appendino 等从冬大戟 *E. hyberna* L. 的地上部分中分离出来的麻风树烷型二萜 SJ23B，属于 PKC α 和 PKC δ 激活剂。SJ23B 激活 HIV-1 基因表达比前列腺素至少强 10 倍。另外，SJ23B 可以诱导 HIV-1 受体 CD4、CXCR4 和 CCR5 的表达下降，并在纳摩尔范围内阻止 R5 和 X4 毒株在人原代 T 细胞中的感染。

单文俊对中药虎杖的根茎 60% 乙醇提取物经大孔吸附树脂柱色谱 30% 乙醇洗脱后得到的部分，对潜在 HIV 具有明显再激活活性。REJ-C1G3 是从虎杖（*Polygonum cuspidatum* Sieb. et. Zucc.）的根茎中分离出来的原花青素三聚体化合物。实验显示，REJ-C1G3 在 Jurkat T A2 细胞中对 HIV-1 基因表达产生的 GFP 呈现时间和浓度相关性，但激活效果远不如前列腺素。进一步研究发现 REJ-C1G3 对病毒的激活是和反式激活蛋白（Tat 蛋白）的激活相关的。在 Jurkat T 细胞中，REJ-C1G3 能诱导细胞 7SK 核微小核糖核蛋白（small nuclear ribonucleoproteins，snRNP）释放正性转录延伸因子（p-TEFb），进而激活 Tat 蛋白来增强潜伏 HIV-1 的转录活性。

原花青素 C1 是从可可（*Theobroma cacao* L.）中分离出的一种原花青素三聚体化合物。实验显示，该化合物同样能够在 Jurkat T A2 细胞中显示出激活潜伏 HIV 的作用，具有浓度相关性，但激活效果远不如 PMA。进一步研究发现，原花青素 C1 的激活作用是依赖于 NF-κB 和丝裂原活化蛋白激酶（mitogen-activated protein kinase，MAPK）的激活实现的，但是该化合物的激活作用并不会被 PKC 抑制剂所拮抗，说明该化合物的激活不是依赖于 PKC。

HIV 潜伏激活剂是艾滋病治愈的潜在希望，目前已经有化合物前列腺素和苔藓抑素 1（bryostatin 1）进入临床研究，尚有试验表明有多种天然产物具有激发 HIV 活性作用，但是关于中药成分对 HIV 活性的研究尚较少，尚需进一步深入筛选。

第五节　中医治疗艾滋病的实践

一、合并机会性感染医案

1.合并尖锐湿疣医案

某某某，男，30岁，双性恋，成都人，务农，服用抗病毒药物治疗2年（治疗方案由当地疾控中心提供）。

主诉：肛门反复出现菜花状赘生物1[+]年。

现病史：患者长期肛门尖锐湿疣，如鸡蛋大小，每月手术治疗1次，已经在成都市公共卫生临床医疗中心手术4次，四川省人民医院手术治疗7次，内服免疫增强剂，局部注射干扰素等，每次治疗能够全部切除疣体，但是不到一个月就复发，疣体逐渐长大，局部有明显异物感。患者无发热、乏力等症状，但是不方便仰俯及行动，不能正常工作、生活。就诊时患者已接受了第11次手术治疗，为了避免手术后复发，寻求中医治疗。

既往史：无特殊。

家族史：无特殊。

检查：肛周可见2个淡红色鸡冠状赘生物，质地柔软，周围可见数颗黄豆至蚕豆大小皮损，顶端尖锐，局部潮湿，有严重臭味，可见黄色分泌物。

实验室检查：病毒载量低于检测线，CD4[+]T淋巴细胞298个/μl。

诊断：艾滋病合并肛门尖锐湿疣。

治法：益气养阴，解毒除湿。

方药：四君子汤合玉屏风散加减。

中药内服：黄芪15g，黄精15g，白术10g，猪苓10g，土茯苓15g，生晒参5g，水煎分服，一日一剂，连服6月。如食欲不振，加山楂、麦芽、谷芽、山药、黄连少量；如腹胀，加陈皮、木香。

中药外用：①外扑。黄柏、重楼等分，最细粉，外扑，每日2次，以减少分泌物。②外洗。儿茶10g，五倍子10g，马齿苋30g，木蝴蝶10g，黄连10g，黄柏10g，800ml水煎煮20分钟，放温后局部浸泡，每日1次，每次20～25分钟。

医嘱：避风寒，忌食辛辣，忌饮酒，调畅情志。

预后：目前患者肛门尖锐湿疣已 6 年未复发，已正常工作。

该患者不同时期肛周皮肤情况如图 3-1。

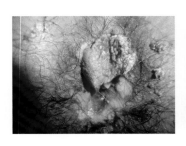 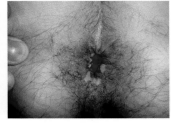 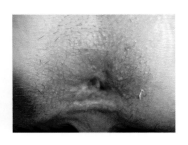

第 11 次手术前　　　　　　　术后恢复期　　　　　　　手术 2 年后

图 3-1　艾滋病合并肛门尖锐湿疣不同时期肛周皮肤情况

按语： 肛门尖锐湿疣好发于男同性恋患者，由于肛管内黏膜不容易暴露，治疗时容易受限，加上 HIV 患者自身免疫低，常规手术方案虽然有效，但是不能解决反复发作的问题，患者长期反复手术治疗，十分痛苦，本案患者即为此种情况。考虑患者反复发作的原因还是与发病部位及 CD4$^+$T 淋巴细胞计数低有直接关系，结合舌苔、脉象，认为有气阴亏虚问题，因此中药以益气养阴，解毒除湿为主，同时配合合理的外用药物，也是本病治疗的关键。外用药物虽然不能使疣体自行脱落，但是首先对局部炎症的降低是有帮助的，同时也可以缩小疣体，为后续手术治疗提供机会和条件。

2. 合并头皮感染医案

某某某，男，31 岁，四川西昌人，1982 年 8 月出生，2013 年 3 月 20 初诊。

主诉：HIV 抗体阳性 6$^+$ 年，头皮瘙痒、溃烂 1 月余。

现病史：患者 6$^+$ 年前，HIV 抗体检查阳性，抗病毒治疗 3 年（治疗方案由当地疾控中心提供）。1 个多月前，患者无明显诱因出现头皮瘙痒难忍，夜间尤甚，搔抓后头皮溃烂，反复内服抗生素（具体不详）、外用碘伏，症状未得到控制。2013 年 3 月 20 日医疗队巡诊时患者求助中医治疗。查体示体温 38.0℃，枕部可见一 6 cm × 15 cm 的溃疡面，上覆黄色痂壳，见少许黄色分泌物，局部有脱发。纳可，精神差，眠欠安，舌红瘦，苔黄腻，脉数。

既往史：无特殊。

个人史：静脉吸毒史 10 年。

家族史：尚未发现相同病史。

查体：神清，形体适中，语言清晰，舌红瘦，苔黄腻，脉数。枕部可见一6 cm×15 cm 的溃疡面，上覆黄色痂壳，伴黄色分泌物和局部脱发。

诊断：中医诊断为头皮痈。西医诊断为艾滋病合并发头皮感染。

治法：益气固本，解毒除湿。

方药：四君子汤加五味消毒饮加减。

中药内服：党参 30 g，白术 10 g，茯苓 15 g，白芷 10 g，远志 5 g，当归 10 g，山药 30 g，银花藤 30 g，野菊花 30 g，蒲公英 30 g，紫花地丁 30 g，天葵子 10 g。14 剂，450 ml 水煎服，一日一剂，分三次服用。

中药外洗：银花藤 30 g，野菊花 30 g，蒲公英 30 g，紫花地丁 30 g，白芷 10 g，重楼 10 g，当归 10 g。3 剂，外洗，每日一次。

外用药：生肌玉红膏油纱外贴，分泌物消退后使用。

医嘱：忌食辛辣，忌饮酒，调畅情志。

2013-05-12 二诊：服药 14 剂后，去掉五味消毒饮，仅用党参 30 g，白术 10 g，茯苓 15 g，当归 10 g，山药 30 g，银花藤 30 g，益气养血解毒，连续 20 天，停药，枕部皮肤见直径 3 cm 左右的淡红色瘢痕，愈合良好（图 3-2）。

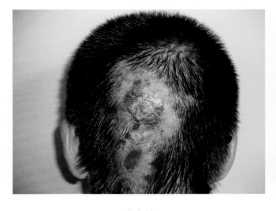 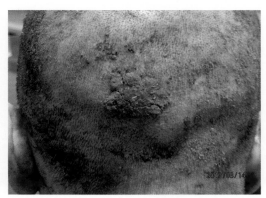

治疗前 治疗后

图 3-2 治疗前后的枕部皮肤

按语：患者有静脉吸毒史 10 年，6⁺ 年前，HIV 抗体检查阳性，抗病毒治疗 3 年。1 个多月前无明显诱因出现头皮瘙痒难忍，夜间尤甚，搔抓后头皮溃烂，枕部皮肤可见一 6 cm×15 cm 的溃疡面，上覆黄色痂壳，见少许黄色分泌物，伴有局部脱发，诊断为皮肤感染。感受疫毒之邪日久，郁而化热，热毒游溢肌肤，入于气分，故皮肤瘙痒难忍，夜间尤甚；患者正气亏耗，无力抗邪，湿毒侵袭血分，血溢脉外，故枕部皮肤溃烂，见少许黄色分泌物，伴有局部脱发，舌红瘦，苔黄腻，脉数。辨证为湿毒蕴结证，故用五味消毒饮合四君子汤加减，清热解毒、益气托毒敛疮治疗。患者服药后，枕部皮肤见直径 3 cm 左右的淡红色瘢痕，愈合良好。方中四君子汤补中益气，健脾除湿，标本兼顾，党参、当归益气补血，白术、山药健脾益气，摄血有权，皮损处炎性渗出消失，溃烂愈合；五味消毒饮清热解毒，除湿排脓，配白芷消肿排脓，远志宁心安神，诸证兼顾。本例内服中药的同时，五味消毒饮外洗是关键，分泌物消退后，生肌玉红膏油纱外贴收湿敛疮，促进皮肤愈合，取得明显的临床疗效。

本案辨证要点：头皮瘙痒，溃烂流脓，舌红瘦，苔黄腻，脉数。本例辨证湿热疫毒症状明显，合并有艾滋病，湿热、疫毒相挟，正虚邪盛，头皮瘙痒，溃烂流脓，故用五味消毒饮合四君子汤加减，清热解毒、益气托毒敛疮治疗。同时，针对皮肤感染，使用五味消毒饮外洗，内外兼顾，效果显著。待脓肿分泌物消退后，不宜再行苦寒攻伐之品，改用生肌玉红膏油纱外贴收湿敛疮，随症施治，药到病除。

AIDS 并发皮肤感染常由湿热疫毒侵袭所致，临床应四诊合参后用药，不能一味使用苦寒攻伐之品，适当益气，可促使湿毒由外而解，配合中药外洗，疗效更佳。但苦寒攻伐之品不可过用，皮肤脓肿消退后，应用收湿敛疮之法，促使皮肤愈合。临床必须根据症状、体征合理选用药物，选择合理时机辨证处方，才能达到治愈的目的。

3. 合并蜂窝织炎医案

某某，男，25 岁，成都市人，于 2009 年 5 月 22 日就诊。

主诉：右侧臀部红肿疼痛半月余。

现病史：就诊前半月患者无明显诱因出现右侧臀部红肿热痛，不伴全身发热及恶心、呕吐等症状。在隐瞒病史的情况下，经过红霉素等治疗半月，局部症状未得到缓解，遂求治于中医。

既往史：感染 HIV 病史 5 年，余无特殊。

查体：右臀部可见一个直径约 8 cm 的圆形皮损，中心可见黄色结痂，局部皮温较高，皮损较硬，无波动感。舌红，苔黄腻，脉弦。

实验室检查：近期检查 CD4$^+$T 淋巴细胞 256 个 /μl。

诊断：中医诊断为臀痈。西医诊断为 HIV 感染合并蜂窝织炎。

治法：清热解毒，扶正祛邪。

方药：五味消毒饮加黄芪。

中药内服：野菊花 30 g，金银花 15 g，天葵子 10 g，紫花地丁 30 g，蒲公英 30 g，黄芪 30 g，7 剂，水煎服用，每日一剂。

中药外用：每晚外敷金黄散。

2009-05-29 二诊：用药 7 天复诊，局部皮损未化脓，肿块消散，仅局部表皮脱落，临床痊愈。

该患者治疗前后的臀部皮肤情况如图 3-3。

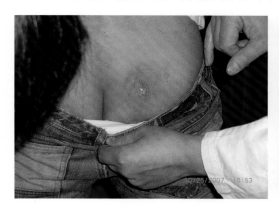 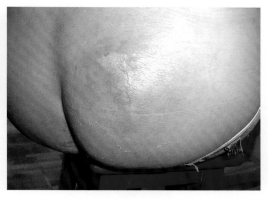

治疗前　　　　　　　　　　　　　　　治疗后

图 3-3　治疗前后的臀部皮肤情况

按语：吸毒者感染 HIV，特别是注射吸毒者，由于自身免疫力低，针头部位不注意消毒容易导致软组织感染，出现疔疮或者痈疽等。针对这类患者，中医治疗仍以清热解毒为主，但是同时也要注意扶正，因此在五味消毒饮基础上加上大剂量黄芪，托毒外出，方可有效。

4. 合并阴囊部真菌感染医案

某某，男，47 岁，2016 年 4 月 10 日初诊。

主诉：阴囊部瘙痒、糜烂、渗液 1 月余。

现病史：1 个月前无明显诱因出现阴囊部瘙痒，搔抓后阴囊部皮肤表皮破坏溃烂，形成钱币状溃烂面，露出浅黄色表皮下组织，明显黄白色分泌物，瘙痒剧烈，并伴有恶臭（图 3-4）。于当地医院检查，提示真菌阳性，口服及外用抗真菌西药、中药（具体药物不详）未见明显好转，反复发作，遂求助于中医治疗。余未诉特殊不适。舌质暗红，苔黄腻，脉滑。

既往史：确诊 HIV 感染，但尚未开始抗病毒治疗。

家族史：无特殊。

查体：阴囊部皮肤表皮破损溃烂，形成钱币状溃烂面，露出浅黄色表皮下组织，伴黄白色分泌物，有恶臭。舌暗红，苔黄腻，脉滑。

诊断：艾滋病合并阴囊部真菌感染。

治法：清热解毒，燥湿止痒。

方药：四妙丸加减。

中药内服：黄柏10 g，苍术10 g，牛膝10 g，薏苡仁30 g，黄芪30 g，土茯苓30 g，萆薢10 g。20剂，每日一剂，煎水服。

中药外用：丁香10 g，芒硝10 g，艾叶10 g，百部10 g，儿茶10 g，白矾10 g，煎水外洗、湿敷，每日2次，每次20～30分钟。

医嘱：避风寒，忌食辛辣，忌饮酒，调畅情志。继续坚持服用HAART药物。

2016-04-30二诊：连续治疗20天，局部干燥，溃烂皮肤愈合。红斑消退，瘙痒症状消失，皮肤恢复正常。

电话回访，患者未再复发。

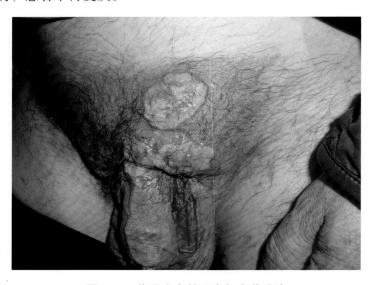

图3-4　艾滋病合并阴囊部真菌感染

按语： 因为阴囊部位比较潮湿，加上艾滋病患者免疫力低下，容易合并真菌感染。本案患者局部有渗液，分泌物黄白色、有恶臭，说明有感染问题。舌红，苔黄腻，脉滑，中医辨证为湿热下注，因此使用清热解毒、燥湿止痒的中药四妙丸加减，其中黄柏、萆薢清热燥湿，苍术、薏苡仁健脾除湿，土茯苓解毒除湿，黄芪托毒外出，牛膝引经，以清热燥湿，扶正祛邪。中药外洗具有很好的清热解毒、收敛的作用，针对渗液比较明显的情况，芒硝、白矾可以起到收敛作用，尽快减少渗液，丁香抑制真菌，百部、艾叶燥湿止痒，儿茶收敛生肌，有利于局部皮肤的尽快恢复。

5. 合并右手拇指感染医案

某某某，男，28 岁，四川汉源人，务农，1988 年 8 月出生，2016 年 5 月 16 日初诊。

主诉：HIV 抗体阳性 1⁺ 年，右手拇指化脓溃烂 1 月余。

现病史：1⁺ 年前体检时发现 HIV 抗体阳性，尚未进行抗病毒治疗。1 个多月前不明原因右拇指曲侧溃烂、化脓，伴全身发热，体温 38 ~ 40℃，白天稍低，每天晚上上半夜体温常常超过 40℃，使用抗生素、退热西药（具体不详）至少已经 14 天，可暂时缓解全身发热，但只能控制 4 个小时左右。伴全身乏力，精神困倦，饮食减少，上腹不适。因手指感染没有得到有效控制，局部皮肤颜色逐渐变乌黑紫暗，皮肤破溃处脓血混合，血痂明显；第一指节可见苍白色肌腱外露，伴有严重恶臭，当地医院建议截指。由于会形成残疾，患者不愿意，遂门诊中医治疗。

既往史：发现 HIV 抗体阳性 1⁺ 年，性接触感染，具体感染时间不详。余无特殊。

查体：体温 38.2℃，神清，形体适中，语言清晰，精神差。右手拇指红肿溃烂，上覆黄厚痂壳，见脓血性分泌物，第二指节见苍白色肌腱，局部皮温高，甲下混浊，无脱落，恶臭明显。舌红，苔黄腻，脉数无力。

实验室检查：CD4⁺T 淋巴细胞 < 100 个 /μl，病毒载量低于检测下限。右手拇指 X 线检查示手指骨膜、骨髓未见感染。

诊断：艾滋病合并右手拇指感染。

治法：益气托毒。

方药：小柴胡汤加五味消毒饮加减。

中药内服：北柴胡 15 g，青蒿 15 g，黄芩 10 g，法半夏 10 g，炙甘草 5 g，党参 30 g，黄芪 15 g，金银花 30 g，野菊花 15 g，蒲公英 30 g，紫花地丁 15 g，天葵子 10 g，桔梗 15 g。7 剂，450 ml 水煎服，一日一剂，分三次服用。另早晚嚼服新鲜铁篱笆叶 50 片。

中药外洗：银花藤 20 g，野菊花 20 g，蒲公英 20 g，紫花地丁 20 g，天葵子 20 g，白芷 20 g，1 200 ml 水浸泡 1 小时，煎熬 20 分钟，盐水清洗局部后外洗局部 15 分钟，早晚各 1 次。

医嘱：忌食辛辣，忌饮酒，保持局部卫生，近日卧床休息。

2016-05-24 二诊：服药 2 天后，已无发热。1 周后，手指红肿消退，未见脓血性分泌物，溃烂处结痂，有新肉长出，露出正常肌肉。改托里消毒散加减扶正解毒，党参 30 g，白术 10 g，白芷 10 g，茯苓 15 g，山药 30 g，远志 5 g，茯神 30 g，忍冬藤 30 g，桔梗 10 g，炙甘草 5 g，当归 10 g，鸡血藤 15 g。15 剂，300 ml 水煎服，一日一剂，分三次服用。尽快申请抗病毒治疗。

2016-07-21 三诊：拇指皮肤完全恢复正常，仅手指活动稍有牵拉感觉，但是功能未受影响，患者开始接受抗病毒治疗。

该患者治疗前后的拇指皮肤情况如图 3-5。

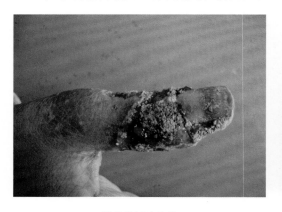

拇指伸侧治疗前

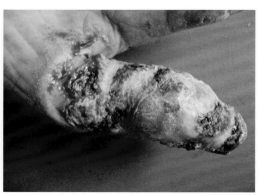

拇指曲侧治疗前

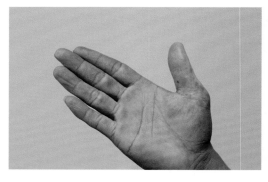

拇指曲侧治疗后（陈泽谋供图）

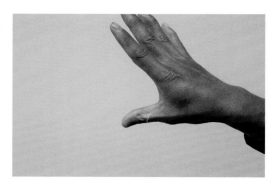

拇指伸侧治疗后（陈泽谋供图）

图 3-5 治疗前后的拇指皮肤情况

按语：患者常年在外务工，自述 1^+ 年前因性途径感染 HIV，从免疫力和严重感染性的并发症分析，感染的时间应该不是 1^+ 年前，具体感染时间不详。体检时发现 HIV 抗体阳性，尚未进行抗病毒治疗。染毒邪不知时间，正气逐渐亏虚，正虚而邪不能除，两者相争进入相持阶段，所以每天发热至夜严重，毒邪正在进入阴血，唯患者年轻，恢复较快，使用抗菌、退热药物可以暂时退热，因为外毒未去，故旋即复发。随着病情发展，正气逐渐耗损，邪盛正衰，毒邪流注肌肤腠理而发病，蕴而化热腐肉，X线片显示，腐肉尚未伤筋动骨，故可以保守治疗。邪毒内盛，外发于皮肤，正气亏虚，祛邪无力，故病情进一步加重，手指感染没有得到有效控制，局部颜色逐渐变暗，伴有恶臭，脓血混合。湿毒蕴久耗气伤血，气虚无力托毒外出，邪毒入于血分，伤及血脉，热壅血瘀，蕴酿成脓，故精神差，眠欠安，舌红，苔黄腻，脉数无力。

本例治疗的关键，是需要尽快退热。因为患者已经连续发热半月以上，并且每天高热不退，这对患者的生活质量影响较大，特别是在已经使用抗生素、退热药物的情况下，仍然每天高热。由于患者每天晚上发热重，符合少阳病"定时发热，正气亏虚，邪未深入"特点，故用小柴胡汤加五味消毒饮加减，为加重退热力量，加青蒿协助柴胡退热，黄芪、党参扶正以托毒外出；五味消毒饮主要清热解毒，桔梗作为引经药，又有排脓作用。

患者服药后，已无发热，拇指感染得到有效控制，红肿消退，未见脓血性分泌物，有新肉长出，愈合良好。再用扶正排毒治法，因为患者 CD4[+]T 淋巴细胞计数已经很低，完全进入艾滋病期，而又没有抗病毒治疗，所以，采用多扶正、少排毒原则。用党参、白术、茯苓、山药、炙甘草益气补中，当归、鸡血藤养血化瘀；白芷、远志、忍冬藤、桔梗解毒排脓，生肌长肉。正气得复，托使疫毒从内出外，热势迅速缓解；新血已生，旧血得去，邪去则病安，脓肿分泌物减少，见有新肉长出。要重用忍冬藤解毒消痈，扶正与祛邪兼施，使毒随脓泄，热随脓消，有腐祛新生之功。外用五味消毒饮，清热解毒排脓之功更甚，药至病所，临床效果显著。

本例患者未进行抗病毒治疗，CD4[+]T 淋巴细胞计数低，机体免疫力破坏严重，提示正气亏虚，易发感染，西药难以控制病情发展。结合中医临床辨证论治后，疾病属于本虚标实，益气固本的同时，予以苦寒攻伐之品，可迅速缓解症状，控制感染进一步发展，配合中药外洗，增强疗效。

艾滋病合并皮肤感染的治疗关键是扶正祛邪。因为艾滋病感染者免疫力低下，多数又不重视自己的身体，早期没有及时治疗，导致外邪入侵。所以，治疗的关键是扶正固本，帮助机体恢复自身抗病能力，解毒则是治标，但是又是必需的，解毒要选准药物，重剂单味，方能力专效宏。

6. 合并阴囊感染医案

某某某，男，38岁，四川昭觉人，1976年5月出生，2015年2月26日初诊。

主诉：HIV抗体阳性 7[+] 年，发热、腹泻 5[+] 年，阴囊溃烂、渗脓 2[+] 年。

现病史：患者 7[+] 年前体检时发现 HIV 抗体阳性。5[+] 年前，出现不明原因发热、腹泻，经常服用抗生素（不详），症状可缓解，随后服用抗生素 2 年左右病情未见缓解并逐渐加重。2⁺年前，患者左侧睾丸出现不明原因肿大，并出现阴囊溃烂、渗脓，受经济条件限制未进行诊治。1⁺年前，患者开始抗病毒治疗，治疗方案、药物由当地疾控中心提供，为 NVP+3TC+D4T。为求进一步治疗，遂寻求中医治疗。

个人史：静脉吸毒史 19⁺ 年，余无特殊。

家族史：尚未发现相同病史。

查体：神志清，体瘦，语言清晰，颈部、腋部、腹股沟可扪及数粒蚕豆大小浅表淋巴结肿大，左侧阴囊见 2 个直径 0.5 cm 左右的窦道口，有脓性分泌物，阴囊内扪及条索状物，局部皮温不高，触痛明显。症状体征积分 37 分，卡诺夫斯基积分 70 分。舌嫩红，苔白腻，脉弦。

实验室检查：CD4⁺T 淋巴细胞 176 个 /μl，HIV-RNA 3.002×10^3 copies/ml。

诊断：中医诊断为囊痈。西医诊断为艾滋病合并阴囊感染。

治法：益气除湿，解毒消肿。

方药：五味消毒饮加减。

中成药：芪苓益气片，一次 0.5 g×6 片，一日 3 次。

中药外洗：银花藤 30 g，野菊花 30 g，蒲公英 30 g，紫花地丁 30 g，新鲜艾叶 60 g，熬水放凉外洗，一日一次，每次 15 分钟。

医嘱：避风寒，忌食辛辣，忌饮酒，调畅情志。继续坚持服用 HAART 药物。

2014-05-23 二诊：服药 3 个月后，查体，颈部、腋部、腹股沟可扪及数颗黄豆大小的浅表淋巴结肿大，左侧阴囊见窦道口无明显改变，阴囊脓性分泌物明显减少，触痛有所缓解。舌嫩红，苔白腻，脉弦。效不更方，继续使用芪苓益气片口服。

2014-8-22 三诊：服药第 6 个月后，查体，颈部、腋部、腹股沟可扪及数颗黄豆大小的浅表淋巴结肿大，左侧阴囊见窦道口开始愈合，偶有脓性分泌物渗出，触痛明显减轻。舌嫩红，苔白腻，脉弦。治疗上继续上述方案，停止使用外用药物。

2014-11-28 四诊：服药 9 个月后，左侧阴囊未见脓性分泌物渗出，窦道口完全愈合，稍有触痛，留下 2 个大小 0.8 cm 的淡红色瘢痕，左侧睾丸仍偏大，稍有触痛。实验室检查示 CD4⁺T 淋巴细胞 188 个 /μl，HIV-RNA 2.1828×10^4 copies/ml。症状体征积分 27 分，卡诺夫斯基积分 80 分。舌嫩红，苔白腻，脉弦。治疗上继续使用芪苓益气片，一次 0.5 g×6 片，一日 3 次。

按语： 本案患者有 19$^+$ 年静脉吸毒史，7$^+$ 年前体检时发现 HIV 抗体阳性。湿热邪毒内伏，正气尚存，邪正相持，病情稳定，未见艾滋病相关的临床症状。继而病情逐渐加重，湿热邪毒内盛，郁而化热，耗伤气阴，脾虚运化不足，湿热下注大肠，故 5$^+$ 年前出现不明原因发热、腹泻，自行服用抗生素，症状可缓解，随后服用抗生素 2 年左右病情未见缓解并逐渐加重，经久不愈。随着病情进入艾滋病期，正气衰微，无力抗邪，湿热邪毒外发于皮肤腠理，故 2$^+$ 年前，患者左侧睾丸出现不明原因肿大，并出现阴囊溃烂、渗脓，受经济条件限制未进行诊治。开始抗病毒治疗后，病毒受到抑制，但是正气并未恢复。一诊采用中医药综合干预疗法，以芪苓益气片健脾益气、固本培元，同时，外用五味消毒饮加减清热解毒、消肿排脓治疗。患者服药后，颈部、腋部、腹股沟可扪及数颗黄豆大小浅表淋巴结肿大，内服芪苓益气片健脾益气、固本培元，久服可助正气复生，奋力抗邪，邪去则安，肿大的淋巴结有所减小；外用五味消毒饮加减清热解毒、消肿排脓，故阴囊脓性分泌物明显减少，触痛有所缓解。

本案辨证要点： 病程长，发热、腹泻、阴囊溃烂、渗脓，舌嫩红，苔白腻，脉弦。本例发病时间长，已进入艾滋病期，湿热、疫毒内伏日久，耗伤气阴，正虚无力抗邪，故阴囊溃烂渗脓，以芪苓益气片固本培元，同时外用五味消毒饮加减，清热解毒、消肿排脓。内外兼顾，有"扶正不碍邪，祛邪不伤正"之功，临床效果显著。

艾滋病合并皮肤感染常发生在艾滋病期，由于机体免疫功能低下，细菌感染引起。此期患者湿热邪毒内盛，正气衰微，无力抗邪，内伤脾肾，外伤肌肤腠理而发病。此时辨证分型属湿热壅滞证，但不能一味使用苦寒攻伐之品，辅以固本益气之品，配合中药外洗，可促使湿毒由外而解，疗效明显。

静脉吸毒的 HIV 感染者，依从性极差，但是生命力较强。本例虽然服用抗病毒药物，但是病毒抑制的效果并不好，免疫力恢复也不好，因为感染者几乎不能按照抗病毒治疗的要求服用药物。患者仅使用中成药芪苓益气片扶正，就出现了良好的效果，因在于正气扶助后，促进了创口的愈合。

二、合并免疫重建不良医案

1. 医案 1

某某，男，41 岁，销售人员，四川德阳人，2016 年 6 月 11 日初诊。

主诉：CD4⁺T 淋巴细胞计数低下 2 年。

现病史：患者 2 年半前因"咳嗽、气紧"就诊于当地医院，住院期间发现 HIV 抗体阳性，基线 CD4⁺T 淋巴细胞计数为 114 个 /μl，病毒载量 1.34×10^5 copies/ml，之后开始服用抗病毒药（齐多夫定 + 拉米夫定 + 奈韦拉平），服药依从性很好。坚持每半年左右查 CD4⁺T 淋巴细胞计数及病毒载量，但 CD4⁺T 淋巴细胞始终不能恢复或增加，为进一步治疗，遂寻求中医治疗。

既往史及个人史：无特殊。

查体：神志清，精神尚可，纳眠可，二便调。系统查体未见其他异常。舌质淡、苔少，脉沉细。

实验室检查：就诊前 1 月查 CD4⁺T 淋巴细胞计数为 153 个 /μl，病毒载量在检测限以下。

诊断：AIDS 合并免疫重建不良。

治法：培元填精。

方药：培元散（红参 4 分，鹿茸 1 分），每次 4 g，2 次 / 天，饭后温开水送服。

医嘱：避风寒，忌食辛辣，忌饮酒，调畅情志。继续坚持服用 HAART 药物。

2016–7 月二诊：服用中药 4 周，CD4⁺T 淋巴细胞增至 245 个 /μl，未见明显不适。

2017–10 月三诊：服用中药 16 周，CD4⁺T 淋巴细胞计数为 238 个 /μl。诉服药期间未出现口腔溃疡、口干、心烦等不良反应。医嘱坚持继续服药，坚持抗病毒治疗。

按语： 培元散（红参 4 分，鹿茸 1 分）为成都中医药大学附属医院国医大师陈绍宏教授的经验处方，专门治疗元气亏虚之诸虚。陈教授曾经为四川省中医药治疗艾滋病试点项目专家组的专家，经过多次聆听、讨论，项目组采用这个处方。本患者开始抗病毒治疗时，CD4⁺T 淋巴细胞值还不算太低（114 个 /μl），理论上，使用正规抗病毒治疗后，免疫能力应该恢复较快，但是该患者并没有完全恢复。是否和起始治疗时的基线 CD4⁺T 淋巴细胞计数、生活习惯、工作劳累度或者其他因素有关，还需要进行分析。

培元散中，红参、鹿茸的比例，可以根据患者状况调整。如果气虚较重，红参重用；肾精亏虚严重，加重鹿茸的比例。甚至可以调整两味药物比例为 1∶1。每日总重量可以使用到 15 ～ 30 g（每日 3 次，每次 5 ～ 10 g）。该处方药物价格较贵，服用后尽管提升免疫力的效果还需要论证，但是，对于改善乏力、耳鸣眼花、记忆力减退等气虚、肾精亏虚的临床表现，效果还是不错的，因为组方的两味药物，都是疗效肯定的强壮剂。

2.医案 2

某某，男，36 岁，未婚，职员，四川成都人，2018 年 7 月 6 日初诊。

主诉：HIV 抗体阳性 5 年，乏力 4 年。

现病史：5 年前体检时发现 HIV 抗体阳性，基线 CD4$^+$T 淋巴细胞计数为 210 个 /μl，确诊后开始服用抗病毒药物，HAART 方案为 TDF+3TC+EFV，一直规律服药至今，之后多次复查 CD4$^+$T 淋巴细胞计数，在 100～200 个 /μl 波动，HIV 载量控制在检测限以下 3 年以上。自诉乏力，头晕，梦多、眠差，纳可，夜尿频多，3～4 次 /晚，大便调。

既往史：无乙肝、丙肝感染史。

查体：神志清楚，精神差，面色萎黄。舌淡红，苔薄白，脉左滑右弱。

实验室检查：CD4$^+$T 淋巴细胞 144 个 /μl，血常规、尿常规、肝肾功、凝血功能、心电图未见明显异常。

诊断：AIDS 合并免疫重建不良。

治法：益气温阳，养血化瘀。

方药：艾滋 1 号方（一日量：黄芪 10 g，鹿茸 0.7 g，淫羊藿 15 g，鸡血藤 15 g，阿胶 10 g）。

医嘱：避风寒，忌食辛辣，忌饮酒，调畅情志。继续坚持服用 HAART 药物。

2018-09-21 二诊：服用中药第 10 周，患者面色仍然萎黄，精神差，自诉乏力无明显改善，仍感头晕，梦多、眠差，纳可，夜尿次数明显减少，1～2 次 /晚，大便调，舌淡红，苔薄白，脉左滑右弱。患者长期自觉乏力、头晕、梦多、眠差，考虑是服用依非韦伦之后的不良反应，故暂未予以处理，嘱其继续服用艾滋 1 号方。

2018-12-20 三诊：服用中药第 24 周，患者诉夜尿已无，但乏力、头晕、梦多、眠差未见明显缓解，二便调，舌尖红，苔薄白，脉左弦右弱。CD4$^+$T 淋巴细胞计数 216 个 /μl，较入组时增长 72 个 /μl，继续维持原治疗方案。

2019-03-15 四诊：服用中药第 36 周，患者面色萎黄较前稍有好转，精神一般，乏力，偶感头晕，梦多、眠差，纳可，二便调，舌红少苔，脉左弦右弱。CD4$^+$T 淋巴细胞计数 146 个 /μl，与入组时变化不大，但较治疗后第 24 周下降 70 个 /μl。该患者在临床观察期间，生命体征平稳，血常规、尿常规、肝肾功、凝血功能、心电图均在正常范围，服药期间未出现口干、流鼻血、口腔溃疡等不良反应，依从性好。但目前仍感乏力、头晕、梦多，嘱患者可以服用中药配方琥珀颗粒，每天1次，每次3g，每晚睡前半小时开水溶化后冲服。后期针对患者乏力等症状，可继续予以中成药芪苓益气片（黄芪、党参、白术、茯苓、淫羊藿、女贞子等）等口服。

按语： 艾滋1号方是在培元散的基础上进行了加减，特别加入了养血滋阴温阳药物。免疫重建不良的主要表现为免疫力长期低下，中医认为免疫力低下与正气虚相关，气血阴阳精都是正气组成成分。培元散主要是补气扶阳，属于无形之物，而阴血精属于有形之物，艾滋1号方中加用养血滋阴药物，以提高扶正的功效。后期患者病情稳定，扶阳药物也不适合长期使用，容易伤阴耗血，故可以用芪苓益气片益气扶正，以巩固疗效。

3. 医案3

某某，男，48岁，已婚，2018年7月6日初诊。

主诉：$CD4^+T$淋巴细胞计数持续低下2年以上。

现病史：2015年5月发现HIV抗体阳性，基线$CD4^+T$淋巴细胞计数为10个/μl，之后开始服用抗病毒药物，方案为TDF+3TC+EFV，一年半后因不耐受EFV，HAART方案更换为TDF+3TC+LPV/r，一直规律服药至今。HIV载量控制在检测限以下、2年以上，但$CD4^+T$淋巴细胞计数始终在40～80个/μl波动。伴神差乏力，腹痛欲便，大便先干后稀，2～3次/日。

既往史：曾经患银屑病，服用银屑胶囊控制病情。

查体：生命体征平稳，神志清楚。舌暗红，苔中根部黄腻，脉左弱右细。

实验室检查：$CD4^+T$淋巴细胞计数为53个/μl，无乙肝、丙肝感染，白细胞数3.11×10^9/L，中性粒细胞数1.94×10^9/L，淋巴细胞数0.68×10^9/L，尿常规、肝肾功、凝血功能、心电图未见明显异常。

诊断：AIDS合并免疫重建不良。

治法：益气温阳，养血化瘀。

方药：艾滋1号方（黄芪10g，鹿茸0.7g，淫羊藿15g，鸡血藤15g，阿胶10g）配方颗粒，开水融化后温服，一日一剂。

医嘱：继续坚持服用HAART药物，不要过于劳累。严格禁酒。

2018-09-25二诊：患者神志清楚，精神差，乏力较前稍有好转，纳可，眠差，大便稀溏未改善，仍然 2～3 次/日，小便调，舌暗红，苔白腻，脉左滑右细。嘱其继续服用艾滋 1 号方。

2018-12-21 三诊：患者神志清楚，精神尚可，乏力较前明显好转，纳可，眠差，大便较稀薄，1～2 次/日，小便调，舌红，苔白腻，脉滑无力。CD4$^+$T 淋巴细胞计数 71 个/μl，较入组时增长 18 个/μl，嘱其继续维持当前治疗方案。

2019-03-22 四诊：患者神志清楚，精神佳，乏力较前明显好转，大便恢复正常，1 次/日，近一月出现盗汗，纳可，眠差，小便调，舌淡红，苔白腻，脉弱。2 个月前，因感冒后导致银屑病复发，瘙痒剧烈，自行服用银屑胶囊后稍有缓解，CD4$^+$T 淋巴细胞计数 85 个/μl，较入组前增长 32 个/μl。患者在临床观察期间，生命体征平稳，血常规、尿常规、肝肾功、凝血功能、心电图均未见明显异常，服药期间未出现口干、流鼻血、口腔溃疡等不良反应，依从性好，按时完成临床 9 个月的观察周期。

2019-08-22 五诊：因银屑病复发前来就诊，精神佳，平素偶感乏力，劳动能力较前明显增强，纳可，眠差，二便调，舌红，苔白腻，脉沉细。CD4$^+$T 淋巴细胞计数维持在 80 个/μl 左右，近几月复查血常规、尿常规、肝肾功、心电图等均未见明显异常。

按语： 在服用抗 HIV 药物的 AIDS 患者中，有 20%～30% 的患者在病毒复制得到有效控制的同时，其 CD4$^+$T 淋巴细胞计数无法得到有效增长，被称为免疫重建不良。这种现象在抗病毒治疗时间较晚，基线 CD4$^+$T 淋巴细胞计数低于 200 个/μl 的患者中最为常见。CD4$^+$T 淋巴细胞计数 < 200 个/μl 的情况，属于艾滋病期，根据艾滋病中医病机规律，此期属正虚明显，气血阴阳均可累及。本案患者就诊时已服用抗病毒药 3 年余，其病毒载量得以有效控制，但 CD4$^+$T 淋巴细胞计数为 53 个/μl，出现免疫重建不良的情况。由于 CD4$^+$T 淋巴细胞的生成源自胸腺，与中医"肾主骨生髓"密切相关，因而其免疫指标增长不足，考虑病久及肾且肾之阴精、阳气亏虚。患者的舌脉（舌质淡，苔少，脉沉细）也是佐证之一。故选用黄芪、鹿茸以大补元气，添精补肾。黄芪性温，可固表益气，托毒外出，多项现代研究证明其可增强人体免疫能力；鹿茸性温，味甘、咸，为血肉有情之品，与黄芪合用，补益元气之功更显，且鹿茸亦有滋补精血之功效。经现代药理研究发现，艾滋 1 号方中黄芪、鹿茸有增强机体免疫功能的作用，可以提高动物模型包括白细胞、红细胞等在内的血细胞的数量，同时提高血清免疫球蛋白 IgG 以及免疫抑制大鼠的皮质醇等的水平。本案患者服用艾滋 1 号方半年，其 CD4$^+$T 淋巴细胞计数未见到有效增长。究其原因，可能如李太生等人所认识的服药前半年，CD4$^+$T 淋巴细胞计数的增长与

记忆 CD4$^+$T 淋巴细胞由脾脏和淋巴结等网状内皮系统释放入外周血有关，即可能与 CD4$^+$T 淋巴细胞在体内的再分布有关；当半年后继续服药时，CD4$^+$T 淋巴细胞计数增长即明显减慢。由于本案药物的观测时间仅 9 个月，未观测后续更远期的疗效，因而对于中药干预免疫重建不良的具体方案及疗效，需要更深入的探讨与观察。

在艾滋病治疗中，病毒载量控制是比较容易的，只要尽早抗病毒治疗、患者依从性好，长期控制病毒复制疗效是肯定的，特别是鸡尾酒疗法使用以后。但是，免疫重建不良是世界性难题，目前没有肯定的治疗方案和疗法。使用免疫调节剂，增强剂，中医药的补肾健脾、养血化瘀、益气养血、补后天、补先天等方法均有人探讨过，一年以上的疗效都不令人满意。也有西医根据胸腺是人体免疫器官，提出用艾条灸两个乳头连线正中的膻中穴（相当于胸腺的位置），但是疗效也没有得到肯定。其中有一个重要的原因：免疫重建不良的患者，一般开始抗病毒治疗的时机太晚，病毒对人的免疫系统破坏较严重，虽然病毒被抑制了，但从理论上讲，免疫系统被严重破坏后还可不可能恢复？本来滋补、固护正气是中医药的特长，但临床使用、动物实验远期疗效均不满意，免疫重建不良的疾病本质是否被完全认识，需要行业继续努力探索。

小结：艾滋病期即艾滋病发病阶段，通常说的艾滋病患者，即指艾滋病期感染者。由于病毒对机体的破坏无孔不入，无处不至，所以该期除了 16 个典型症状或疾病外，感染者还可以出现其他任何疾病，比如肿瘤，反复呼吸道、消化道、皮肤的感染，心脏疾病，大脑疾病等。当前，抗病毒治疗已经普遍使用，绝大部分感染者已经采用鸡尾酒疗法，中医介入的目的，不是针对病毒本身，这一点必须清楚。中医的作用，其一，治疗某些机会性感染和艾滋病合并疾病，就和正常人群的疾病治疗相同，只是治疗时需要注意艾滋病患者的特殊性，注意在通常的治法基础上佐以"扶正（益气、养阴、健脾、温阳、生血、补肾、润肺等）"方法；其二，缓解抗病毒药物的不良反应（如保肝、降酶、消除消化道不良反应、治疗药物性乳房胀大、治疗周围神经病变、消除某些中枢神经系统不良反应等），提高感染者的生活、生存质量；其三，艾滋病患者生活在大自然中，有就医、学习、工作的正常权利，和正常人一样，也会生病，生病就需要医生治疗，所以中医可以为感染者提供多一种选择，给予其帮助；其四，对抗病毒药物无法解决的问题予以探索，如免疫重建不全、抗病毒治疗失败、病毒耐药等。

三、抗病毒药物不良反应医案

1. 合并药物性肝损伤医案

某某，男，30 岁，自由职业者，四川遂宁人，2016 年 12 月 22 日初诊。

主诉：抗 HIV 治疗 4 个月，转氨酶升高 1 个月。

现病史：4 个月前，患者在当地疾控中心发现并确诊 HIV 抗体阳性，之后开始服用抗病毒药物（替诺福韦 + 拉米夫定 + 依非韦伦），一直规律服药；1 个月前，当地疾控中心查肝功能发现 ALT 为 89 U/L（↑）、谷氨酰转肽酶（GGT）为 113 U/L（↑），予复方甘草酸苷、硫普罗宁等药物口服（具体不详）；1 天前复查肝功能示 ALT 为 78 U/L（↑）、GGT 为 102 U/L（↑）。饮食一般，睡眠尚可，大便 2 ~ 3 次 / 日，不成形，偶有乏力、腹胀。无发热、腹痛、便血等。舌淡红，苔白腻，脉细弦。

既往史：无肝炎病毒感染、长期饮酒、大量食用霉变食物等可疑致病因素史。

查体：其神志清，精神尚可，系统查体未见明显异常，肝区无触痛、压痛，腹部未见明显阳性体征。舌淡红、苔白腻，脉细弦。

诊断：HIV 感染合并药物性肝损伤。

治法：健脾益气除湿。

方药：参苓白术散加减。生晒参 30 g，茯苓 60 g，生白术 60 g，白扁豆 60 g，薏苡仁 120 g，砂仁 30 g，芡实 60 g，陈皮 30 g，山药 60 g，莲子 20 g，桔梗 30 g，炙甘草 30 g。1 剂，打细粉，冲服，每日 3 次，每次 6 g。

2017-03-13 二诊：诉服用前方 1 个月以后，复查肝功能示 ALT 为 65 U/L、GGT 为 73 U/L，自行抓药继续服用 1 个月之后再次复查肝功能，转氨酶指标未再升高；乏力、腹胀较前减轻。本次主因数天前出现咳嗽、咳痰伴咽痛就诊，另予治之。

按语： 艾滋病的复杂性以及无法根治的现状，决定了 HIV 感染者 /AIDS 患者需要终身服用抗病毒药，同时针对各种并发症服用其他药物。因此 HIV 感染者 /AIDS 患者出现药物性肝损伤的概率要明显高于不服用药物的健康人，肝损伤主要以检验指标诊断为准。

小结：对于肝损伤，临床医生不能夸大抗病毒药物的不良反应，特别是中医医生。实际上，西药抗病毒药物确实有包括肝损害的不良反应，但是多数不严重，不需要停药，或者经过保肝治疗后，可以维持抗病毒治疗或更换新的治疗方案。抗病毒药物治疗过程中出现肝损伤的不良反应，西医、中医均有效。西医医院常用复方甘草酸苷、熊去氧胆酸、水飞蓟宾等，中药复方保肝也有明确疗效，根据辨证情况，选择不同方剂。

本例出现乏力、纳差、腹胀、便溏，舌苔腻表现，肝损伤辨证为脾虚湿盛：脾气虚弱、运化不及，导致水谷不化、肠道蠕动减慢且不能充分将水谷精微输布于四肢，故大便 2～3 次/日、呈糊状，且有腹胀、乏力、舌苔白腻；转氨酶升高，是肝功能异常的表现，可影响对食物、药物的代谢，在中医所言即脾之运化失常。参苓白术散是健脾除湿之代表方：生晒参、茯苓、白术益气健脾渗湿，白扁豆、薏苡仁、芡实助白术、茯苓健脾渗湿，砂仁、陈皮燥湿醒脾、行气化滞，山药、莲子协助生晒参增强健脾益气之功，桔梗用以宣肺利气、通调水道，炙甘草健脾和中、调和诸药。本方通过健脾除湿共举，使脾气得运、水湿得除，在改善乏力、腹胀等症状的同时，亦起到降低转氨酶的效果。

2. 男性合并单侧乳房胀大医案

某某，男，22 岁，大学生，四川绵阳人，2018 年 12 月 16 日初诊。

主诉：抗 HIV 治疗 8 个月，左侧乳房胀大 2 个月。

现病史：8 个月前，患者在成都市公共卫生临床医疗中心确诊 HIV 抗体阳性，之后开始抗病毒治疗（替诺福韦 + 拉米夫定 + 依非韦伦），一直规律服药；2 个月前，出现左侧乳房胀大（图 3-6），无疼痛，抗病毒治疗经治医生怀疑是由依非韦伦引起，目前没有可靠的西药，建议中药试探性治疗。刻述大便干燥，每日一行，轻微腹胀、乏力，舌淡红，苔白腻，脉弦缓。

既往史：男同性恋多年。

查体：系统查体未见明显异常，肝肾功能正常。乳房触诊轻度疼痛，皮肤光滑，乳房各个象限未扪及包块。舌淡红，苔白腻，脉弦缓。

实验室检查：$CD4^+T$ 淋巴细胞 467 个/μl，病毒载量检测限以下，血液生化指标正常。

诊断：HIV 感染合并药物性乳房胀大。

治法：疏肝理气散结。

方药：四逆散合二陈汤加味。柴胡 10 g，白芍 10 g，枳实 10 g，炙甘草 5 g，橘核 10 g，荔枝核 15 g，陈皮 5 g，瓜蒌仁 15 g，茯苓 15 g，法半夏 10 g。每日 1 剂，煎药机煎 300 ml，口服，每日 3 次，每次 100 ml。

2019-01-11 二诊：诉服用前方 1 个月左右，临床不适消失，乳房开始恢复，查肝功能示 ALT 65 U/L、GGT 93 U/L。

自行抓药继续服用 1 个月之后再次复查肝功能，转氨酶指标未再升高，乏力、腹胀消失，停止服中药。

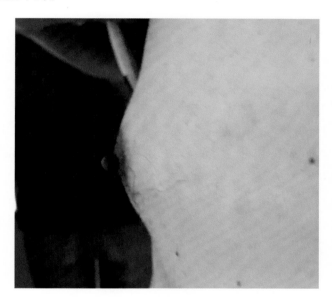

图 3-6　男性单侧乳房胀大

按语：当前，高校在校学生艾滋病感染者有所增加，其中一个重要原因就是男同性恋。根据和数个感染者的交谈了解到，这种情况多发生在大学一年级。因此，把握住第一学期很重要。我们曾经呼吁，将艾滋病预防课程直接纳入大学入学必修教育，增强学生的防病意识。本案例即此类感染者。

小结：服用抗病毒药物不良反应比较多见，但绝大多数不良反应可以耐受或者消除，真正严重的并不多见，所以，不能把抗病毒药物治疗的不良反应"妖魔"化。有些中医医生为了标明中医的特色优势，大力宣传，甚至夸大抗病毒药物的不良反应，是不正确的做法。本案例患者服用抗病毒药物后乳房胀大，痛苦并不大，病毒载量完全抑制，免疫力也维持正常，仅因为单纯乳房胀大，夏天穿衣服不方便，有一些局部不适。因为机理不清，目前还没有治疗的药物。中医从乳房为肝经所系，肝经循行于胁肋，乳房属阳明（胃），乳头属厥阴（肝）考虑，结合胸胁胀满临床表现，加之感染病毒后，感染者本身就心情不愉快，故考虑致病机理为肝气不舒，水停为痰，治疗选择疏肝理气的四逆散，加燥湿化痰的二陈汤以及一些散结的药物。如果病程长，可以加破瘀的三棱、莪术、郁金、土鳖虫之类的药物。

四、艾滋病相关腹泻医案

1.HIV感染合并肠易激综合征医案

某某某，男，52岁，自由职业者，四川成都人，于2014年10月30日就诊。

主诉：发现HIV抗体阳性6个月，腹泻5个多月。

现病史：6个月前，患者在成都市公共卫生临床医疗中心确诊HIV抗体阳性；5个多月前，患者开始抗病毒治疗，不久出现下腹冷痛，大便不成形，3～4次/日，大便有腥臭味，食用生冷、肉食则大便次数可增多至5～6次/日，有时伴便血，手纸可染红。4个月前，于成都市公共卫生临床医疗中心行肠镜检查，发现有结肠息肉。患者平时自行服用蒙脱石散、盐酸小檗碱等药物，止泻效果不理想，为求进一步诊治，遂门诊求治。

既往史及个人史：无特殊。

查体：精神疲倦，语声低微，触诊其腹部无触痛、压痛、反跳痛但局部皮温偏低。舌质淡、舌体胖大，苔白腻，脉濡滑。

诊断：中医诊断为腹泻。西医诊断为HIV感染合并肠易激综合征。

治法：健脾温阳统血。

方药：理中汤加味。生晒参10g，干姜10g，生白术10g，地榆炭10g，淮山药30g，鸡内金10g，蒲黄炭10g，炙甘草5g。7剂，一日一剂，分三次服。

医嘱：嘱患者饮食清淡，忌生冷、油腻食物，同时继续规律服用抗病毒药。

2014-11-07二诊：服用前方后，患者大便不成形及每日大便次数多、便血等情况明显缓解，现服生冷、肉食对大便性质影响较小。此乃温补脾阳、统脾摄血，使脾阳复运、脾血得统之故。脾阳得运，中焦得温，则患者大便情况、下腹冷痛症状好转；脾血得统，固摄有权，则便血情况得以缓解。患者前述症状、体征明显缓解，平素偶有口腔溃疡发生，为防进一步阳盛化火，在前方基础上易生晒参为川明参，去鸡内金，加乌梅（炒炭）10g、黄连5g，继服4剂，患者腹泻、便血等情况得以控制。

按语： 对于 HIV 感染者 /AIDS 患者而言，由于肠黏膜免疫屏障的破损以及服用抗病毒药等因素，常表现出气虚甚至阳虚证候，多与肺、脾、肾三脏有关。这与感染 HIV 之后正虚邪实的基本病机有关。本例患者的腹泻、便血症状，即脾阳亏虚、脾不统血的表现，结合病史可知与 HIV 感染以及服用抗病毒药均有一定关系。患者脾阳亏虚，中焦失于温运，故表现出大便不成形及次数增多、服生冷及肉食则腹泻加重、下腹冷痛等症状；脾阳虚不能统血，故出现便血症状。舌质淡、舌体胖大、脉濡滑均是上述证候的佐证。故治当健脾温阳统血，方选理中汤加味。理中汤出自《伤寒论》，原方适应证为以"吐、利、腹痛、腹满"为特征的太阴病证候，由人参、干姜、白术、炙甘草四味药组成。本案选用生晒参，其性温，味甘，健脾温阳之功显著，配合辛热之干姜，温中散寒之力明显，能显著温运脾阳，改善中焦阳虚证候；生白术燥湿之功显著，在健脾的同时，能够改善脾虚所造成的水湿不运；炙甘草性平，味甘，一则协助生晒参、干姜健脾温阳，二则有调和诸药之功效。患者腹泻、便血日久，平素服生冷、肉食则腹泻加重，故加淮山药、鸡内金以协助理中四味健脾，地榆炭、蒲黄炭收敛止血，在理中汤针对脾阳不运的病机基础上，直接针对便血症状之标。标本兼顾，患者二诊时腹泻、便血、下腹冷痛等证候得以有效缓解。由于患者偶有口腔溃疡症状，为防阳盛化火，故张毅教授在二诊时将生晒参更换为性平味甘之川明参，加入酸甘化阴之乌梅及苦寒燥湿之黄连；食用肉食亦对腹泻影响不大，故去掉消食之鸡内金。综观前后处方用药，紧扣患者脾阳失运相关的具体证候及变化，从而取得较为理想的疗效。

2.HAART 所致药物性腹泻医案

1）医案 1

某某某，男，25 岁，四川成都人，2020 年 7 月 30 日就诊。

主诉：反复大便稀溏，次数增多 2 个月。

现病史：自诉 2 个月之前出现大便稀溏，次数增多，每天 3 次及以上，偶有黏液血便，自行使用止泻药物蒙脱石散效果不太好，故前来就诊。

既往史：确诊 HIV 感染病史 2 年，目前在使用抗病毒药物。

查体：胃脘痞满，偶有胃脘疼痛，少腹胀满，口渴不欲饮，肢体困重，四肢无力。舌质淡，边齿痕，苔白腻，脉沉细。

实验室检查：大便常规（粪便常规＋寄生虫镜检）阴性；血常规，血小板（PLT）$314×10^9$/L；尿常规，白细胞（++）、胆红素（+）；肝肾功，碱性磷酸酶（ALP）126.1 U/L、Cr 60.4 μmol/L。

诊断：HAART 所致药物性腹泻。

治法：温补脾肾，涩肠止泻。

方药：附子理中汤加减。黄连 5 g，附子 10 g，炮姜 10 g，人参 10 g，白术 10 g，炙甘草 5 g，煨肉豆蔻 15 g，车前子 30 g。14 剂，采用配方颗粒剂，一天一剂，早晚各一包。

医嘱：嘱患者饮食清淡，忌生冷、油腻食物，继续规律使用抗病毒药物。

2020-08-13 二诊：患者自诉用药之后胃脘痞满、疼痛、少腹胀满、黏液血便等症状已经完全消失，大便次数 2 次 / 天，大便有所成形，舌质淡红，边齿痕，苔薄白腻，脉沉缓。实验室检查示，大便常规（粪便常规＋寄生虫镜检）阴性，血尿常规及肝肾功均未见异常。考虑目前用药有效，效不更方，继续使用原方治疗 14 剂而愈。

按语： 本例患者症状以大便次数增多，胃部痞满，肢体困重，乏力为主要临床表现，从舌苔脉象来看，痰湿困脾表现明显，加之病程日久，必然损伤阳气，阳气不足则水湿不能运化而致泄泻，因此治疗关键还是扶阳，"阳化气，阴成形"，扶阳对于艾滋病腹泻的治疗至关重要，故患者使用健脾温阳的附子理中汤加减后，腹泻得愈。

2）医案 2

某某某，男，25 岁，四川乐山人，2020 年 8 月 27 日就诊。

主诉：反复大便稀溏，次数增多 1 年。

现病史：自诉 1 年前出现大便稀溏，次数增多，每天 2～3 次，无黏液血便，有里急后重感，胃部怕凉，自行使用止泻药物蒙脱石散、泻立停等可以缓解但容易反复发作，为求进一步治疗故就诊。

既往史：确诊 HIV 感染病史 4 年，目前在使用抗病毒药物。

查体：偶有胃脘疼痛，少腹胀满，肢体困重，乏力，舌质淡，边齿痕，苔白腻，脉沉细。

实验室检查：大便常规（粪便常规＋寄生虫镜检）阴性；血尿常规未见异常；肝肾功，总蛋白（TP）90.93 g/L、白蛋白（ALB）54.67 g/L、ALT 45.84 U/L、尿酸（UA）439.58 μmol/L。

诊断：HAART 所致药物性腹泻。

治法：温补脾肾，涩肠止泻。

方药：附子理中汤加减。黄连 5 g，附子 10 g，炮姜 10 g，人参 10 g，白术 10 g，炙甘草 5 g，煨肉豆蔻 15 g，车前子 30 g。14 剂，采用配方颗粒剂，一天一剂，早晚各一包。

医嘱：嘱患者饮食清淡，忌生冷、油腻食物，继续规律使用抗病毒药物。

2020-08-13 二诊：患者自诉用药之后胃脘疼痛，少腹胀满，肢体困重，乏力及胃部怕凉等症状已经完全消失，大便 1～2 次/天，大便有所成形，舌质淡红，苔薄白腻，脉沉缓。实验室检查示，大便常规（粪便常规＋寄生虫镜检）阴性，血尿常规未见异常，肝肾功，UA 542.35 μmol/L。考虑目前用药有效，效不更方，继续使用原方治疗 14 剂而愈。

按语： HAART 所致药物性腹泻是患者使用抗病毒药物之后，由药物或者药物相互作用引起的大便次数异常增多或者大便性状发生异常变化，一般该类患者病程较长，大部分在 3 个月以上，具有容易反复、迁延难愈的特点。本医案两个患者病程均超过 2 个月，中医认为久病必有虚，患者腹泻日久，均出现不同程度的疲倦，乏力，肢体困重等症状，因此使用健脾温阳的代表方附子理中汤加减。方中附子大辛大热，温补先天真阳；白术苦温，益气健脾，培补中宫之土；人参甘而微温，补中益气，健脾益肺；炮姜辛温，温中散寒，扶阳抑阴；炙甘草甘温，补脾益气，缓急止痛；黄连清热燥湿；煨肉豆蔻，温补脾肾，涩肠止泻；车前子渗湿止泻，诸药合用，共奏温阳健脾、除湿止泻之效。

小结： 艾滋病相关腹泻（HIV/AIDS related diarrhea，HRD）是艾滋病患者常见的并发症状之一，其病程长、反复发作、缠绵难愈，严重影响艾滋病患者的健康。引起艾滋病相关腹泻的原因很多，有机会性感染、抗病毒药物副作用、肠道菌群失调或者患者自身体质问题，其发生率为 30%～80%，在发展中国家则高达 90%，是导致 AIDS 患者死亡的重要因素之一。目前临床上多是针对其病原学治疗及对症止泻，疗效不佳，容易反复发作。如何提高艾滋病相关腹泻临床疗效，减少复发率是临床研究的热点及难点问题。根据"阳化气"理论，阳的温煦作用，是维持机体正常功能的关键。《类经附翼》中"天之大宝，只此一丸红日，人之大宝，只此一息真阳"也指出了阳在机体运转过程中的重要性。艾滋病相关腹泻属于中医"泄泻"范畴，艾滋病患者由于长期受 HIV 侵袭，出现脾胃运化失常，小肠泌别清浊失司，大肠传导功能失职，此为该病的主要病机。心与小肠互为表里，与小肠经络相连，在心火即心阳的温煦下，小肠方能受盛化物，心阳经经络循至小肠，小肠才能正常接收经胃传下的食糜，再经脾的运化功能进一步消化吸收，分清泌浊。正如《名医类案》所云："盖心，火也，脾，土也。火生土，脾之旺，赖火之燥，心气不足，则火不燥，脾土受湿，故令泄泻。"故心阳不足，则脾土不旺，导致小肠内的食物不能气化为精微物质，阴成形太过，水湿内生，偏泻大肠，从而发生泄泻。因此提高艾滋病相关腹泻临床疗效，减少复发率，扶阳是关键。健脾温阳代表方附子理中汤具有补虚回阳，温中散寒之效，可搭配收敛止泻药物如肉豆蔻等收敛止泻，针对艾滋病合并慢性腹泻患者，以此为主方，辨证用药，方有奇效。

五、合并妇科病医案

1. 合并阴道腺病医案

某某，女，25岁，四川三台人，自由职业，2013年4月10日初诊。

主诉：确诊HIV感染5年，肛门肿物脱出4年，黏液脓血便6个月，阴道粉红色分泌物4个月。

现病史：5年前，确诊HIV感染；4年前肛门有肿物脱出，未予以重视；随后肛门黏膜出现扁平状增生，有分泌物，于成都市公共卫生临床医疗中心检查单纯疱疹病毒Ⅰ型抗体阳性，使用泛昔洛韦口服，外用加味金黄散，愈合，治疗后检查阴性。2年前开始规律服用抗病毒药物，目前CD4$^+$T淋巴细胞395个/μl，病毒载量测不出。6个月前有大便黏液脓血，在某肛肠医院住院治疗半月，经口服美沙拉秦缓释颗粒，外用复方多粘菌素B软膏，使用美沙拉秦栓，服用黄连解毒汤加减清热解毒凉血，连栀矾溶液、地榆白及汤和康复新液保留灌肠，肛门肿物脱出稍有好转，大便正常后出院。4个月前阴道持续流出恶臭液体或粉红色液体，需要24小时不断更换卫生巾，继则肛门脱出物持续增生，顶端尖锐，不断长大，伴轻度瘙痒，又于某医院行激光手术切除肛门赘生物，但阴道分泌大量分泌物症状未缓解，因经济状况不好，遂寻求中医治疗。

家族史：无特殊。

个人史：6年前有不洁性生活史。

查体：阴道黏膜充血、肿胀，有大量粉红色血性分泌物，伴有恶臭，轻触阴道内壁可引起出血，分泌物细菌检测、培养没有细菌及真菌生长，无瘙痒，无疼痛，未诉特殊不适。舌质淡，苔薄白腻。

实验室检查：白细胞 4.35×10^9/L，中性粒细胞 56.6%，红细胞 2.94×10^{12}/L，血红蛋白 114 g/L，Rh 血型阳性，ABO 血型鉴定为 A 型，C 反应蛋白 92.5 mg/L，生化总胆红素 29.4 μmol/L，间接胆红素 22.6 μmol/L，凝血功能、尿常规等未见异常，排除乙肝、丙肝、梅毒；腹部彩超显示肝内钙化灶、脾脏轻度肿大，心电图、胸片未见明显异常，电子肠镜示直肠炎。

诊断：AIDS 合并阴道腺病；肛门赘生物，性质不明。

治法：健脾除湿，燥湿止带。

方药：选方四君子汤合水陆二仙丹加减。

中药内服：党参 15 g，茯苓 20 g，炒白术 10 g，炙甘草 10 g，芡实 15 g，金樱子 10 g，每日一剂，水煎服。

中药外洗：儿茶 10 g，五倍子 10 g，重楼 10 g，苦参 10 g，百部 10 g，煎为 10% 中药溶液，灌注冲洗阴道，每日 1 次，每次 20 分钟。

中药坐浴：重楼 10 g，黄柏 10 g，白矾 10 g，儿茶 10 g，土茯苓 10 g，苦参 10 g，炒川楝子 10 g，煎为 10% 溶液坐浴，每日 1 ～ 2 次，每次 20 分钟。

医嘱：避风寒，忌食辛辣，忌饮酒，调畅情志。继续坚持服用 HAART 药物。

2013-06-10 二诊：患者自诉阴道分泌物明显减少，治疗方案不变。

2013-09 三诊：患者怀孕，故停药。

2015-09-10 四诊：患者足月顺产一女。坚持抗病毒治疗，最近 CD4$^+$T 淋巴细胞 378 个 /μl，病毒载量 < 50 copies/ml。肛门周围皮肤泛发扁平丘疹，偶尔伴有瘙痒，抓破后有少许分泌物，未见明显水疱；就诊前一个月在成都市公共卫生临床医疗中心查梅毒血清、血常规、弓形虫、风疹病毒、巨细胞病毒、单纯疱疹病毒 2 型抗体均为阴性。现肛门黏膜增生复发，于成都肛肠专科医院手术治疗后，寻求中医控制复发。治以益气养阴、解毒利湿，处方为黄芪 20 g，生晒参 5 g，苦参 5 g，黄精 10 g，白术 10 g，猪苓 10 g，土茯苓 10 g，怀牛膝 10 g，每日一剂。外治以燥湿解毒，处方为儿茶 10 g，五倍子 10 g，马齿苋 30 g，木蝴蝶 10 g，黄连 10 g，黄柏 10 g，加水 800 ml，煎煮 20 分钟浸泡局部，每日 1 次，每次 20 ～ 25 分钟。口服及外用 1 个月后肛周丘疹明显减小，无分泌物，无新发，继续口服上方 2 个月，电话回访，患者诉未再复发。

2018-08 五诊：肛周平复，阴道无异常分泌物。孕第二子。

该患者肛周皮肤治疗前后对比图如图 3-7。

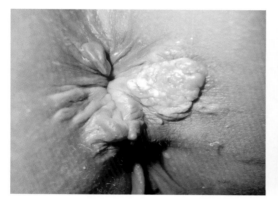 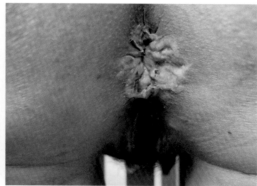

术前　　　　　　　　　　　　　　　　　　术后

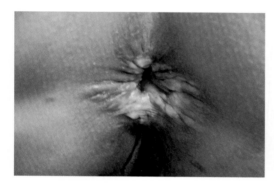 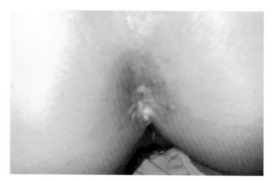

术后恢复期　　　　　　　　　　　　　　　　痊愈后

图 3-7　患者肛周皮肤治疗前后对比图

按语：该病例同时使用抗病毒药物和中药，但是治疗的目的不同。抗病毒治疗方案主要是控制病毒的复制，并且临床达到了预期控制目的，但是没有解决阴道腺病、单纯疱疹引起的肛门黏膜增生。患者的典型临床不适是阴道大量粉红色分泌物流出，持续不断，以至于必须不断更换卫生巾，所以也不能怀孕。中医辨证为"湿毒"，其根据是：分泌物恶臭，持续不间断，虽然是粉红色分泌物，接触阴道黏膜可引起点状出血，但是阴道并没有灼热感，患者也没有全身不良反应。中医湿毒特征就是黏滞缠绵，反复发作，所以治疗应该从湿毒入手，外治以燥湿、解毒、杀虫。但是，患者免疫力已经开始下降，正气开始亏虚，所以内服药物健脾除湿敛湿。经过治疗后好转，怀孕并顺利生产。

治疗艾滋病合并症或者共病，应该坚持扶正祛邪，内外合治。

2.合并带下病医案

某某某，女，48岁，四川乐山人，2022年3月22日就诊。

主诉：白带异常增多、水样状7天。

现病史：自述停经2个月，最近一次月经经量少，颜色偏黑，7天前白带异常增多，水样状，使用护垫之后仍出现侧漏情况，无腹痛、腰痛等症状，睡眠质量一直差，伴多梦浅眠，乏力，精神较差，纳可，二便调。舌质淡，舌体胖大、边齿痕，苔白腻，脉沉细。

既往史：确诊HIV感染病史6年，目前在使用抗病毒药物。

查体：精神不振，气短懒言，舌质淡，舌体胖大、边齿痕，苔白腻，脉沉细。

实验室检查：3月18日妇科B超检查结果显示子宫大、右侧附件囊性包块。

诊断：HIV感染合并带下病。

治法：脾虚不统，寒湿下注。

方药：完带汤加减。炒白术15 g，山药30 g，党参15 g，白芍10 g，车前子15 g，苍术10 g，炙甘草5 g，陈皮10 g，柴胡10 g，芡实15 g，酸枣仁20 g，珍珠母20 g。一日一剂，一日3次，服10剂。

医嘱：嘱患者饮食清淡，忌生冷、油腻食物，继续规律使用抗病毒药物。

2022-04-06二诊：患者自述月经已至，睡眠情况有改善，嘱患者继续使用中药，10剂结束之后停药，患者月经干净之后白带已恢复正常。

按语：患者48岁，女子七七四十九，天癸绝，则月经绝，目前在49岁前后，月经出现紊乱，也可能是快要绝经出现的情况，本无须干预，但患者因白带异常增多，使用护垫仍会侧漏，影响平时生活，亟须解决，故予以中药治疗。HIV感染者本身具有免疫缺陷问题，从临床观察来看容易出现痰湿证，从患者疲倦、乏力等症状来看有气虚表现，脾主统摄，脾气亏虚，统摄无力则出现白带增多，使用完带汤加减健脾疏肝，化湿止带，肝气舒畅则月经自来，痰湿运化则白带自止。

六、合并皮肤病医案

1.合并湿疹样皮炎医案

某某，男，48岁，2021年3月17日就诊。

主诉：全身反复红斑、丘疹、瘙痒3^+月。

现病史：患者自诉3^+月前，无明显诱因出现躯干、四肢散在红色小丘疹，瘙痒严重，先后诊断为"疥疮""湿疹"，使用过抗过敏药物氯雷他定、西替利嗪等，外擦药物使用硫软膏、百草膏等，有所缓解，但是容易反复发作。

既往史：确诊HIV感染6^+年，目前在使用抗病毒药物。

查体：躯干、四肢散在红色、暗红色小丘疹，部分融合成片，散在抓痕和血痂，未见渗液，部分有色素沉着。纳可，二便调。舌质红，苔黄腻，脉滑。

诊断：HIV感染合并湿疹样皮炎。

治法：清热利湿止痒。

方药：萆薢渗湿汤加减。萆薢30g，黄柏15g，薏苡仁30g，滑石20g，川木通10g，茯苓15g，泽泻10g，丹皮15g，刺蒺藜15g，紫荆皮15g，白鲜皮15g。10剂，一天一剂，一日3次。

西药：氯雷他定晚上一次，一次1片，依巴斯汀片早上一次，一次1片，复方甘草酸苷一天3次，一次2片。

外用药物：丹皮酚软膏一天两次，艾洛松软膏睡前擦一次。

医嘱：嘱患者饮食清淡，忌生冷、油腻食物，继续规律使用抗病毒药物。

2021-03-26二诊：自诉瘙痒明显减轻，但是皮损仍未完全消退，未见新发皮疹。纳可，二便调，舌质红，舌体胖大，舌苔黄腻，舌中有裂纹。考虑患者痰湿较重，继续使用萆薢渗湿汤，加上除湿胃苓汤，健脾清热，利湿止痒，处方为苍术15g，厚朴15g，茯苓15g，黄柏30g，萆薢30g，生白术30g，生地黄20g，白鲜皮15g，地骨皮15g，刺蒺藜15g，僵蚕10g，薏苡仁20g，7剂，一天一剂。嘱患者继续规律使用抗病毒药物。

2021-04-02随访：口服7剂中药之后，皮肤瘙痒，皮疹完全消退，嘱患者饮食清淡，忌辛辣、燥火、油腻、甜食，以免复发。

患者治疗前后舌象如图3-8。

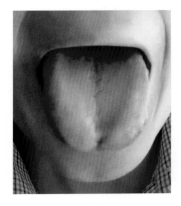
治疗前舌象

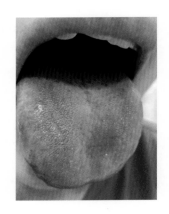
治疗后舌象

图 3-8 治疗前后舌象（刘晶晶供图）

按语： HIV 感染者由于免疫力下降，加上抗病毒药物的不良反应，在病程中容易出现皮肤问题，皮肤瘙痒是常见临床症状，由于反复发作，影响到患者生活质量。从该患者皮肤表现及舌苔、脉象来看，属于湿热蕴肤证，选择萆薢渗湿汤加减治疗，该方剂是临床常用于湿疹湿热蕴肤证的方剂，来源于高秉均《疡科心得集》，具有清热渗湿，凉血活血之效。方中萆薢利水祛湿，分清化浊，黄柏清热利湿，泽泻渗湿泻热，薏苡仁利水渗湿，茯苓分利湿热，滑石利水通泄，丹皮清热凉血，活血化瘀，清膀胱湿热，泄肾经相火，协同萆薢清利下焦湿热，加刺蒺藜、紫荆皮、白鲜皮加强利湿除湿止痒之效。二诊时患者舌苔仍黄腻，舌体胖大，考虑除了下焦湿热，还有中焦脾胃湿热问题，加上白术、苍术、厚朴以健脾运湿，故湿热得解，瘙痒及皮疹自然消退。

2. 合并单纯性紫癜医案

某某，男，44 岁，四川西昌人，1963 年 1 月出生，2007 年 5 月 17 日初诊。

主诉：双小腿瘀斑、瘀点，反复发作 3[+] 月，查出 HIV 抗体阳性 1[+] 月。

现病史：3[+] 月前，患者双下肢不明原因出现红色瘀斑、瘀点，因无感觉，未予以重视。其后皮疹增多，且部分融合成片，压之不褪色，伴下肢轻微肿胀（图 3-9），在多家医院诊治（具体用药不详），病情时好时坏，反复发作。1[+] 月前查及 HIV 抗体阳性，于门诊就诊。

既往史：既往有不安全性行为史。2[+] 月前患带状疱疹，治疗后遗留右手拇指疼痛，时有灼热感。家族中无特殊病史。

查体：慢性病容，身材适中，营养中等，语言清晰。双小腿深红色瘀斑、瘀点，部分融合成片，压之不褪色，下肢轻微肿胀。舌暗红，苔厚腻、白黄相间，脉缓滑。

实验室检查：血常规、尿常规正常，肝肾功、心电图、X线胸片均未发现异常。

诊断：AIDS合并单纯性紫癜。

治法：清热除湿，凉血化瘀。

方药：三妙汤加味。苍术15g，黄柏12g，薏苡仁30g，牡丹皮10g，紫草10g，秦艽12g，连翘15g，赤小豆30g，全蝎12g，当归12g，黄芪30g，野菊花30g。5剂，水煎服，一日一剂，分三次服用，每次100ml。

医嘱：尽快抗病毒治疗。避免劳累，禁止食用海鲜、香菜、韭菜、芹菜等。

2007-05-23二诊：用药1周复诊，皮疹颜色变淡，融合面积缩小，舌暗红，苔厚腻黄白相间。查体见双小腿瘀斑、瘀点颜色变淡，融合面积缩小，下肢肿胀减轻。口服改方为三仁汤加减，处方为薏苡仁30g，杏仁15g，滑石20g，厚朴12g，淡竹叶12g，苍术12g，白蔻12g，姜黄15g，黄柏15g，黄连10g，连翘15g，赤小豆30g，3剂，水煎服，两日一剂，分三次服用，每次100ml。

2007-05-30三诊：用药2周复诊，小腿部皮疹已经完全消退，下肢无肿胀。治疗改用中成药芪苓益气片补脾益肾，益气固本。西药用抗病毒治疗药物。

随访7月未复发。

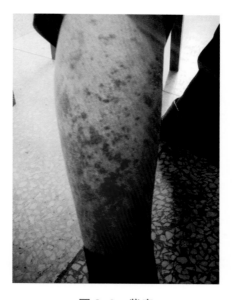

图3-9　紫癜

按语： 四川省凉山彝族自治州的 HIV 感染者，多数是查体时检查出来的，并且确诊时已经到了艾滋病期，所以，病情一般都比较重。加之多数感染者同时又是静脉吸毒者，使用药物的依从性极差，所以，需要采用综合治疗、攻补兼施的方法。本患者双下肢反复出现瘀点、瘀斑，压之不褪色，伴随下肢轻微肿胀，各种检查正常；患者查见 HIV 抗体阳性 1⁺ 月，而紫癜反复发作，多种治疗方法无效，故考虑 AIDS 并发单纯性紫癜。根据患者的临床症状、皮疹特点和舌脉表现，符合中医学的脾肾两虚、湿瘀互结的病机。

单纯性紫癜，一经确诊，可以首先考虑使用中药治疗，而如果合并肾功能损害（比如出现蛋白尿或者微球蛋白升高），应该首先选择西药，以保护肾功能，中药治疗不应作为首选。紫癜属于中医学"葡萄疫"的范畴，现代医学对该病的病因尚不清楚；反复发作、经久难愈是其临床特点之一。我国古代医家认为多由外感之邪郁结肌肤所致，且早有记载，如明代《外科正宗·葡萄疫》中说："葡萄疫，其患多生小儿，感受四时不正之气，郁于皮肤不散，结成大小青紫斑点，色若葡萄，发在遍体头面，乃为腑证……久则虚人。"清代《医宗金鉴·外科心法要诀·葡萄疫》中亦说："此证多因婴儿感受疠疫之气，郁于皮肤凝结而成。大小青紫斑点，色状若葡萄，发于遍身，惟腿胫居多。"

案例中患者紫癜反复发作 3⁺ 月，治疗无效，在服用清热燥湿中药和后期使用补脾益肾之芪苓益气片后皮疹消退且随访数月未复发，分析其原因，可能与患者患艾滋病有很大关系。在中医药治疗艾滋病的过程中，我们发现，当"HIV 疫毒"入侵人体之后，最早出现的是以乏力、纳呆等脾气虚表现为主的系列症状。中医学认为，脾主运化和统血，脾虚不运，一方面水湿内停，日久与热互结，致湿热熏蒸；另一方面，脾虚统摄无权，则血行脉外；二者均可以导致紫癜的发生。该患者舌暗红、苔厚腻、白黄相间，脉缓滑的舌脉特点和采用补脾益气、清热化湿、凉血解毒之法而愈的结果，也充分证明了这一点。

该病例的启示是：①对于艾滋病患者，其发作单纯性紫癜无因可查之时，一定要注意使用艾滋病的中医学病因病机去全面审视，查找原因，因为 HIV 可以导致多系统、多器官损害，有时候确实防不胜防。②在确立艾滋病并发的单纯性紫癜的理法方药时，除仔细审查"皮疹"这一"标实"之症外，还要密切关注"HIV 疫毒"导致的"本虚"之症，标本兼顾，扶正祛邪，方能取得显著疗效。③治疗的同时，要积极寻找过敏原，避免接触或减少接触的量，以免复发。如果因为机体内环境变化，机体对原来不过敏的物质也过敏了，应该调理内部，这是中医药的特长并且容易发挥作用。

3.合并脂溢性皮炎医案

某某，女，34岁，四川布拖人，于2008年06月18日初诊。

主诉：HIV感染2$^+$年，头部及颈部红斑、油腻鳞屑、丘疹、瘙痒1$^+$月。

现病史：查出感染HIV 2$^+$年，最近一次查CD4$^+$T淋巴细胞230个/μl，病毒载量不明。患者1$^+$月前，无明显诱因出现头部及颈部皮肤瘙痒，出现红斑，上有小丘疹，边界不清，以头皮较甚，油腻性鳞屑，搔抓后出现白色鳞屑，皮损处有较少淡黄色渗液及结痂形成，局部皮损增厚（图3-10），为求进一步诊治，前来就诊。

查体：头、颈部红斑、丘疹、油性鳞屑，部分表面有较少淡黄色渗液及结痂，局部有苔藓样变。舌质淡，苔白腻。

诊断：HIV感染合并脂溢性皮炎。

治法：滋阴益气解毒。

方药：芪苓益气片（中成药），每日3次，每次3片。外用当地田间地头的新鲜野菊花30 g，青刺尖30 g，生艾叶30 g，煎水洗头，一日1次。

2008-07-03二诊：皮损明显缩小，瘙痒减轻，红斑及丘疹消退，局部无渗液及结痂，已基本痊愈。

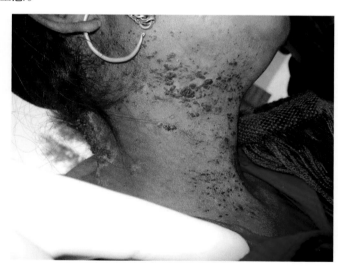

图3-10　脂溢性皮炎

按语：HIV感染合并脂溢性皮炎临床还是比较多见，可能与HIV感染有关系，HIV感染导致了机会性感染增加，加之患者为青年女性，自身油脂分泌旺盛，故容易诱发本病。治疗上还是要以扶正祛邪为主。本例患者辨证为气阴亏虚，湿热内蕴，故选择滋阴益气解毒的芪苓益气片口服，外用药物也十分关键，主要使用清热解毒、杀虫止痒等中药外洗。药物选择凉山彝族自治州田间地头随处可见的新鲜中药，其中野菊花清热解毒，生艾叶外用可以治疗痈疡疥癣、止痒等，青刺尖（图3-11）是凉山彝族自治州的一种常见植物，在《中药大辞典》《滇南本草》中均有记载，外用具有清热、解毒、消痈的作用。

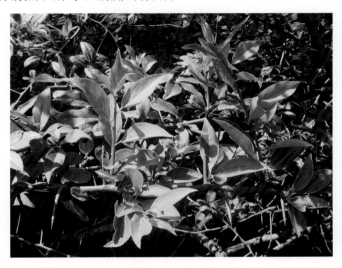

图3-11 青刺尖

4. 合并带状疱疹医案

某某，男，21岁，1997年8月出生，2017年10月9日初诊。

主诉：左侧头皮、眼睑水疱疼痛4天。

现病史：4天前患者不明原因出现左侧额部、颞部红斑，密集水疱，伴疼痛，可忍受，未予以诊治，2天前左侧眼睑出现同样的皮肤损害，红斑、丘疹、水疱，簇集成群，呈带状分布，皮损未超过身体正中线（图3-12），予口服阿昔洛韦、加巴喷丁治疗后，疼痛未见明显缓解反较前明显，伴口苦、口干不欲饮，小便色略黄，大便正常。

既往史：检测出感染HIV 2年，近期CD4$^+$T淋巴细胞计数及病毒载量不明，未开始抗病毒治疗。

个人史：男同性恋史，就诊时并未断绝男男关系。

查体：左侧额部、眼睑、颞部皮肤色红，上覆黄豆大小水疱，疱壁紧张，痛如火燎，疱液浑浊。舌红，苔薄黄，脉弦。

诊断：HIV感染（艾滋病期）合并带状疱疹。

治法：清热解毒，利湿止痛。

方药：龙胆泻肝汤加减。

中药内用：龙胆草 15 g，黄芩 15 g，生地黄 15 g，栀子 15 g，泽泻 30 g，茯苓 30 g，柴胡 10 g，金银花 15 g，甘草 6 g，重楼 10 g，4 剂，每日一剂，水煎服。同时冲服全蝎（配方颗粒）3 g/d，乳香（配方颗粒）2 g/d。

中药外用：黄柏 30 g，重楼 30 g，煎为 550 ml 药液，晾冷，8 层纱布浸药液后湿敷患处，每次 60 分钟；然后使用新加二味拔毒散（雄黄 10 g，白矾 10 g，冰片 10 g，三药混合均匀，用擀面杖压为细粉，绿茶水调和成糊状。第二次使用时将上次药物用水洗去再涂药）局部涂抹，每日 3 次。

医嘱：务必坚持服用中药，不饮酒，不食辣椒，不熬夜，尽快抗病毒治疗。

2017-10-13 二诊：红斑较前色淡，水疱松弛，部分干涸（图 3-12），疼痛减轻，夜间仍然明显，口干，无明显口苦，二便正常，舌淡，苔薄黄，脉弦细。于前方中去龙胆草、重楼、生地黄，加太子参 30 g，黄芪 20 g，香附 15 g，川楝子 10 g，牡蛎 20 g，再服 5 剂。

电话随访患者，皮疹消退，疼痛症状全消。

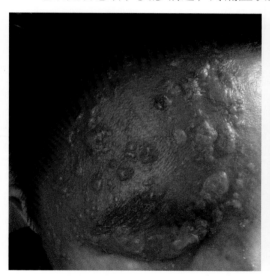 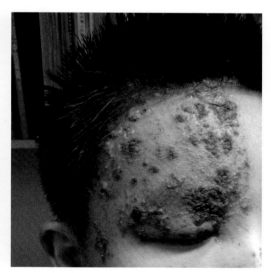

治疗前　　　　　　　　　　　　　　　　　治疗中

图 3-12　额部带状疱疹

按语： HIV 感染合并带状疱疹者，只要出现不适立即用中医药治疗，疗效是很好的。中医药治疗病毒性疾病是特长，特别是在配合中药外用的时候。关键是需要早发现、早治疗、早用中药。一般 HIV 感染者发生带状疱疹，已经有虚证出现。本例因为患者是学生，年轻且壮实，生活条件也挺好，所以，初诊虚证不明显。复诊时使用益气养阴的太子参、黄芪等药物组合，就是基于"虚"这个本质。

带状疱疹治疗的难点是尽快消肿止痛，所以，外用药物治疗方案很重要。外用药物使用是本例的特点：湿敷的主要目的是尽快清热解毒，消除局部炎症，特别是红肿水疱，如果水疱大，有张力性疼痛，可以用消毒针放掉大疱的分泌物；然后使用散剂水调外敷，解毒止痛，这个配合疗效很好。临床上，由于雄黄是管制药品，获取不便，可以使用青黛代替，疗效稍微弱一些，但是不良反应可减轻。

5. 合并荨麻疹医案

某某，女，45 岁，无业，四川资阳人，于 2015 年 1 月 19 日就诊。

主诉：双上肢反复发作红色风团伴气紧 4 天。

现病史：4 天前，患者无明显诱因双上肢出现红色风团，发作以晚上 9 时以后为主，皮肤瘙痒明显并伴气紧，影响睡眠；时有口干渴，喜冷饮；无发热、畏寒、咳嗽、腹痛、腹泻、便血、关节痛等表现。自行就诊于当地医疗机构，诊断为荨麻疹，予输液治疗（具体药物不详）后，诉每日风团及瘙痒发作稍有缓解。平素眠差易醒，近几日风团反复发作，以夜间为主且影响睡眠。为求进一步治疗，就诊于门诊。

既往史：8 个月前，在当地疾控中心确诊为 HIV 感染，随后开始抗病毒治疗，规律服药至今。

实验室检查：1 个月前查 CD4$^+$T 淋巴细胞计数为 348 个 /μl。

查体：精神差，时有搔抓皮肤的行为伴心烦，双上肢皮肤色泽偏红，未见明显风团；触其局部皮温升高。舌尖红、质干，苔薄白，脉弦细。

诊断：中医诊断为瘾疹。西医诊断为 HIV 感染合并荨麻疹。

治法：固阴祛风。

方药：过敏煎加减。乌梅 10 g，五味子 5 g，防风 10 g，银柴胡 15 g，地骨皮 15 g，珍珠母 15 g，射干 10 g，牛蒡子 10 g，合欢皮 10 g，蝉蜕 10 g，刺蒺藜 10 g。6 剂，水煎服，一日一剂，分三次服。

医嘱：急性发作期间忌海鲜、牛羊肉、酒及醪糟等。嘱其坚持规律服用抗病毒药。

2015-01-26 二诊：患者诉其双上肢夜间仍发作红色风团，但瘙痒程度较前减轻，发作面积较前减小，近几日没有新发皮疹且未再出现气紧症状，夜间入睡时间较首次就诊前有所延长。效不更方，将一诊处方减去射干、牛蒡子，继续服用 3 剂。

2015-01-29 三诊：患者诉其风团发作时间较前缩短，但瘙痒程度较前有所加重，发作面积增加，2 天前出现鼻塞、打喷嚏及浑身不适等感冒症状。此次就诊，根据其瘙痒程度加重、面积增加与感冒之外邪引动有关，在二诊药物基础上加麻黄 10 g，紫苏叶 10 g，葛根 10 g，继续予 3 剂水煎服。

2015-02-02 四诊：电话随访，患者诉其荨麻疹及感冒症状已得到有效控制。

按语： HIV 感染者 /AIDS 患者由于免疫缺陷的存在，继发性皮肤损害时有发生，包括细菌、真菌、病毒等感染所致皮肤病，也包括非感染性皮肤病，如湿疹、荨麻疹等。在具体的中医治疗上，扶正祛邪是治疗皮肤损害需要考虑的一个重要环节，但并非所有皮肤病治疗均适合这一原则，应结合病史进行审证求因从而确立具体治则治法。此案，风团发作以双上肢为主，病程短、起病急，伴局部瘙痒及气紧症状，但未合并发热、畏寒、咳嗽、腹痛、腹泻、便血、关节痛等全身表现，表明患者病位较为局限。患者口干、喜冷饮，舌红、质干，苔薄白，脉弦细，结合其皮肤表现，考虑阴虚兼风热蕴肤，治疗当以养阴疏风清热为主，方选过敏煎加减，该方为现代医家祝谌予治疗各种过敏性疾病的效方。一诊方中乌梅、五味子酸甘化阴，为过敏煎的组成药物，一则有养阴之功，二则兼具收敛止痒之效；防风、银柴胡也为过敏煎的组成药物，前者疏风解表，后者清热凉血，合乌梅、五味子俱有养阴之效。由于患者以夜间发作为主，故加入地骨皮以清其阴分之热。珍珠母咸寒，有重镇安神之功，与合欢皮合用则同时助眠，亦有止痒之效。射干、牛蒡子利咽之功明显，可缓解患者气紧症状。蝉蜕、刺蒺藜，疏风止痒，协助前述养阴清热之品，达到标本兼顾的作用。二诊，患者气紧明显缓解，未再发作，故去掉利咽之射干、牛蒡子，由于患者风团发作较前程度减轻、面积缩小，故除了去掉前述两味药以外，继续守方使用。三诊，患者出现感冒相关症状，瘙痒程度有所加重，面积增加，由于感冒为风邪犯表所致，且肺主皮毛，张毅教授考虑荨麻疹症状加重与风邪引动有关，故加入辛温解表之麻黄、紫苏叶，以解表散寒疏风；加入辛凉解表之葛根，一则与麻黄、紫苏叶之性相反相成，二则由于其有解肌之功，可缓解患者周身不适的情况。

6. 合并红皮病型银屑病医案

某某，女，58岁，四川成都人，退休，2017年初诊。

主诉：反复全身泛发红斑鳞屑，伴关节屈伸不利。

现病史：患者自诉服用齐多夫定、拉米夫定、依非韦伦抗病毒治疗半年后，全身泛发红斑鳞屑，反复发作，关节屈伸不利，头昏眩晕，无法下床活动，患者畏寒明显，无发热。后更换依非韦伦为替诺福韦，但皮损症状加重，西医拟采用皮质类固醇激素治疗，但患者畏惧激素不良反应，遂求治中医。

既往史：无特殊。

家族史：无特殊。

查体：腋下及腹股沟可扪及数个蚕豆大小淋巴结肿大。全身弥漫性、浸润性潮红色皮损，上覆糠屑样白色鳞屑，仅腹部及下肢可见部分正常皮肤，可见薄膜现象及点状出血（Auspitz征），未见束状发及顶针甲。舌红小，无苔。

实验室检查：CD4$^+$T淋巴细胞395个/μl，病毒载量< 1.0×10^3 copies/ml。

诊断：AIDS（发病期）合并红皮病型银屑病。

治法：解毒，凉血，温阳利湿。

方药：紫雪丹、犀角地黄汤、竹叶石膏汤、黄连解毒汤、镇肝熄风汤交替治疗。

医嘱：避风寒，忌食辛辣，忌饮酒，调畅情志。继续坚持服用HAART药物。

半年后续诊：前期疗效均不明显，患者描述，每天晚上小腿肌肉跳动，十几分钟才缓解，次日早晨起来，床单上有一层白色脱屑。因《伤寒论》82条有"太阳病发汗，汗出不解，其人仍发热，心下悸，头眩，身瞤动，振振欲擗地者，真武汤主之"之训，故立即投以真武汤，3剂，皮肤症状大部分缓解。处方为制附片30 g，白芍30 g，白术10 g，茯苓15 g，生姜10 g，忍冬藤40 g。外用处方为生地黄、玄参、丹皮、银花等分，研细粉，用凡士林调和，外敷，保鲜膜封包2小时，每天1次，1周后红斑鳞屑即缓解。后用金黄散加黄芩、重楼、青黛等分，研细粉，凡士林调和后外敷，每晚使用一次，封包2小时以上。治疗后患者皮肤症状明显缓解（图3-13）。

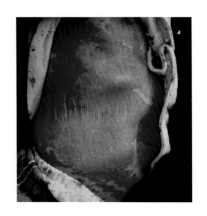

侧腹部治疗前

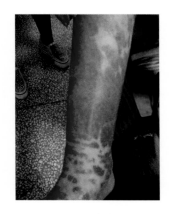

下肢治疗前

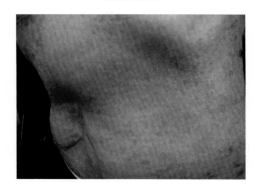

侧腹部治疗后

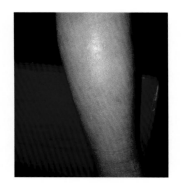

下肢治疗后

图 3-13　治疗前后皮肤情况

按语： 本案患者发病原因为抗病毒药物不良反应，更换药物之后仍未好转。从皮肤表现来看以弥漫性潮红斑块、大面积脱屑为主，初诊考虑血热证为主，故使用紫雪丹、犀角地黄汤、竹叶石膏汤等清气分、血分热为主的方药，但临床效果并不佳。真武汤是温阳利水代表方，临床上常用于慢性肾小球肾炎、心源性水肿、甲状腺功能减退等脾肾阳虚，水湿内停者，银屑病患者使用此方并不多，但从临床病因病机分析，AIDS 患者免疫力低，特别是进入艾滋病期的患者，大多本虚标实，还是应该以扶正为主，祛邪次之。银屑病合并关节型表现患者大多有肾阳不足问题，使用真武汤温阳利水，扶正温阳，有利于机体正气恢复，故患者银屑病症状明显缓解，但目前来说红皮病型银屑病也属于难治性皮肤病，仍需要长期维持治疗。

7. 合并皮肤瘙痒症医案

某某，女，35 岁，已婚，自由职业，1972 年 7 月出生，2007 年 8 月初诊。

主诉：自汗、盗汗 6⁺ 年，皮肤瘙痒半年。

现病史：6⁺ 年前（2001 年）出现自汗、盗汗，余无特殊不适。3⁺ 年前（2004年）确诊 HIV 感染。半年前在自汗、盗汗基础上，增加乏力、纳呆、全身皮肤瘙痒、关节疼痛症状，并伴有腹痛、腹胀、脱发、月经不调。

既往史：确诊 HIV 感染 3 年，目前正在使用抗病毒药物。

个人史：静脉吸毒史 8 年，余无特殊。

查体：T 36.5 ℃，P 84 次 / 分，R 20 次 / 分，BP 100/70 mmHg，体重 55 kg。左小腿内侧有直径 1 cm 大小溃疡，乌黑色，伴下肢肿胀。右上肢肘部以下水肿，右腕以下皮肤瘙痒，双侧腹股沟扪及 1.5 cm × 3.0 cm 大小淋巴结。心肺腹查体（－），余查体无特殊。舌质红，苔黄厚、乏津，脉沉细。症状体征评分，乏力 2 分、纳呆 2 分、气短 1 分、自汗 2 分、盗汗 3 分、脱发 2 分、腹痛 1 分、腹胀 1 分、腰痛 1分、皮肤瘙痒 2 分、月经失调 2 分、淋巴结肿大 3 分，总积分 22 分。卡诺夫斯基积分为 90 分。近一月感冒次数 0 次。

实验室检查：CD4⁺T 淋巴细胞计数 328 个 /μl。

诊断：HIV 感染（潜伏期）合并皮肤瘙痒症。

治法：益气，养阴，解毒。

方药：四妙勇安汤加减。金银花 10 g，玄参 10 g，当归 10 g，野菊花 30 g，太子参 30 g，桑枝 30 g，甘草 5 g。3 剂，水煎分服，每日 3 次，每日一剂，连续 14 天。同时服用芪苓益气片，每日 3 次，每次 0.5 g × 6 片，饭后 30 分钟内温水送服。

医嘱：停止静脉吸毒，使用美沙酮替代。申请抗病毒治疗。规律生活。

2008-04-22 二诊：服药 8 个月复诊，诉腹痛、腹胀，皮肤瘙痒，月经失调症状消失，自汗、盗汗及脱发症状明显改善，未再出现腹泻。体重 57 kg，症状体征评分，乏力 2 分、纳呆 2 分、气短 1 分、自汗 1 分、盗汗 1 分、肌肉痛 1 分、关节痛1 分，总积分 9 分。卡诺夫斯基积分为 90 分。近一月感冒次数 0 次。CD4⁺T 淋巴细胞计数 478 个 /μl。继续予芪苓益气片，每日 3 次，每次 6 片，饭后 30 分钟内温水送服。

2009-08-21 三诊：服药 24 个月复诊，诉本月感冒 1 次，感冒时有发热，咳嗽，咳痰，质地黏稠，腥臭味，关节痛及腰痛症状加重，平素乏力，纳呆，气短，脱发，自汗、盗汗，自汗、盗汗症状明显，偶有腹痛、腹胀、胸痛、月经失调，有淋巴结肿大。舌红，苔腻，脉细数。症状体征评分，发热 4 分、咳嗽 4 分、乏力 2 分、纳呆 4 分、气短 1 分、自汗 1 分、盗汗 2 分、脱发 3 分、胸痛 1 分、腹痛 1 分、腹胀 1 分、关节痛 1 分、腰痛 1 分、月经失调 1 分，总积分 27 分。卡诺夫斯基积分 90 分。体重 52 kg。口服抗生素后感冒痊愈，发热、咳嗽症状消失。CD4⁺T 淋巴细胞计数 252 个 /μl。

感冒好转两个月之后复查 CD4⁺T 淋巴细胞计数 708 个 /μl。

2010-03-31 四诊：服药 31 个月复诊，患者近几月未出现感冒，自觉轻微乏力，口干欲饮，胸闷气短，偶有腹痛，腹股沟淋巴结肿大。查体见四肢脉管炎性肿胀，舌红小，苔黄腻，脉沉细无力。症状体征评分，乏力 2 分、口干欲饮 6 分、气短 2 分、腹痛 1 分、淋巴结肿大 6 分，总积分 17 分。卡诺夫斯基积分 100 分。体重 52 kg。CD4⁺T 淋巴细胞计数 501 个 /μl，辨证为气阴两虚证，予生脉饮合二至丸加减，余治疗同前。具体药味如下，党参 20 g，麦冬 10 g，五味子 10 g，女贞子 10 g，旱莲草 10 g，神曲 10 g。水煎服，每日一剂，每日 3 次。同时每日服用灵芝粉 20 g，每次 10 g，早晚各 1 次。

2011-11-23 五诊：服药 51 个月复诊，患者出现自汗、盗汗、腹泻，有皮肤瘙痒，淋巴结肿大，舌淡，苔薄黄，脉沉细。查体可见双手臂红色丘疹。余未见特殊。症状体征评分，自汗 2 分、盗汗 1 分、腹泻 2 分、纳呆 2 分、皮肤瘙痒 2 分、淋巴结肿大 6 分，总积分 15 分。卡诺夫斯基积分 90 分。体重 54 kg，近半年感冒 6 次。2011 年 6 月 CD4⁺T 淋巴细胞计数 483 个 /μl。中医辨证为正虚邪实，内服六味地黄丸合生脉饮加减，处方为生地黄 25 g，淮山药 30 g，山茱萸 15 g，茯苓 20 g，泽泻 15 g，丹皮 15 g，丹参 20 g，广木香 10 g，砂仁 10 g，炒枣仁 15 g，太子参 30 g，麦冬 15 g，五味子 15 g，炙甘草 5 g，地骨皮 15 g；外用处方为银花藤 30 g，连翘 20 g，天花粉 20 g，防风 20 g，陈皮 15 g，浙贝母 15 g，赤芍 15 g，地肤子 20 g，白鲜皮 20 g，苦参 20 g，丹皮 20 g，紫草 15 g，红藤 20 g，甘草 20 g，水煎外洗。予芪苓益气片，每日 3 次，每次 6 片，饭后 30 分钟内温水送服。

2012-10-25 六诊：服药 62 个月复诊，本月感冒 1 次，未服用感冒药自愈。其间有发热，咳嗽，乏力，偶有皮肤瘙痒，月经失调，淋巴结肿大。舌红少苔，脉滑。症状体征评分，发热 2 分、咳嗽 2 分、乏力 2 分、皮肤瘙痒 2 分、月经失调 1 分、皮疹 9 分、淋巴结肿大 3 分，总积分 21 分。卡诺夫斯基积分 90 分。体重 51 kg。2012 年 10 月 CD4⁺T 淋巴细胞计数 455 个 /μl。继续以前治疗。

2013-07-27 七诊：服药 71 个月复诊，患者在此期间病情稳定，自诉无特殊不适，生活质量良好，近几月很少出现感冒。2013 年 7 月 CD4$^+$T 淋巴细胞计数 581 个 /μl。治疗方案不改变，继续以前治疗计划。

2014-05-25 八诊：服药 81 月复诊，患者诉脱发，偶有感冒，出现乏力、咳嗽、胸痛、腹痛、腹胀，余无特殊不适，舌淡红，脉沉细。症状体征评分，咳嗽 2 分、乏力 2 分、胸痛 1 分、腹痛 1 分、腹胀 1 分、脱发 2 分，总积分 9 分。卡诺夫斯基积分 90 分。体重 51 kg。2014 年 5 月 CD4$^+$T 淋巴细胞计数 625 个 /μl。

患者生活状况良好，未见艾滋病合并症，依从性好，能按时完成随访观察治疗，未加用抗病毒药物，继续接受中药治疗。

按语：患者 8 年前开始静脉吸毒，6$^+$ 年前无明显诱因出现自汗、盗汗，3$^+$ 年前体检时发现 HIV 抗体阳性，从病史分析，感染 HIV 的时间应该早于 3$^+$ 年前，只是因为没有检测出来，所以，感染时间不详。否则，不会出现明显的艾滋病期临床表现。

HIV 侵袭日久，耗伤正气，气阴亏虚，故自汗、盗汗并见。近半年来，出现浑身乏力，纳呆，全身皮肤瘙痒，全身关节疼痛，并伴有腹痛腹胀、脱发、月经不调等症。病毒久留耗气伤津，脾肺气虚，固摄无力，故自汗、乏力、纳呆；阴虚易生内风，虚阳外越，迫津外出，则盗汗、全身皮肤瘙痒、月经不调等。现左小腿内侧有直径 1 cm 大小溃疡，乌黑色，下肢肿胀；右上肢肘部以下水肿，右腕以下皮肤瘙痒，双侧腹股沟扪及 1.5 cm×3.0 cm 大小淋巴结，此因正气不足，气阴耗伤，湿毒流注皮络，发于肌肤所致。舌红，苔黄厚、乏津，脉沉细，西医诊断为艾滋病期，中医四诊辨证为气阴两虚、湿毒蕴结，予以四妙勇安汤加减清热解毒、益气除湿治疗，同时以芪苓益气片益气固本、健脾益肾。

本例正虚明显而毒盛也明显，所以，使用扶正和解毒俱重的治疗方法，扶正托毒，攻补兼施，祛邪不忘扶正之本，扶正则更增祛邪之功，疗效显著。治疗 7 年左右，用药在健脾益气、养阴解毒之间变化，正气得复，邪毒得祛，则病情延缓，生命质量提高。

艾滋病患者病程较长，病情变化复杂，临床当重四诊合参辨证论治，当补则补，当泻则泻。在病情进展期，湿热邪毒之邪外发于肌肤，病情危重，治疗当以祛邪为主，适当辅以扶正固本之品，病情缓解，湿毒大半已祛，当以扶正固本为主，辅以祛邪之品。治疗应根据病情轻重缓急或以祛邪为主，或以扶正为主，发病期要大胆祛邪，急则治其标，缓则治其本，该祛则祛，当补则补，不虚不补，无邪不祛。

七、合并脑血管意外后遗症医案

某某某，男，56岁，无业，未婚，四川西昌人，1951年8月出生，2007年6月18日初诊。

主诉：面部、胸背部丘疹 4$^+$ 年，HIV 抗体阳性 6$^+$ 月，伴左侧肢体功能丧失 6$^+$ 月。

现病史：4$^+$ 年前，面部、胸背部不明原因出现皮疹，因无特殊感觉，并未采取任何治疗；6$^+$ 月前，醒后突发左侧肢体功能丧失，四肢无力负重，活动受限，痛觉、触觉明显减弱，因条件限制未到医院诊治；随即出现不明原因发热，经检查 HIV 抗体阳性，经确认后，3$^+$ 月前在指定医疗机构开始抗病毒治疗，定时服用奈韦拉平、司他夫定和拉米夫定。为求多一种治疗途径，来指定医院进行中医治疗。患者经常不明原因发热、乏力、纳呆、气短胸闷、自汗、盗汗、脱发、头痛。舌淡暗，苔白少津，脉沉细无力。

既往史：6$^+$ 年前患胆囊炎，经治疗痊愈。

个人史：非静脉吸毒史 10 年，有不安全性行为。

家族史：无特殊。

查体：形体消瘦，营养较差，神志清楚，语言謇涩，但尚能对答，跛行；T 35.9℃，R 24 次/分，P 96 次/分，BP 100/64 mmHg。面部、胸背部散在分布米粒头至绿豆大小红色或者正常颜色丘疹、丘脓疱疹，颈部浅表淋巴结部分肿大，左侧肢体肌力 1 级，完全性瘫痪，感觉功能明显下降，余无阳性体征。症状体征积分 40 分，卡诺夫斯基积分 60 分。

实验室检查：CD4$^+$T 淋巴细胞计数 371 个/μl，病毒载量 2.3×10^2 copies/ml。

诊断：艾滋病合并脑血管意外后遗症。

治法：扶正化瘀通络。

药物：芪苓益气片，一次 0.5 g×6 片，一日 3 次。同时配合生三七粉，每天 1 次，每次 2 g。

医嘱：坚持按照医嘱抗病毒治疗。忌饮酒，保持营养，调畅情志。

2007-12-06 二诊：服药 6 个月后，已无发热，乏力、纳呆、气短胸闷、自汗、盗汗、脱发、头痛等症缓解，左侧肢体肌力 2 级，肢体可在床面水平移动，面部、胸背部散在分布的丘疹、丘脓疱疹大部分消失，症状体征积分 30 分，卡诺夫斯基积分 70 分。此乃健脾益肾之法，气血生化有源，肌肉得以荣养，气足则血行，血行则瘀祛，治疗效不更方。

2008-03-21 三诊：服药 9 个月后，面部、胸背部散在分布的丘疹、丘脓疱疹消失，左侧肌力恢复到 3 级，肢体可稍微抬离床面，但不能抵抗阻力，症状体征积分 20 分，卡诺夫斯基积分 80 分。此乃正气复生，托毒外出之功，气血生化有源，肌肉得以荣养，邪去则正安，病因病机无明显变化，故治疗效不更方。

2008-12-17 四诊：服药 18 个月后，左侧肌力恢复到 4 级，肢体可抬离床面，可稍微抵抗阻力，症状体征积分 3 分，卡诺夫斯基积分 90 分，生活可自理。此因病因病机无明显变化，气虚已补，血虚已复，瘀阻已祛，故治疗效不更方。

按语：该患者经济情况太差，全靠政府低保和社会救济生活，自己没有任何经济来源，也没有经济能力服用中药，治疗均使用国家中医药治疗艾滋病试点项目的免费中成药，首次就诊后，第二日采血发药，均由医务人员送上门。中医诊断为中风后遗症，辨证为气虚血瘀证，法当固本培元、益气托毒，故用芪苓益气片加三七粉治疗。

患者 10 年前开始非静脉吸毒，加之有不安全性行为，有感染艾滋病的潜在可能；4[+] 年前面部、胸背部出现不明原因皮疹，散在分布米粒头至绿豆大小红色或者正常颜色丘疹、丘脓疱疹，这可能是艾滋病发病的皮肤表现；此期患者正气尚存，奋力抗邪，由邪气外发于体表肌肤所致。6[+] 月前，醒后突发左侧肢体功能丧失，四肢无力负重，活动受限，感觉明显下降，因为没有检查条件，所以没有明确是什么脑部病变。出现不明原因发热，才检查出 HIV 抗体阳性，3[+] 月前在当地疾控中心开始抗病毒治疗，应该是很快抑制了病毒。内感邪毒日久，正气逐渐消耗，故见发热、乏力、纳呆、气短胸闷、自汗、盗汗等气虚证表现；气虚运化不足，湿热之邪郁久，炼液成痰，痰阻血瘀，脑窍阻塞不通，四肢不得濡养，故见左侧肢体肌力 1 级，完全性瘫痪，感觉功能明显下降等体征。感染邪毒日久，正气不断损耗，邪盛正衰，机体免疫力下降，病毒大量复制，服用抗病毒药物 3 月余后，检查示 CD4[+]T 淋巴细胞计数 371 个 /μl，病毒载量 $2.3×10^2$ copies/ml，症状体征积分 40 分，卡诺夫斯基积分 60 分，中医辨证为气虚血瘀证，故用芪苓益气片固本培元、益气托毒治疗。

本案患者表现出明显的气虚、阴虚症状。因为半身不遂，舌质暗淡，络阻血瘀；加之病程长，患者经济条件太差，所以，仅使用中成药加三七粉。因为此病危及生命，患者求医的愿望还是比较强烈，能够坚持服药。根据中医"气虚则血瘀，血瘀则气滞"的特点，予以芪苓益气片培本固元、益气托毒，气血化生同源，气盛则血行；加三七粉活血化瘀，血行则瘀去，该方明显改善了机体气血阴阳虚弱之病理状态，佐证了中医"气为血之帅，血为气之母"的经典理论。证明中药对病毒载量和 CD4$^+$T 淋巴细胞计数的影响并不明显，但对全身的调节作用比较强，对 AIDS 患者的全身疾病有辅助治疗作用，可有效提高患者的生活质量。

吸毒感染 HIV 的感染者有几个特点，掌握后对中医药治疗会有帮助：其一，感染时间一般不明确；其二，抗病毒治疗或者中药治疗的时候，吸毒或使用美沙酮替代对治疗效果有一定影响，特别是以缓解临床症状为主的中药治疗，吸毒或使用美沙酮替代对其影响更大；其三，服药的依从性不好，但患者不承认；其四，病史叙述可靠性较差，需要家属、同伴、毒友补充佐证；其五，对食物、药物的耐受性强，无论什么药物都不容易起效；其六，患者生命力顽强，在许多危重情况下又能恢复生命。

参考文献

[1] 陈健，陈启龙，苏式兵. 中医药精准医疗的思考与探索［J］. 世界科学技术–中医药现代化，2016，18（4）：557–562.

[2] 胡建华，李秀惠，刘翠娥，等. 282例艾滋病患者中医证候调查研究［J］. 北京中医药，2012，31（9）：655–657.

[3] 杨凤珍，王健，赵敏，等. 72例HIV/AIDS患者中医证候与T淋巴细胞亚群和病毒载量相关性研究［J］. 中国医药学报，2004，19（12）：733–737.

[4] 陈莉华，王丹妮，李鹏宇，等. "精准医疗"理念下中医药治疗艾滋病的思考［J］. 中医研究，2021，34（3）：4–7.

[5] 谢世平，潘万旗，许前磊. 281例艾滋病患者常见中医证型与免疫指标相关性研究［J］. 中国中医基础医学杂志，2008，14（7）：520–521.

[6] 王树. 在澳大利亚用中医药治疗艾滋病的体会与研讨［J］. 天津药学，2000，12（4）：1–3.

[7] 贺小举，徐立然，郑志攀，等. 艾滋病患者不同证型与免疫指标的相关性研究［J］. 中华中医药杂志，2014，29（6）：1849–1851.

[8] 刘宇骏. 艾滋病中医证型与T淋巴细胞亚群及IL–2、IL–4水平的关系［D］. 广西医科大学，2017.

[9] 苏君梅，许广艳，葛卫红. 2型糖尿病气阴两虚证尿液代谢组学研究［J］. 中华中医药学刊，2015，33（6）：1323–1326.

[10] 张森，马素娜，王娟，等. 基于蛋白质组学和代谢组学的HIV/AIDS肺脾气虚证的研究［J］. 中华医药学刊，2017，35（9）：2375–2377.

[11] 马秀霞，徐立然，郭会军，等. 基于"同病异证"理念的HIV/AIDS患者代谢组学初步分析［J］. 中国艾滋病性病，2021，27（9）：965–969.

[12] 金艳涛, 杨春玲, 袁君, 等. 艾滋病脾肾亏虚证患者血液代谢组学特征分析 [J]. 中华中医药杂志, 2020, 35 (11): 5827-5830.

[13] 马素娜, 谢世平, 王娟, 等. 代谢组学技术在HIV/AIDS中医证候辨证分型研究中的运用 [J]. 中华中医药学刊, 2017, 35 (1): 56-58.

[14] 周仲瑛. "伏毒" 新识 [J]. 世界中医药, 2007, 2 (2): 73-75.

[15] 闫利源, 张毅. 艾滋病的中医病因病机及治疗思路研究 [J]. 中医学报, 2011, 26 (1): 3-6.

[16] 蒋心悦. 浅析艾滋病的病因病机 [J]. 中国医药学报, 2001, 16 (6): 41-42.

[17] 张海燕, 彭勃, 谢世平, 等. 艾滋病 "艾毒伤元" 发病机制中湿邪作用的探讨 [J]. 世界中医药, 2014 (5): 568-570, 639.

[18] 吕乃达, 王禄林. 艾滋病的中医药治疗研究 [J]. 中医药临床杂志, 2005, 17 (4): 409-410.

[19] 刘兆梅, 杨怡姝, 温瑞兴. 中草药及其有效成分抗艾滋病的研究进展 [C]. //庆祝中国中医研究院成立50周年首届中医药发展国际论坛暨首届中医药防治艾滋病国际研讨会论文集.2005: 1316-1322.

[20] 张锋镝, 卢洪洲. 姜黄素抗人类免疫缺陷病毒等作用研究进展 [J]. 中国感染与化疗杂志, 2015, 15 (5): 487-490.

[21] 杨柳荫, 王睿睿, 李蓉涛, 等. 五味子提取物SEA-10的体外抗HIV-1活性 [C]. //中华中医药学会防治艾滋病分会2006年防治艾滋病学术研讨会论文集.2006.

[22] 田浤, 敖竹君, 王小霞, 等. 3种中药对艾滋病毒感染复制的影响 [J]. 中国病原生物学杂志, 2016, 11 (7): 577-583.

[23] 崔雪青, 刘煦, 陈欢, 等. 核桃壳提取物体外抗HIV-1活性研究 [J]. 中华中医药杂志, 2016, 31 (7): 2754-2758.

[24] 崔雪青, 刘熙, 陈欢, 等. 思茅松松塔提取物体外抗HIV-1研究 [J]. 中草药, 2016, 47 (11): 1914-1918.

[25] 李春艳, 刘煦, 丁云, 等. 云南松松塔提取物体外抗HIV-1活性初步研究 [J]. 时珍国医国药, 2016, 27 (4): 774-776.

[26] 潘晓彦, 张明娇, 曾晓云, 等. 狼毒大戟提取物通过NF-κB通路激活潜伏HIV [J]. 南方医科大学学报, 2015, 35 (11): 1614-1618.

[27] 王芹, 朱莹, 刘卉, 等. NF1菌多糖体外抗HIV-1活性研究 [J]. 甘肃医药, 2021, 40 (11): 961-962, 977.

[28] 刘欣, 温奇龙, 蔡丹昭, 等. 扶芳藤提取物抗HIV-1活性初步实验研究 [J]. 时珍国医国药, 2019, 30 (12): 2843-2845.

[29] 刘欣, 叶力, 蒋俊俊, 等. 苦豆碱的体外细胞毒性以及抗HIV-1活性实验研究 [J]. 内科, 2019,

14（2）：133-136.

[30] 冯秋红. 6种藏族药提取物体外抗HIV-1活性的初步探讨 [J]. 临床医药文献电子杂志, 2019,
6（21）：12.

[31] 莫雨晓, 吴胜男, 李青雅, 等. 石见穿乙醇提取物氯仿部位抗HIV-1活性的体外实验研究 [J].
时珍国医国药, 2018, 29（12）：2847-2849.

[32] 马秀兰, 马建萍, 艾合买提·阿不都热依木, 等. 鱼芩解毒丸体外抗HIV-1活性探讨 [J]. 中国
医药导刊, 2017, 19（9）：888-891.

[33] 马秀兰, 马建萍, 张颖, 等. 太芪培元颗粒体外抗HIV-1病毒活性研究 [J]. 中国中医药信息杂
志, 2016, 23（4）：61-63.

[34] 王东妮. 南欧大戟中潜伏期HIV病毒再激活的活性成分研究 [D]. 厦门大学, 2019.

[35] WANG P F, LU P P, QU X Y, et al. Reactivation of HIV-1 from latency by an ingenol derivative
from Euphorbia kansui [J]. Scientific Reports, 2017, 7（1-4）：9451.

[36] APPENDINO G, SPAGLIARDI P, BALLERO M, et al. Macrocyclic diterpenoids from Euphorbia
hyberna L. subsp. insularis and their reaction with oxyphilic reagents [J]. Fitoterapia, 2002, 73（7）：
576-582.

[37] BEDOYA M L, MÁRQUEZ N, MARTÍNEZ N, et al. SJ23B, a jatrophane diterpene activates
classical PKCs and displays strong activity against HIV in vitro [J]. Biochemical Pharmacology,
2008, 77（6）：965-978.

[38] PROTTENGEIER J, KOUTSILIERI E, SCHELLER C. The effects of opioids on HIV reactivation
in latently-infected T-lymphoblasts [J]. AIDS Research Therapy, 2014, 11（1）.

[39] ARAÚJO S D M, SILVA D A M F, KOOLEN F H H, et al. Isoquinoline-derived alkaloids from the
bark of Guatteria olivacea（Annonaceae）[J]. Biochemical Systematics and Ecology, 2020, 92.

[40] 单文俊. 虎杖中具有潜在HIV病毒再激活作用活性物质研究 [D]. 厦门大学, 2014.

[41] WANG C, YANG S Y, LU H S, et al. A natural product from Polygonum cuspidatum sieb.et zucc.
promotes tat-dependent HIV latency reversal through triggering P-TEFb's release from 7SK
snRNP [J]. PLoS One, 2015, 10（11）：e0142739.

[42] HORI T, BARNOR J, HUU N T, et al. Procyanidin trimer C1 derived from Theobroma
cacao reactivates latent human immunodeficiency virus type 1 provirus [J]. Biochemical and
Biophysical Research Communications, 2015, 459（2）：288-293.

[43] 吴志洪, 钟江, 黄云淑, 等. 阴气虚在AIDS合并尖锐湿疣致病机制中的作用 [J]. 中国艾滋病性
病, 2015, 21（5）：447-448.

[44] 李建智, 谢世平, 张海燕, 等. 艾滋病病因病机学说探析 [J]. 中医研究, 2014, 27（7）：4-5.

第四章

针、药、制剂治疗艾滋病的探索

在艾滋病治疗上，目前国内外皆以高效抗反转录病毒疗法为主，该疗法在降低病毒载量及恢复免疫方面有确切的良效，得到全世界的公认并由世界卫生组织（WHO）采用。中医药治疗艾滋病在中国也逐步受到重视，通过三十多年国内外运用中医药（针灸、单位药物、中药复方及其他疗法）治疗艾滋病的实验和临床研究结果发现，中医药对艾滋病的治疗显示出一定优势，体现在中医药可以治疗某些机会性感染，减轻或者避免抗病毒药物的不良反应，特别在稳定或者提高感染者的免疫功能、改善患者的症状和体征、提高患者的生活质量、改善感染者生存质量等方面具有明显优势。

第一节 针灸（针灸和药物）治疗艾滋病的探索

针灸的应用已有几千年的历史，它通过调整机体功能来治疗疾病。艾滋病以病毒在机体内大量复制，破坏机体免疫系统从而导致各种机会性感染或者恶性肿瘤为特点。针灸治疗从扶正固本和调整机体功能着手增强机体免疫能力从而治疗疾病。从目前针灸治疗艾滋病的研究来看，以针灸疗法或者针灸结合中药、西药对艾滋病相关症状的研究为主，并且显示针灸治疗对相关症状有确切疗效，但缺少对艾滋病患者免疫功能或病毒作用的研究报道。

一、针灸

（一）针灸整体调治

取穴：中脘、关元、气海、肾俞、命门、胃俞、肺俞、大椎、曲池。

应用：尹勇等采用针刺加艾灸，选取中脘、关元、气海、肾俞、命门、胃俞、肺俞、大椎、曲池，治疗 23 例乌干达 HIV 感染者 /AIDS 患者，认为针灸疗法可明显减轻和改善患者诸如发热、乏力、纳差、腹泻、体重减轻、皮肤疾病和口腔溃疡等症状和体征（$P < 0.01$），从而提高其生活质量。

分析：关元、肾俞、命门以培元养精；中脘、胃俞以益气养胃；大椎、曲池以清热解毒，疏风散邪；气海、肺俞以宽胸理气，佐以灸治气海、中脘、关元、肾俞、命门、胃俞、肺俞，以温散寒邪、温通经络、活血祛瘀、回阳固脱。现代研究证实：艾灸疗法可调整脏腑功能，提高机体的免疫功能，这主要是通过调节体内失衡的免疫功能来实现，艾灸具有扶正固本、增强机体非特异性和特异性免疫功能的作用，从而达到防病治病的功效。

取穴：足三里、关元等。

应用：刘继明选用足三里、关元等中医传统的保健强身之穴针灸加耳针治疗坦桑尼亚的 24 例艾滋病患者，发现针灸和耳针可提高患者的免疫力。

分析：足三里、关元培补元气以祛邪外出，达到扶正固本的作用。

取穴：合谷、足三里、曲池、气海、关元、大椎等。

应用：美国针灸师 Naomi Rabinomitz 等选取合谷、足三里、曲池、气海、关元、大椎等穴位治疗了 200 多例艾滋病患者，发现针灸有减轻症状、延长生命的效果。

分析：合谷、曲池、大椎以清热解毒，疏风散邪，足三里、气海、关元固本，两组穴位配伍以达散邪与固本培元相辅，扶正祛邪以达标本兼顾。

取穴：足三里、气海、关元、神阙等。

应用：李静在埃塞俄比亚援外医疗时期，采用针刺、艾灸治疗艾滋病患者，选取双侧足三里、气海、关元、神阙等穴位，取得良好疗效。

分析：足三里、气海、关元、神阙以扶正固本，加之艾灸以温散寒邪、温通经络、活血祛瘀、回阳固脱。

（二）针灸治疗艾滋病的并发症或合并症

1.腹泻

取穴：神阙、天枢、足三里、关元为主穴。

配穴：脾肺气虚型配肺俞、大肠俞；脾胃虚弱型配脾俞、胃俞、中脘；脾肾阳虚型配肾俞、命门。

应用：郭燕、钱宝延采用艾灸疗法治疗艾滋病腹泻者 60 例并观察其临床疗效，临床缓解 35 例，占 58%，有效 21 例，占 35%，无效 4 例，占 7%，有效率93%。

分析：在治疗艾滋病腹泻时，艾灸疗法可温中散寒，健脾止泻，回阳救逆，益气固脱，扶正固本。神阙、天枢、足三里、关元是治疗腹泻的要穴。神阙有回阳固脱、温肾补脾、止泻止痢之功。天枢是大肠之募穴，是阳明脉气所发，主疏调肠腑、理气行滞、消食。足三里有健运脾胃，培土化元，补益后天之功。关元是任脉与足三阴经交会穴，三焦元气所发处，联系命门真阳，为阴中之阳穴，艾灸关元可补摄下焦元气，扶助机体元阴元阳。可见艾灸神阙、天枢、足三里、关元可提高人体免疫功能，调动机体自身的抗病能力而抵御病邪的入侵。中脘、天枢分别是胃、大肠的募穴，配合背部的俞穴，俞募配合可调整脏腑功能，健运脾胃，提高艾滋病患者的免疫力，使艾滋病患者的症状和体征得到缓解。

取穴：天枢、阴陵泉、足三里、关元、肾俞。

应用：刘金喜选取130例来自赞比亚的HIV感染者，将50例自愿接受针灸治疗的患者归为治疗组，其余80例为对照组（诺氟沙星治疗）。治疗组愈显率、总有效率分别为34.00%、96.00%；对照组为13.75%、76.25%。两组疗效差异具有显著性意义，治疗组显著优于对照组。

分析：天枢是足阳明胃经穴，具有很强的止泻作用；阴陵泉是足太阴脾经之合穴，脾主运化，具运化水湿之功能，合主逆气而泄；足三里是足阳明胃经之合穴，具有强健脾胃之功能；关元是小肠募穴，肾俞是背俞穴，腹泻取之有"阴病引阳"之治疗机理，两穴灸之，可培补元气。诸穴合用具有扶正祛邪、健脾止泻之功能。

取穴：神阙、关元、天枢、足三里。

应用：农惠玲等选取52例艾滋病腹泻患者，治疗组26例给予隔姜灸治疗，对照组26例口服黄连素片，同时给予糖盐水补液治疗。治疗组总有效率为92.3%，高于对照组（76.9%），两组比较差异有统计学意义（$P < 0.01$），说明隔姜灸治疗艾滋病腹泻效果确切。

分析：隔姜灸疗法是在艾炷与皮肤之间隔一姜片进行施灸，以防病治病和保健为目的的一种治疗方法。艾炷主要成分有艾叶、高良姜、桂枝、降香、广藿香、香附、陈皮、白芷等，有通经活络、回阳救逆等功效。生姜味辛性温，通十二经，走三阴，理气血，逐寒湿。艾炷隔姜灸使其药力穿透皮肤。神阙具有回阳固脱、止泻止痢、温肾补脾等作用。关元为阴中之阳穴，艾灸关元可补摄下焦元气，扶助机体元阴元阳；足三里有培土化元、健运脾胃、补益后天之功效；天枢是大肠募穴，主治腹痛、泄泻、痢疾等肠胃疾病。神阙、关元、足三里是经穴中的强壮之穴，能扶正固本，具有强壮保健的作用。

腹泻是艾滋病患者的常见症状，临床上以排便次数增多，粪便稀溏，甚至如水样为主要特点。根据不同的辨证分型，选取不同的穴位。治疗艾滋病腹泻的基本穴位为关元、神阙、天枢、足三里，多采用灸法。关元为小肠募穴，位于小腹，内应肠腑，可泌别清浊，调节肠腑。神阙位于腹之中部，为中、下焦之枢纽，临近胃肠，所以该穴有健脾和胃，理肠止泻之功。足三里是足阳明胃经合穴，足阳明经属胃络脾，又是胃之下合穴，"合治内腑""合主逆气而泄"，故足三里是治疗脾胃病的主穴，《四总穴歌》中有"肚腹三里留"，健脾和胃可取足三里为主穴。天枢属于胃经，又为大肠募穴，位于脐旁，内应肠腑，故取之可调理胃肠。四穴合用，共呈补脾益气、理肠止泻之功，可用于腹胀肠鸣、泄泻之症。

2. 带状疱疹

取穴：足三里、阳陵泉、三阴交、合谷、外关、曲池、风池、大椎、肾俞。

应用：吴欣在纳米比亚工作期间针灸治疗艾滋病合并带状疱疹患者 43 例，取得良好疗效。

分析：采用泻风池、合谷以清热解毒，疏风散邪；足三里、三阴交、合谷、大椎、肾俞等穴，施予补法，以培补元气、扶正固本；根据"经脉所过，主治所及"的理论，取少阳经循行部位穴位阳陵泉、外关两穴以疏通经气。佐以患处局部艾灸，温通散寒，祛邪止痛。

取穴：热毒炽盛型取风池、曲池、合谷、太冲，在皮损周围健康皮肤处，每隔 3 ～ 5 cm 处用三棱针点刺，各放血数滴，局部施灸；湿热蕴结型取足三里、阴陵泉、三阴交、合谷，在皮损周围健康皮肤处，用 1.5 寸长针围刺加平刺，局部施灸；气滞血瘀型取合谷、玉堂、大敦，在皮损区域内用 1.5 寸长针并排每隔 3 ～ 5 cm 距离平刺，局部施灸。

应用：李敏采用辨证分型的方法，对 60 例带状疱疹患者进行针灸治疗，并设药物对照组观察。通过对其疱疹消退情况和治疗前后的疼痛评分分析，结果认为针灸治疗对机体免疫力低下所伴发的严重带状疱疹具有较好的疗效，且优于单纯药物治疗。

分析：对于热毒炽盛型，治以清热泻火、解毒活血，三棱针点刺放血祛除局部热毒，配风池、曲池、合谷、太冲清解全身邪热。对于湿热蕴结型，治以健脾利湿、清热除湿，长针围刺疏通局部经气，配阴陵泉、足三里、三阴交、合谷清利中焦，排除湿热。气滞血瘀型，治以通经活络、活血化瘀，局部排针平刺玉堂、大敦、合谷调理经络。艾条局部施灸，主要起到通经活络，促使毒邪外发的作用。

带状疱疹是艾滋病常见症状之一，临床上艾滋病合并带状疱疹的治疗，常根据辨证分型而选取不同穴位。由于艾滋病带状疱疹具有发病急、进展快、病程长、皮损面积大、分布范围广等特点，疱疹愈后常遗留有神经痛，疼痛剧烈难忍，常持续数年之久。故治疗上应标本兼治，从整体入手，配合局部取穴治疗加强止痛效果。

3.面神经炎

取穴：阳白、四白、下关、地仓、颊车、承浆、合谷、足三里、三阴交、太溪、太冲、关元、气海。

应用：陈捷、张冬梅在博茨瓦纳工作期间，对 7 例 HIV 阳性合并耳带状疱疹致面瘫的患者进行针灸治疗及临床观察，效果颇佳。

分析：选取患侧阳白、四白、下关、地仓、颊车、承浆进行电针治疗；"面口合谷收"，配上合谷，使患侧面肌随着电针波型而产生收缩、牵拉，使之恢复局部功能，并配合用艾条在患侧局部及疱疹部位熏灸，使疱疹及局部面神经功能恢复。配以针刺足三里、三阴交、太溪、太冲等穴，以调理气血，使气机通畅，调理阴阳，同时重点温灸关元和气海，以振奋人体阳气，调动体内元气。

取穴：地仓、颊车、合谷、承浆、阳白、四白、攒竹、大椎、关元、气海、足三里、丰隆、肺俞、脾俞、肾俞。

应用：张弛、张文远等在埃塞俄比亚工作期间，治疗艾滋病合并面瘫患者143例并观察临床疗效，认为通过针灸治疗能提高艾滋病患者的免疫能力，减轻患者的合并症的症状和体征，提高对并发症的疗效和患者的生存质量。

分析：医者针刺地仓、颊车、合谷、承浆、阳白、四白、攒竹改善局部气血，恢复局部肌肉、神经功能；针刺关元、气海、足三里、丰隆、大椎、肺俞、脾俞、肾俞，其中关元、气海、足三里、大椎拔针后加灸，以调节机体全身血气，调畅气机，扶正固本抗毒。

取穴：阳白、四白、翳风、牵正、迎香、地仓、颊车（患侧），合谷、足三里（双侧），气海、关元。

应用：马祖彬将来自坦桑尼亚的 HIV 阳性合并面瘫患者分为针刺组（48例）、艾灸组（47例）、针灸组（53例）、对照组（47例）。针刺组予针刺上述穴位；艾灸组予灸患侧翳风、地仓、颊车，双侧足三里、关元；针灸组予将针刺组所取穴位针刺之后，在翳风、关元、足三里处施灸；对照组选用维生素 B_1 100 mg、维生素 B_{12} 250 μg 肌内注射，每日 1 次。针灸组总有效率为 100%，与针刺组、艾灸组及对照组比有显著差异，表明针刺与针灸并用对 HIV 阳性合并面瘫的治疗效果最好。

分析：患侧局部取穴阳白、四白、翳风、牵正、迎香、地仓、颊车改善局部气血，恢复局部肌肉、神经功能。足三里可以培元固本，扶助正气，健脾和胃，通经活络，为强壮保健要穴。关元与气海培补元气，补肾固本，是人体的补益要穴。因为 HIV 阳性患者多伴正虚的证候，用足三里、关元、气海等穴可以增强机体的抵抗力，扶正以助祛邪，故在治疗 HIV 阳性合并面瘫时加用这些穴位。

面瘫即面神经炎，是艾滋病最常见的并发症之一。由于"艾毒"侵入人体，使人体失去了正常的阴阳平衡，脏腑功能失调，破坏体内气机通畅，使正气不能常存而易受外邪侵袭。因此在局部取穴治疗，以改善局部气血，恢复局部肌肉、神经功能，加上整体调治而固本扶正。

4. 周围神经病变

取穴：关元、气海、大椎、陶道、脾俞、肾俞为主穴。

配穴：上肢病变配肩髃、曲池、外关、合谷；下肢病变配环跳、阳陵泉、足三里、悬钟、解溪、内庭。

应用：韦玲用针刺方法对喀麦隆吉德医院的 54 例艾滋病并发周围神经病变的患者进行针刺治疗，结果总有效率达到了 96.3%。

分析：在中医理论体系里，本证属"痿证""痹症"范畴，人体感染"艾毒"后，损伤机体正气，卫外不固，阴阳失衡，脏腑功能失调，邪郁体内，久病入络，耗伤人体气血精液，导致气阴双亏，肌肤、筋脉、肌肉失于濡养，荣卫凝涩不通，气血运行不畅，出现肢端麻木、疼痛、无力等。选取任脉关元、气海以培补元气，督脉大椎、陶道以鼓舞阳气，膀胱经脾俞、肾俞调节脏腑功能。另加局部取穴，舒经活络，改善局部气血，标本兼顾，正气复，经络通，痿痹止。

取穴：足三里、上巨虚、阳陵泉。

应用：张雪、孙燕等采用艾灸疗法治疗艾滋病并发周围神经病变患者 30 例，结果显示有效率为 90%。

分析：足三里为"四总穴"之一，具有健脾和胃、通经活络、扶正培元之功效；上巨虚具有调理胃肠、散寒除湿之效；阳陵泉为筋之会穴，有通筋活络之效。取阳明之经穴足三里、上巨虚，阳明为多气多血之经，主润宗筋，宗筋约束骨骼关节运动，配筋之会穴阳陵泉加强疗效。下肢部位局部取穴，疏调局部经络气血，调和营卫，则风寒湿邪无所依附，痹痛遂解。

周围神经病变是艾滋病早期的主要表现之一。由于"艾毒"侵入人体，损伤正气，阴阳失衡，脏腑功能失调，故治疗上辨证针刺，标本兼治，且以治本为主，通过针灸提高机体免疫功能，加以疏调局部经络气血，调和营卫，减轻患者筋骨萎软、痹痛之症。

二、针灸和药物合并使用

（一）针灸合并西药

主穴：合谷、曲池、外关、足三里、关元、气海、大椎。

配穴：食欲不佳、体重减轻配脾俞、胃俞、中脘；慢性腹泻配天枢、大肠俞、上巨虚、神阙；体温升高、盗汗配腹溜、阴郄；咳嗽配中府、肺俞、丰隆；瘙痒性皮炎配膈俞、血海；倦怠乏力配三阴交、肺俞、肾俞。

药物：国际推广的标准治疗药物齐多夫定、拉米夫定、依非韦伦。

应用：甘子义等于 2007 年 3 月至 2008 年 9 月在非洲赞比亚麦纳索科医院工作期间，采用针灸配合药物治疗艾滋病患者 266 例并观察疗效，得出针灸加药物治疗艾滋病的 CD4+T 淋巴细胞水平明显高于单纯药物治疗的结果，认为针灸配合药物治疗能明显提高艾滋病患者免疫功能，可以对患者生命起到延续作用。

分析：针灸治疗艾滋病，取穴多选用合谷、曲池、外关、足三里、关元、气海、大椎等穴，以扶助正气，固本培元。根据不同临床症状，选取不同穴位。脾俞、胃俞、中脘，益胃养阴、健运脾胃，用于食欲不佳、体重减轻者；天枢、大肠俞、上巨虚、神阙，健脾止泻、回阳固脱，用于合并慢性腹泻者；腹溜、阴郄是止汗要穴，养阴止汗、开窍除热，用于合并体温升高、盗汗者；中府、肺俞、丰隆，祛痰止咳，用于合并咳嗽者；膈俞、血海，补血养血，用于合并瘙痒性皮炎者；三阴交、肺俞、肾俞，培元固本，用于合并倦怠乏力者。

（二）针灸合并中药

1.针灸配合辨证汤药（稳定免疫功能）

取穴：双侧足三里（自制艾灸条，选用艾叶、白芷、丁香、樟脑等中药按比例组方，将艾叶捣绒，其他药粉碎为末，混匀，宣纸包装，加工成艾灸条，采用温和灸法）。

药物：气血两亏型，治以补气养血，方用归脾汤加减；气虚血瘀、邪毒壅滞型，治以益气活血、化瘀解毒，方用补中益气汤合血府逐瘀汤加减；气阴两虚型，治以益气养阴，方用生脉饮合百合固金汤加减；肝经风火型，治以清肝泻火、化浊解毒，方用龙胆泻肝汤加减；肺肾亏虚型，治以健脾益肾、化浊解毒，方用参苓白术散加减。

应用：毛宇湘等对 20 例确诊 HIV 感染 /AIDS 患者，给予辨证口服中药汤剂，同时配合艾灸治疗，治疗后 24 个月时 CD4$^+$T 淋巴细胞计数显著增加，认为中医辨证论治配合艾灸对 HIV 感染者 /AIDS 患者的免疫功能有一定稳定和恢复的作用。

分析：灸法具有温经散寒、扶阳固脱、消瘀散结、防病保健的作用，是治疗虚寒、虚损性疾病的重要方法。历代医家认为足三里具有保健和强壮的作用。艾滋病由外邪内侵导致正气渐耗损伤，以中医辨证论治突出个体化治疗，可调和患者气血阴阳。

2.针灸配合逍遥散（艾滋病合并抑郁症）

取穴：关元、气海、血海、足三里、阳陵泉（双侧）。

药物：逍遥散辨证加减。药物组成，当归、醋柴胡、白芍、薄荷、茯苓、炒白术、合欢花、炙甘草、生姜、大枣。

应用：舒云等将 60 例艾滋病合并抑郁症患者，按 1∶1 的比例随机分为两组，对照组给予西药（帕罗西汀）治疗，治疗组给予针灸（针刺 + 艾灸）联合逍遥散加减。两组治疗均以 15 天为一个疗程，三个疗程后判定疗效。结果治疗组治疗后汉密顿抑郁量表（HAMD）评分优于对照组（$P < 0.01$）。认为针灸联合逍遥散加减治疗艾滋病合并抑郁症疗效更确切。

分析：中医学中没有"抑郁症"这个病名，其相关记载散见于百合病、脏躁、癫病和郁证等疾病中，当中又以郁证与现代医学对抑郁的描述最为相似，以焦虑易怒、性情抑郁、食欲不振、失眠多梦等为主要临床表现。其主要病机为血虚肝郁，肝强脾弱，木不疏土，土不荣木。逍遥散出自《太平惠民和剂局方》，本症所用逍遥散加减，以柴胡配芍药，调肝益阴养血；当归养血活血、补肝体而助肝用；生姜散水，侧重于上；白术燥湿，以中焦为主；茯苓渗湿，利小便，非但实土以御木侮，且使营血生化有源，共为佐药；薄荷归肝、肺经，能清热疏肝；甘草作为使药，既健脾补脾又调和诸药。配合针灸治疗，针刺能疏通经脉，行气活血；艾灸能温通经脉，活血祛瘀。一方面，针灸可以从整体上调畅气血、平衡阴阳，从而达到提高免疫力、治疗疾病的目的；另一方面，针刺可以避免补阴或补血草药产生湿聚或血瘀而加重原有实证的弊端。关元、气海补气健脾除湿，顾护后天之本。"冲为血海"，血海是气血输注出入的重要穴位；足三里调理脾胃，宣导气血，宽中开郁；阳陵泉是胆经的合穴，与属土的脾胃有着密切的联系，既可疏调胆经的经气，又能够起到调和中气的作用，有标本兼治的功效。

3. 针灸配合参芪扶正注射液（艾滋病合并面神经炎）

取穴：患侧取风池、阳白、太阳、翳风、四白、地仓、颊车、迎香、承浆、合谷等穴，针法以泻为主（急性感染期应少针、浅刺，且不可行电针治疗），配合特定电磁波谱（TDP）照射。

配穴：足三里、关元、气海等，以补法治疗。

隔姜灸法治疗：生姜切成 0.1 ～ 0.2 cm 薄片，以艾绒做成花生粒大小艾炷，取阳白、颊车、地仓等 3 ～ 4 个穴位，把切好的生姜片置于穴位上，艾炷置于姜片上并点燃，待患者感觉发烫时轻取艾炷，每穴 7 ～ 9 壮。

药物：参芪扶正注射液。

应用：伊巴代提·阿西木等将 66 例 HIV 阳性合并周围性面瘫患者随机分为治疗组（36 例）和对照组（30 例）。对照组用针灸治疗；治疗组在与对照组采用相同治疗的基础上加用参芪扶正注射液静脉滴注。结果治疗组与对照组痊愈率分别为 44.4% 和 26.7%，愈显率分别为 72.2% 和 46.7%，两组比较差异有统计学意义（$P < 0.01$），治疗组疗效优于对照组。认为针灸配合参芪扶正注射液治疗艾滋病合并周围性面瘫疗效显著。

分析：参芪扶正注射液是由传统医学中补气药物黄芪、党参组成，临床上有扶正固本、增强免疫、抗疲劳、改善血液循环等作用。针刺治疗采取扶正祛邪的原则。取足三里、关元、气海等强壮穴以扶正固本，以培补先天之本，提高机体免疫力；合谷、地仓、颊车、四白、阳白、太阳、风池等穴以疏风祛邪，活血通络。隔姜灸有很强的疏散风邪、活血通络、温经散寒的功效，对治疗本病有事半功倍之效。

4. 艾灸配合湘 A1 号颗粒剂（艾滋病合并腹泻）

取穴：神阙、关元、足三里。

药物：湘 A1 号颗粒剂（藿香、茵陈、连翘、石菖蒲、白蔻仁、虎杖、滑石、川木通、薄荷、薏苡仁、白花蛇舌草等）。

应用：郑萌等选择艾滋病合并脾虚湿盛型腹泻患者 60 例，随机分为艾灸组、中药组与联合组。艾灸组单用艾灸治疗，中药组单用中药湘 A1 号颗粒剂治疗，联合组采用艾灸与中药湘 A1 号颗粒剂治疗。治疗 2 周后，艾灸组与中药组疗效、症状体征积分差异无统计学意义，联合组与艾灸组、中药组疗效、症状体征积分差异均有统计学意义（$P < 0.01$）；随访 2 个月复发率，联合组低于艾灸组、中药组，且联合组与艾灸组间差异有统计学意义（$P < 0.01$），但联合组与中药组之间差异无统计学意义。认为湘 A1 号颗粒剂联合艾灸治疗艾滋病合并脾虚湿盛型腹泻疗效优于单纯口服湘 A1 号颗粒剂或单纯艾灸治疗，且复发率低，并能改善患者的生活质量，安全有效，值得临床推广。

分析：湘 A1 号颗粒剂中薄荷、藿香辛香宣透，使脾得芳香而能健运化湿；白蔻仁、石菖蒲辛温开郁，使中焦气机开通而不被湿碍；虎杖、茵陈、连翘、白花蛇舌草苦寒，清热燥湿，直去中焦之热；薏苡仁、川木通、滑石淡渗利湿、分清别浊，且薏苡仁味甘淡而气芳香，渗湿之中又可健脾开胃。诸药合用，使得脾胃健、湿热去、泄泻止。神阙属任脉，具有温中止泻、回阳救逆之功，为治疗腹泻之要穴；关元同属任脉，为小肠募穴，可益肾气、利下焦；足三里属足阳明胃经，为胃的下合穴，具有调理脾胃、补益气血、预防保健之功。三穴合用，健脾祛湿、温肾止泻，调节肠道功能。口服湘 A1 号颗粒剂的同时，辅以艾灸治疗，共奏健脾祛湿之功。

针灸能加强血液和淋巴循环，增加白细胞数量，促进白细胞吞噬指数上升，从而加强血中抗体和调理素的活动，使机体免疫机能明显增强。有研究资料报告：针灸对特异性的体液免疫、细胞免疫和非特异性的机体防御反应均有促进和调节作用，针灸可以改善辅助性 T 细胞、NK 细胞、淋巴因子激活的杀伤细胞的分化与功能，促进细胞因子的释放和活性水平，提高体液中 IgG 和 IgM 浓度，针灸也能够提高机体红细胞免疫功能；临床上发现经针刺治疗可增加恶性肿瘤患者 T 淋巴细胞亚群 CD3$^+$、CD4$^+$T 淋巴细胞百分率，提高 CD4$^+$/CD8$^+$T 淋巴细胞的比例。巴西从事艾滋病研究的专家及学者通过动物模型实验及亚临床试验证实，针灸尤其是灸法对提高机体免疫功能有极大的帮助。多运用足三里、合谷、大椎、关元、气海、命门、百会、血海、膈俞、外关、曲池、神阙等穴，或针或灸，或针灸兼施，扶助正气，固本培元，达到对艾滋病患者整体调治的目的。有研究证实，针灸足三里、曲池、关元、三阴交、合谷、内关等穴位能调节人体的免疫系统，激活自身免疫功能，对免疫细胞如淋巴细胞、单核巨噬细胞、NK 细胞等的数量、活性及功能等均有不同程度的调节作用。

穴位，即针灸点，多分布于不同皮神经的结合处、神经丛和主要皮神经的高密集区、肌肉与肌腱连接处，有大量的毛细血管、交感神经末梢、真皮乳头和存在于表皮密集的缝隙连接间隙里的电解质。在对艾滋病合并带状疱疹、面神经炎，或者周围神经病变针灸治疗的基础上，病变部位局部取穴予以疏通局部气血，改善局部循环。在针灸部位，肥大细胞以及针刺附近的细胞分泌物，诸如血管缓激肽、类组胺物质、肝素、促肾上腺皮质激素、5-羟色胺和蛋白酶等物质，导致血管舒张从而提高了局部渗透性及局部反应能力。由于局部的神经末梢和毛细血管的高度集中，这种局部效应就会被放大和增强，从而提高局部免疫调节作用。

针灸点足三里。大量的研究证实，针灸足三里具有良好的免疫调节作用。足三里作为足阳明胃经之合穴，为土经之土穴，土属中焦脾胃，功善补益扶正，能促进或增强机体的各种特异性和非特异性免疫功能。因此，足三里在临床上可治疗免疫低下或免疫缺陷疾病，在艾滋病治疗上多用于机体的整体调治以及对艾滋病合并腹泻的治疗。许多研究资料表明，在足三里上采用针、灸、针灸并用三种方法均可调节机体的免疫功能，使阳虚小鼠的 T 淋巴细胞亚群 $CD3^+$、$CD4^+$、$CD8^+$、$CD4^+/CD8^+$T 淋巴细胞以及体外抗体形成细胞数均显著升高，接近或恢复造模前的正常水平。

针灸点合谷。针灸合谷可提高抗病能力，调节免疫机能。有动物模型研究证实，电针足三里、合谷、三阴交可以促使机体免疫活性细胞数量增加，增强机体抗肿瘤免疫反应。

针灸点大椎。独用大椎或与他穴配合应用可产生较好的防治各种免疫失调疾病的作用，实验研究也从多角度证明针灸大椎可产生显著的免疫调节作用。有研究说明，对正常机体的大椎进行针灸也会对免疫功能产生一定的影响，不仅可使白细胞数量适度增加，更可使白细胞的吞噬能力得到增强，可使补体效价由针灸前的 45% 上升到 50.3%。针刺大椎并结合拔罐可控制过敏性哮喘的发生，并可使哮喘与慢性支气管炎患者的外周血中活化 T 淋巴细胞的数目均降低，$CD3^+$、$CD4^+$、$CD8^+$T 淋巴细胞数目有所升高。

针灸点关元。针灸关元能提高机体免疫防御和适应调节能力，对特异性与非特异性免疫功能都有良好的改善作用。有研究表明，温针、针刺和艾灸关元可以显著增加小鼠巨噬细胞吞噬能力、运动耐力和耐缺氧能力。关元属任脉，为小肠之募穴，有强壮作用，为人体保健要穴。故而关元在临床上可治疗免疫低下或免疫缺陷疾病，在艾滋病治疗上用于机体的整体调治以及对艾滋病合并腹泻的治疗。

针灸点气海。气海属任脉，是针灸保健要穴，能调节机体免疫功能。有动物模型研究证实，针灸气海、关元，能使血清免疫学指标（IgA、IgM、IgG、C3、C4）明显提高，IgA、IgM、IgG是体液免疫中的效应分子，与相应抗原结合而活化补体，从而促进吞噬细胞的颗粒性抗原的调理作用来发挥免疫功能；C3、C4为补体，是适应性免疫的特异性效应分子，具有指导特异性免疫、维持免疫自稳的重要作用。

针灸点命门。命门属督脉，具有固本、温肾、强健之用。有动物实验研究表明，命门艾灸提高衰老小鼠的红细胞C3b受体活性的作用较好，可明显增强衰老小鼠的红细胞免疫功能。

针灸点血海。血海是足太阴脾经的腧穴。有研究观察针刺足三里、曲池、血海和大椎等穴对外周血循环中的白细胞数及血浆皮质醇、去甲肾上腺素和心血管参数的影响。健康人首次针刺后，受试者血压、心率和白细胞数均未见显著变化，但在重复针刺后，白细胞数和淋巴细胞数明显上升。

针灸点曲池。曲池为手阳明大肠经之合穴。有研究说明，针刺曲池对小鼠的红细胞免疫黏附功能有增强作用，而红细胞免疫黏附功能增强，有利于机体的免疫清除。

针灸可以调和气血、平衡阴阳、疏通经脉而达到增强机体抵抗力、防治疾病的目的，究其作用机理，无不与其调节机体的免疫功能密切相关，即中医治法的一大原则扶正。在艾滋病的治疗中，针灸通过扶正即增强机体免疫能力而治疗疾病，但当患者CD4+T淋巴细胞计数处于极低水平（< 200 个 /μl 或者更低），患者处于邪气绝对强盛、正气绝对虚弱的情况时，针灸的刺激对机体的局部免疫调节、神经免疫调节、神经介质免疫调节无反应，或者免疫反应的速度跟不上免疫细胞被破坏的速度。此时，中医对艾滋病患者的免疫重建，可以依靠中药来支撑。血肉友情之中药如阿胶、鹿茸等，可以补助人的精、气、神三宝，填补人体之下元，达到调整阴阳、补益冲任之目的。

三、针灸治疗的可行性

针灸学作为一门富含中医特色的专门学科，基本被世界各国接受。但是纵观国内外针灸治疗AIDS的文献资料，多以临床报道为主，鲜有对机理的研究。目前认为针灸治疗可以阶段性地增强和稳定机体的免疫功能，治疗某些机会性感染，改善患者的症状、体征，从而提高患者的生活质量。针灸具有价格低廉、操作便捷的特点，但是可重复性较差，要求较高的个体性。在西药和中药治疗有明确疗效的条件下，针灸治疗只能作为辅助治疗手段。

针灸治疗在抑制病毒方面无确切的效果，但是在改善相关临床症状方面，如艾滋病合并腹泻、带状疱疹、面神经炎，有明确的疗效，并且不管是针刺，还是灸法都不会产生耐药性。在抗病毒西药副作用和耐药性明确而中药耐药性不清楚的情况下，针灸治疗对艾滋病相关临床症状方面的治疗效果明确，有肯定作用，作为辅助治疗手段具有一定的优势和明显的可行性。

第二节　具有抗HIV作用的单味药物

近几十年来，我国科学工作者筛选出 100 余种具有较为明确的抗 HIV 作用或者提高机体免疫力作用的单味中药。一些从中药中提取的生物活性物质也被证明有抑制 HIV 或增强免疫功能的作用。几乎所有的补益类中药均有不同程度的免疫促进作用，而清热解毒类的中药则具有抗 HIV 的作用。这些单味中药的药理分析，为中医药治疗艾滋病在如何选择药物，如何对药物进行配伍方面，提供了参考和依据。

一、扶正类中药

补气类中药：黄芪、党参、人参、茯苓、薏苡仁、白术、山药、灵芝、甘草、香菇、天麻等。

养阴类中药：黄精、女贞子、麦冬、天冬、玄参、枸杞子、沙参、五味子等。

补阳类中药：杜仲、淫羊藿、山茱萸、菟丝子、补骨脂、刺五加、狗脊、紫河车、冬虫夏草、锁阳等。

补血类中药：阿胶、当归等。

黄　芪

功效主治：味甘，性微温，归肺、脾经。具有补气固表，利尿排毒，排脓，敛疮生肌之功效。用于气虚乏力，食少便溏，中气下陷，久泻脱肛，便血崩漏，表虚自汗，气虚水肿，痈疽难溃，久溃不敛，血虚萎黄，内热消渴；慢性肾炎蛋白尿，糖尿病等症。

HIV 相关作用：黄芪可增强巨噬细胞吞噬能力；具有明显的促进病毒诱生干扰素的能力；可增强白细胞的数量；能促进辅助性 T 细胞的增生并增强其功能，提高 CD4$^+$/CD8$^+$T 淋巴细胞比值，对抗 CD4$^+$T 淋巴细胞耗竭，从而提高机体免疫功能，提高机体对 HIV 的抵抗能力。

党　参

功效主治：味甘，性平，归脾、肺经。具有补中益气，健脾益肺之功效。用于肺脾虚弱，气短心悸，食少便溏，虚喘咳嗽，内热消渴。

HIV 相关作用：党参的主要活性成分为党参多糖，具有以下作用。

（1）免疫调节作用。体现在：①能提高免疫功能受抑制小鼠的迟发型超敏（DTH）反应，并能对抗环磷酰胺（Cy）所致脾脏和胸腺萎缩。②能显著提高免疫功能受抑制小鼠血清溶血素抗体生成水平。③8 倍量给予党参多糖能显著增加小鼠内源性脾结节数。

（2）促进脾脏代偿造血功能。造血功能与免疫功能关系密切，免疫功能低下，将严重影响造血功能，从而导致血虚；造血功能不足，红细胞水平下降将会影响机体免疫功能。

（3）改善血液流变学。党参多糖能降低红细胞硬化指数、抑制血小板聚集，达到改善微循环的作用。

人　参

功效主治：味甘、微苦，性平，归脾、肺、心经。具有大补元气，复脉固脱，补脾益肺，生津，安神之效。用于体虚欲脱，肢冷脉微，脾虚食少，肺虚喘咳，津伤口渴，内热消渴，久病虚羸，惊悸失眠，阳痿宫冷。

HIV 相关作用：人参可增强巨噬细胞吞噬能力，增强中性粒细胞吞噬功能，增加白细胞数量，从而提高机体免疫功能，提高机体对 HIV 感染的抵抗能力。

茯　苓

功效主治：味甘、淡，性平，归心、肺、脾、肾经。具有利水渗湿，健脾宁心之效。用于水肿尿少，痰饮眩悸，脾虚食少，便溏泄泻，心神不安，惊悸失眠。

HIV 相关作用：茯苓可增强巨噬细胞吞噬能力，从而能够提高机体免疫功能，提高机体对 HIV 感染的抵抗能力。

薏苡仁

功效主治：味甘、淡，性凉，归脾、胃、肺经。具有健脾渗湿，除痹止泻，清热排脓之效。用于水肿，脚气，小便不利，湿痹拘挛，脾虚泄泻。

HIV 相关作用：薏苡仁可以增强中性粒细胞吞噬功能而调节机体免疫功能。

白　术

功效主治：味苦、甘，性温，归脾、胃经。具有健脾益气，燥湿利水，止汗，安胎之效。用于脾虚食少，腹胀泄泻，痰饮眩悸，水肿，自汗，胎动不安。

HIV 相关作用：白术可增强巨噬细胞吞噬能力，从而能够提高机体免疫功能，提高机体对 HIV 感染的抵抗能力。

山　药

功效主治：味甘，性平，归脾、肺、肾经。具有补脾养胃，生津益肺，补肾涩精之效。用于脾虚食少，久泻不止，肺虚喘咳，肾虚遗精，带下，尿频，虚热消渴。麸炒山药补脾健胃，用于脾虚食少，泄泻便溏，白带过多。

HIV 相关作用：可以增强中性粒细胞吞噬功能而调节机体免疫功能。

灵　芝

功效主治：味甘，性平，归心、肺、肝、肾经。具有补气安神，止咳平喘之效。用于眩晕不眠，心悸气短，虚劳咳喘。

HIV 相关作用：灵芝可增强巨噬细胞吞噬能力，从而能够提高机体免疫功能，提高机体对 HIV 感染的抵抗能力。灵芝提取液在体外对 T4 细胞有免疫调节作用，10 mg/ml 是增加巨噬细胞的 T4 细胞表达的最有效浓度，其作用对受 HIV 感染的细胞较为显著。从灵芝中提取的三萜类化合物如 ganoderic acid β、ganoderic acid A 和 lucidumol B 等可明显抑制 HIV 蛋白酶活性。其有效成分 gandoderiol F 能抑制 HIV 诱导的细胞变性效应。

甘　草

功效主治：味甘，性平，归心、肺、脾、胃经。具有补脾益气，清热解毒，祛痰止咳，缓急止痛，调和诸药之效。用于脾胃虚弱，倦怠乏力，心悸气短，咳嗽痰多，脘腹、四肢挛急疼痛，痈肿疮毒，缓和药物毒性、烈性。

HIV 相关作用：甘草在治疗 HIV 感染 /AIDS 过程中发挥重要作用，具有以下作用。

（1）抗 HIV 作用：① 0.5 mg/ml 甘草甜素体外抑制艾滋病病毒的增殖在 98% 以上，0.125 mg/ml 时能抑制 50% 空斑形成，提示甘草甜素不是通过抑制艾滋病病毒的反转录酶活性，而是通过恢复辅助性 T 细胞的功能起作用的。② 4 mg/ml 以上浓度的甘草酸单铵不但具有直接灭活 HIV 的作用，而且也可抑制培养的 Rk-13 细胞内的 HIV 增殖。③甘草中的另一类成分甘草异黄酮类化合物也有抑制 HIV 增殖的效果。

（2）免疫调节作用：①能诱导产生 γ-干扰素。②增强 NK 细胞活动能力。③甘草多糖能激活小鼠淋巴细胞增殖效应。④甘草提取物对小鼠细胞免疫和抗体生成均有促进作用。

（3）其他：甘草还具有广谱抗病毒及抗菌作用。甘草根含有的多种非多糖化合物也可以抑制 HIV 的吸附、细胞融合，如甘草酸除干扰 HIV 吸附外，还抑制蛋白激酶 C。

香 菇

功效主治：味甘，性平，归肝、肾经。具有扶正补虚，健脾开胃，祛风透疹，化痰理气，解毒，抗癌之效。用于正气衰弱，神倦乏力，纳呆，盗汗，小便不禁，水肿，麻疹透发不畅，毒菇中毒，癌肿。

HIV 相关作用：香菇具有明显的促进病毒诱生干扰素的能力，从而调节机体免疫功能；促进辅助性 T 细胞的增生并增强其功能，提高 CD4$^+$/ CD8$^+$T 淋巴细胞比值，对抗 CD4$^+$T 淋巴细胞耗竭。香菇菌丝的水溶性木脂素有较强的抑制 HIV 导致的细胞病变作用，对 HIV-1 反转录酶抑制率达 90%，且有促进免疫活性和加强骨髓细胞增殖作用，为非常有希望的抗 HIV 药物。

天 麻

功效主治：味甘，性平，归肝经。具有平肝熄风止痉之效。用于头痛眩晕，肢体麻木，小儿惊风，癫痫抽搐，破伤风。

HIV 相关作用：具有明显的促进病毒诱生干扰素的能力，从而调节机体免疫功能。

黄 精

功效主治：性甘，味平，归脾、肺、肾经。具有补气养阴，健脾，润肺，益肾之效。用于脾胃虚弱，体倦乏力，口干食少，肺虚燥咳，精血不足，内热消渴。

HIV 相关作用：罗世德等研究发现，滇黄精的脂溶性提取物具有较好的抗 HIV 活性的功能。

女贞子

功效主治：味甘、苦，性凉，入肝、肾经。具有补肝肾，强腰膝，明目乌发之效。用于阴虚内热，眩晕耳鸣，腰膝酸软，须发早白，目暗不明等病症。

HIV 相关作用：女贞子可延长抗体活性，增强中性粒细胞吞噬功能，增加白细胞数量，从而能够提高机体免疫功能，提高机体对 HIV 感染的抵抗能力。

麦 冬

功效主治：味甘、微苦，性微寒，归心、肺、胃经。具有养阴生津，润肺清心之效。用于肺燥干咳，阴虚痨嗽，喉痹咽痛，津伤口渴，内热消渴，心烦失眠，肠燥便秘。

HIV 相关作用：麦冬可延长抗体活性，从而能够提高机体免疫功能，提高机体对 HIV 感染的抵抗能力。

天 冬

功效主治：味甘、苦，性寒，归肺、肾经。具有滋阴润燥，清肺生津之效。用于肺燥干咳，顿咳痰黏，咽干口渴，肠燥便秘。

HIV 相关作用：天冬可增强中性粒细胞吞噬功能而调节机体免疫功能。

玄 参

功效主治：味甘、苦、咸，性微寒，归肺、胃、肾经。具有凉血滋阴，泻火解毒之效。用于热病伤阴，舌绛烦渴，温毒发斑，津伤便秘，骨蒸劳嗽，目赤，咽痛，瘰疬，白喉，痈肿疮毒。

HIV 相关作用：玄参可延长抗体活性，从而能够提高机体免疫功能，提高机体对 HIV 感染的抵抗能力。

枸杞子

功效主治：味甘，性平，归肝、肾经。具有滋补肝肾，益精明目之效。用于虚劳精亏，腰膝酸痛，眩晕耳鸣，内热消渴，血虚萎黄，目昏不明。

HIV 相关作用：枸杞子能促进辅助性 T 细胞的增生并增强其功能，提高 CD4$^+$/CD8$^+$T 淋巴细胞比值，对抗 CD4$^+$T 淋巴细胞耗竭。

沙　参

功效主治：北沙参味甘、微苦，性微寒，归肺、胃经。具有养阴清肺，益胃生津之效。用于肺热燥咳，劳嗽痰血，热病津伤口渴。南沙参味甘，性微寒，归肺、胃经。具有养阴清肺，化痰，益气之效。用于肺热燥咳，阴虚劳嗽，干咳痰黏，气阴不足，烦热口干。

HIV 相关作用：沙参可延长抗体活性而能够提高机体免疫功能，提高机体对 HIV 感染的抵抗能力。

五味子

功效主治：味酸、甘，性温，归肺、心、肾经。具有收敛固涩，益气生津，补肾宁心之效。用于久咳虚喘，梦遗滑精，遗尿尿频，久泻不止，自汗，盗汗，津伤口渴，短气脉虚，内热消渴，心悸失眠。

HIV 相关作用：五味子茎的提取物齐墩果酸为三萜类化合物，体外抗 HIV 试验表明，其能抑制反转录酶（RT）和多聚酶活性。五味子具有抑制 HIV 反转录酶活性的作用。南五味子有效成分 nigranoic acid（32）能抑制 HIV 反转录酶和聚合酶。南五味子中的 gomisin G 具有很强的抑制 HIV 活性的作用，EC$_{50}$ 为 0.006 μg/L；球蕊五味子 *Schisandra sphaerandra* stapf 茎中分离得到的三萜类化合物 Nigranoic acid，体外对 HIV-1 反转录酶的抑制率达 99.4%，半数抑制浓度（IC$_{50}$）为 74.1 μg/ml。

淫羊藿

功效主治：味辛、甘，性温，归肝、肾二经。具有补肾壮阳，强筋骨，祛风除湿的功效。用于阳痿不举，筋骨挛急，腰膝无力等；也可以治疗半身不遂，风湿搏痛及四肢不仁等。

HIV 相关作用：淫羊藿多糖有增强机体免疫功能的作用；淫羊藿总黄酮具有增强 T 细胞免疫和 B 细胞免疫以及肾上腺皮质功能的作用；淫羊藿苷具有抗肿瘤和免疫调节等作用。淫羊藿可抑制 HIV 蛋白酶活性。

菟丝子

功效主治：味甘，性温，归肝、肾、脾经。具有滋补肝肾，固精缩尿，安胎，明目，止泻之效。用于阳痿遗精，尿有余沥，遗尿尿频，腰膝酸软，目昏耳鸣，肾虚胎漏，胎动不安，脾肾虚泻。

HIV 相关作用：菟丝子可增加白细胞数量，从而调节机体免疫功能。

杜　仲

功效主治：味甘，性温，归肝、肾经。具有补肝肾，强筋骨，安胎之效。用于肾虚腰痛及各种腰痛，胎动不安或习惯性流产。

HIV 相关作用：从杜仲分离的 4 个多酚类化合物表儿茶素、儿茶素、绿原酸和咖啡酸对 HIV-1 诱导 MT-4 细胞形成合胞体有一定抑制作用，IC_{50} 分别为 100 μg/ml、50 μg/ml、50 μg/ml 和 50 μg/ml，选择指数分别为 10、20、10 和 > 20，表现出较好的抗 HIV 活性。

补骨脂

功效主治：味辛、苦，性温，归肾、脾经。具有温肾助阳，纳气，止泻之效。用于阳痿遗精，遗尿尿频，腰膝冷痛，肾虚作喘，五更泄泻。

HIV 相关作用：补骨脂可增加白细胞数量，从而调节机体免疫功能。

刺五加

功效主治：味辛、微苦，性温，归脾、肾、心经。具有益气健脾，补肾安神之效。用于脾肾阳虚，体虚乏力，食欲不振，腰膝酸痛，失眠多梦。

HIV 相关作用：刺五加可增加白细胞数量，从而调节机体免疫功能。

狗　脊

功效主治：味苦、甘，性温，归肝、肾经。具有祛风湿，补肝肾，强腰膝之效。用于风湿痹证，腰膝酸软，下肢无力，遗尿，白带过多。

HIV 相关作用：张士满用感染的 H9 细胞系，筛选并得出狗脊具有抑制 HIV 的作用，但在细胞外不能灭活 HIV。

山茱萸

功效主治：味酸、涩，性微温，归肝、肾经。具有补益肝肾，收涩固脱之效。用于眩晕耳鸣，腰膝酸痛，阳痿遗精，遗尿尿频，崩漏带下，大汗虚脱，内热消渴。

HIV 相关作用：山茱萸可增加白细胞数量，从而调节机体免疫功能。

紫河车

功效主治：味甘、咸，性温，归心、肺、肾经。温肾补精，益气养血。用于虚劳羸瘦，骨蒸盗汗，咳嗽气喘，食少气短，阳痿遗精，不孕少乳。

HIV 相关作用：可增加白细胞数量，从而调节机体免疫功能。

冬虫夏草

功效主治：味甘，性平，归肺、肾经。具有补肺益肾，止血化痰之效。用于久咳虚喘，劳嗽咯血，阳痿遗精，腰膝酸痛。

HIV 相关作用：冬虫夏草能促进辅助性 T 细胞的增生并增强其功能，提高 CD4/CD8$^+$T 淋巴细胞比值，对抗 CD4$^+$T 淋巴细胞耗竭。

锁 阳

功效主治：味甘，性温，归肝、肾、大肠经。具有补肾助阳，润肠通便之效。用于肾阳亏虚，精血不足之阳痿、不孕、下肢痿软、筋骨无力，血虚津亏，肠燥便秘。

HIV 相关作用：从蒙药锁阳中得到的熊果酸、丙二酸熊果酸半酯、齐墩果酸等具有很强的抑制 HIV-1 蛋白酶作用，其中熊果酸、丙二酸熊果酸半酯抑制 HIV-1 蛋白酶的 IC_{50} 分别为 86 μmol/L 和 6 μmol/L。

阿 胶

功效主治：味甘，性平，归肺、肝、肾经。具有补血滋阴，润燥，止血之效。用于血虚萎黄，眩晕心悸，肌痿无力，心烦不眠，虚风内动，肺燥咳嗽，劳嗽咯血，吐血尿血，便血崩漏，妊娠胎漏。

HIV 相关作用：阿胶可延长抗体活性，增加白细胞数量，从而能够提高机体免疫功能，提高机体对 HIV 感染的抵抗能力。

当　归

功效主治：味甘、辛，性温，归肝、心、脾经。具有补血活血，调经止痛，润肠通便之效。用于血虚萎黄，眩晕心悸，月经不调，经闭痛经，虚寒腹痛，肠燥便秘，风湿痹痛，跌扑损伤，痈疽疮疡。酒当归活血通经，用于经闭痛经，风湿痹痛，跌扑损伤。

HIV 相关作用：当归可增强巨噬细胞吞噬能力，增强中性粒细胞吞噬功能，从而能够提高机体免疫功能，提高机体对 HIV 感染的抵抗能力。

二、祛邪类中药

本类型中药有黄芩、黄连、黄柏、苦参、金银花、连翘、蒲公英、白花蛇舌草、紫花地丁、毛冬青、贯众、白头翁、防风、菊花、蔓荆子、牛蒡子、天花粉、知母、夏枯草、虎杖、桑白皮、苦瓜、紫草、牡丹皮、马兜铃、芦荟、田基黄、毛诃子、余甘子、贯叶金丝桃、叶下珠、箬叶、白屈菜、山地香茶菜、大蒜、巴豆、商陆、京大戟、桔梗、皂荚、槟榔、雷公藤、五爪金龙、诃子、乌药等。

黄　芩

功效主治：味苦，性寒，归肺、胆、脾、大肠、小肠经。具有清热燥湿，泻热解毒，止血，安胎之效。用于湿温、暑温胸闷呕恶，湿热痞满，泻痢，黄疸，肺热咳嗽，高热烦渴，血热吐衄，痈肿疮毒，胎动不安。

HIV 相关作用：黄芩提取物及其主要成分黄芩苷在细胞培养中可抑制 HIV-1 反转录酶和细胞病变，抑制病毒荧光抗原 p24 抗原和成人 T 细胞白血病病毒，抑制 HIV-1 在 H9 细胞中生长。小鼠体内试验表明，可显著抑制白血病病毒引起的脾大和白细胞数量升高。黄芩中的黄芩苷在浓度为 0.01 mg/ml 时，能够抑制 HIV 在外周血单个细胞中的复制，2 mg/ml 时黄芩苷抑制率可达到 90%。日本和法国联合研究发现黄芩中的另外一种活性成分黄芩素，在使用浓度为 2 mg/ml 时，可抑制 HIV 反转录酶活性在 90% 以上，同时黄芩中的黄芩素能够与 HIV 整合酶催化核心区的疏水区域结合，从而引起整合酶构象发生变化而失去活性。Kam 发现黄芩提取物有抑制 HIV 反转录酶的作用，其活性成分为黄芩苷元和黄芩苷。静脉滴注黄芩苷元可使

p24 抗原降低，T4 细胞数上升。

黄 连

功效主治：味苦，性寒，归心、脾、胃、肝、胆、大肠经。具有清热燥湿，泻火解毒之效。用于寒热互结，湿热中阻，痞满呕吐。

HIV 相关作用：黄连具有抑制 HIV 反转录酶活性的作用。

黄 柏

功效主治：味苦，性寒，归肾、膀胱经。具有清热燥湿，泻火除蒸，解毒疗疮之效。用于湿热泻痢，黄疸，带下，热淋，脚气痿躄，骨蒸劳热，盗汗，遗精，疮疡肿毒，湿疹瘙痒。盐黄柏滋阴降火。用于阴虚火旺，盗汗骨蒸。

HIV 相关作用：黄柏具有抑制 HIV 反转录酶活性的作用。

苦 参

功效主治：味苦，性寒，归心、肝、胃、大肠、膀胱经。具有清热燥湿，杀虫，利尿之效。用于热痢，便血，黄疸，尿闭，赤白带下，阴肿阴痒，湿疹，湿疮，皮肤瘙痒，疥癣麻风。

HIV 相关作用：张士满用感染的 H9 细胞系，筛选并得出苦参具有抑制 HIV 的作用，但在细胞外不能灭活 HIV。

金银花

功效主治：性寒、味甘。具有清热解毒，凉散风热之效。用于痈肿疔疮，喉痹，丹毒，热毒血痢，风热感冒，温病发热。

HIV 相关作用：金银花具有较强的抑制合胞病毒、柯萨奇 B3 病毒、腺病毒 7 型、腺病毒 3 型和柯萨奇 B5 病毒的作用。金银花可抑制 HIV 蛋白酶活性。金银花水煎剂可明显增强机体的免疫功能，小鼠服用金银花后巨噬细胞吞噬能力显著提高，当金银花用量达到 2.5 g/kg 时，能增强机体的淋巴细胞转化率，并增强 Th1 细胞分泌 IL-2、干扰素 –γ、肿瘤坏死因子 –α 的功能。

连 翘

功效主治：味苦，性凉，归心、肝、胆经。具有清热解毒，散结消肿功效。用于温热，丹毒，斑疹，痈疡肿毒，瘰疬，小便淋闭。

HIV 相关作用：从贯叶连翘分离得到的金丝桃素能干扰 HIV 颗粒的装配，且可直接抑制 HIV 颗粒；能够作用于 HIV-1 蛋白酶和反转录酶。

蒲公英

功效主治：味苦、甘，性寒，归肝、胃经。具有清热解毒，消肿散结，利尿通淋之效。用于疔疮肿毒，乳痈，瘰疬，目赤，咽痛，肺痈，肠痈，湿热黄疸，热淋涩痛。

HIV 相关作用：蒲公英具有抑制 HIV 反转录酶活性的作用。

白花蛇舌草

功效主治：味甘、淡，性凉，归胃、大肠、小肠经。具有清热解毒，利湿通淋之效。用于肠痈，疮疖肿毒，湿热黄疸，小便不利等症；外用治疮疖痈肿，毒蛇咬伤。

HIV 相关作用：白花蛇舌草具有抑制 HIV 反转录酶活性的作用。

紫花地丁

功效主治：味苦、辛，性寒，归心、肝经。具有清热解毒，凉血消肿之功。用于疔疮肿毒，痈疽发背，丹毒，毒蛇咬伤。

HIV 相关作用：从紫花地丁中得到了一系列环肽，经抗 HIV 实验显示，化合物 Cycloviolacin Y5 显示出最强的活性时 EC_{50} 为 0.04 μmol/L。紫花地丁中的硫酸脂多糖，可体外抑制 HIV 吸附和穿入细胞。美国加州大学研究发现，齐多夫定治疗艾滋病的指数为 16，紫花地丁为 33，治疗效果优于齐多夫定。

贯 众

功效主治：味苦，性微寒，归肝、脾经。具有清热解毒，凉血止血，杀虫之效。用于风热感冒，温毒发斑，血热出血，虫疾。

HIV 相关作用：张士满用感染的 H9 细胞系，筛选并得出贯众具有抑制 HIV 的

217

作用，但在细胞外不能灭活 HIV。

白头翁

功效主治：味苦，性寒，归胃、大肠经。具有清热解毒，凉血止痢之效。用于热毒血痢，疮痈肿毒。

HIV 相关作用：罗世德在体外抗 HIV 实验中筛选出的药物白头翁，具有抗 HIV 活性作用。

毛冬青

功效主治：味苦、涩，性寒，归肺、肝、大肠经。具有清热解毒，活血通络之效。用于风热感冒，肺热喘咳，咽痛，乳蛾，牙龈肿痛，胸痹心痛，中风，丹毒，痈疽。

HIV 相关作用：毛冬青 90% 乙醇粗提物对 HIV 具有较强的抑制作用，EC_{50} 为 40 μg/ml。分离纯化出的大黄酚、橄榄脂素、大黄酚 –8–O–β–D– 葡萄糖苷对 HIV 有较强的抑制作用，EC_{50} 分别为 3.12 μg/ml、25.0 μg/ml 和 12.5 μg/ml。

防 风

功效主治：味辛、甘，性温，归膀胱、肝、脾经。具有祛风解表，胜湿止痛，止痉之效。用于外感表证，风湿痹痛，风疹瘙痒，破伤风。

HIV 相关作用：罗世德在体外抗 HIV 实验中筛选出的药物防风，具有抗 HIV 活性作用。

菊 花

功效主治：味甘、苦，性微寒，归肺、肝经。具有散风清热，平肝明目，清热解毒之效。用于风热感冒，头痛眩晕，目赤肿痛，眼目昏花，疮痈肿毒。

HIV 相关作用：菊花提取物中乙酸乙酯及正丁醇具有抑制 HIV 反转录酶和 HIV 复制的活性。乙酸乙酯提取物经聚乙烯吡咯烷酮（PVP）层析得到的金合欢素 –7–O–β–D– 吡喃半乳糖苷，为抗 HIV 的新活性成分。通过测试对急性感染 HIV 的 H9 淋巴细胞的抑制活性，金合欢素 –7–O–β–D– 吡喃半乳糖苷显示较大的活性（EC_{50}= 8 μmol/L）及较低的毒性（IC_{50}= 37 μmol/L），治疗指数（IC_{50}/EC_{50}）为 5。

蔓荆子

功效主治：味辛、苦，性微寒，归膀胱、肝、胃经。具有疏散风热，清利头目之效。用于风热感冒，头昏头痛，目赤肿痛。

HIV 相关作用：罗世德在体外抗 HIV 实验中筛选出的药物蔓荆子，具有抗 HIV 活性的作用。

牛蒡子

功效主治：味辛、苦，性寒，归肺、胃经。具有疏散风热，宣肺透疹，解毒利咽之效。用于风热感冒，咳嗽痰多，麻疹，风疹，咽喉肿痛，痄腮丹毒，痈肿疮毒。

HIV 相关作用：张士满用感染的 H9 细胞系，筛选并得出牛蒡子具有抑制 HIV 的作用，但在细胞外不能灭活 HIV。

天花粉

功效主治：味甘、微苦，性微寒，归肺、胃经。具有清热生津，消肿排脓之效。用于热病烦渴，肺热燥咳，内热消渴，疮疡肿毒。

HIV 相关作用：天花粉蛋白是从栝楼的块茎中得到的一个植物蛋白，称为 GLQ223，据报道能杀死被 HIV 感染的巨噬细胞。该蛋白是一个单链的核糖体失活蛋白，能增加 HIV 感染患者的 $CD4^+T$ 淋巴细胞数，但可引起痴呆等副作用。天花粉有抑制 HIV 反转录酶活性的作用。

知 母

功效主治：味苦、甘，性寒，归肺、胃、肾经。具有清热泻火，生津润燥之效。用于外感热病，高热烦渴，肺热燥咳，骨蒸潮热，内热消渴，肠燥便秘。

HIV 相关作用：知母具有抑制 HIV 反转录酶活性的作用。

夏枯草

功效主治：味辛、苦，性寒，归肝、胆经。具有清火，明目，散结，消肿之效。用于目赤肿痛，目珠夜痛，头痛眩晕，瘰疬，瘿瘤，乳痈肿痛。

HIV 相关作用：Tabba H.D 等从夏枯草中提取出的物质具有初步的抗 HIV 活

性。从夏枯草中提取的水溶夏枯草多糖是一种碳酸化多糖，主要组分为葡萄糖和半乳糖，对 HIV 的最小抑制浓度为 1.6 μg/ml。美国加州大学研究发现，齐多夫定治疗艾滋病的指数为 16，夏枯草为 66，治疗效果优于齐多夫定。

紫草

功效主治：味甘、咸，性寒，归心、肝经。具有凉血活血，解毒透疹之功效。用于血热毒盛，斑疹紫黑，麻疹不透，疮疡，湿疹，水火烫伤。

HIV 相关作用：紫草有抗菌、抗病毒、抗炎、镇痛、抗肿瘤及免疫调节等方面的作用。紫草具有抑制 HIV 反转录酶活性的作用。

牡丹皮

功效主治：味苦、辛，性微寒，归心、肝、肾经。具有清热凉血，活血化瘀之效。用于温毒发斑，吐血衄血，夜热早凉，无汗骨蒸，经闭痛经，痈肿疮毒，跌扑伤痛。

HIV 相关作用：牡丹皮具有抑制 HIV 反转录酶活性的作用。

桑白皮

功效主治：味甘，性寒，归肺经。具有泻肺平喘，利水消肿之效。用于肺热喘咳，水肿胀满尿少，面目肌肤浮肿。

HIV 相关作用：罗士德等从桑白皮的根皮中分离出 6 个成分（桑根白皮素，桑呋喃 D，桑皮酮 H，桑呋喃 K，桑皮酮 G，桑呋喃 G），并制备了它们的乙醚化合物和葡萄糖苷，还测定了这些化合物的体外抗 HIV 活性和对人淋巴细胞的细胞毒活性，发现其中 morusin，kuwanon H 和 morusin 4'-葡萄糖苷具有一定的抗 HIV 活性作用。

马兜铃

功效主治：味苦，性微寒，归肺、大肠经。具有清肺降气，止咳平喘，清肠消痔之效。用于肺热喘咳，痰中带血，肠热痔血，痔疮肿痛。

HIV 相关作用：实验研究证实马兜铃对 HIV 有抑制作用。

芦荟

功效主治：味苦，性寒，归肝、胃、大肠经。具有清肝热，通便之效。用于便秘，小儿疳积，惊风；外治湿癣。

HIV 相关作用：芦荟具有抑制 HIV 反转录酶活性的作用。用后可改善 HIV 感染患者症状，体外实验发现芦荟能防止 HIV 侵犯 T 细胞，使 p24 抗原显著下降。在 HIV 外膜结合点上形成异常蛋白，从而使 HIV 灭活。

虎杖

功效主治：味微苦，性微寒，归肝、胆、肺经。具有祛风利湿，散瘀定痛，止咳化痰之效。用于关节痹痛，湿热黄疸，经闭，癥瘕，水火烫伤，跌扑损伤，痈肿疮毒，咳嗽痰多。

HIV 相关作用：将经虎杖水提取物处理的 HIV-1 接种于 MT-4 细胞，结果未见细胞变性，而且培养上清液中反转录酶无活性和感染力；经荧光抗体法与电子显微镜观察，在培养细胞中未见 HIV-1 抗原与病毒粒子；以聚合酶链反应（PCR）法也未能检出前病毒 DNA。由此认为，虎杖的水提取物作用于病毒增殖的早期。对 MT-4 细胞用该提取物处理后，再接种 HIV-1，可见 HIV-1 增殖；将持续感染细胞与非感染细胞混合培养后加入该提取物，能够完全抑制巨细胞的形成，提示该提取物可能作用于病毒的表面，以阻止其吸附于细胞。为进一步证明这种结论，有学者探讨了虎杖的水提取物对 gp120 与 CD4$^+$T 淋巴细胞结合的影响，结果表明，该提取物对重组体 gp120 与 CD4$^+$T 淋巴细胞的结合有抑制作用。根据以上结果认为，虎杖的水提取物抗 HIV-1 的作用机理之一是阻止病毒吸附于细胞。

苦瓜

功效主治：味苦，性寒，归心、脾、肺经。具有清暑、益气、解毒之效。用于中暑发热，牙痛，肠炎，痢疾，便血；外用治痱子，疔疮疖肿。

HIV 相关作用：最早用苦瓜治疗 HIV 感染 /AIDS 的是一名自知是 HIV 感染并出现症状者，发现连续用苦瓜治疗 4 年后病情大为好转。研究人员从苦瓜中分离出 α- 苦瓜素、β- 苦瓜素及 MAP30 等成分发现其具有灭活病毒核糖体作用，可抑制 HIV 蛋白表面活性并能选择性杀死被 HIV 感染的淋巴细胞和巨噬细胞。在临床上，能使 T4 细胞数明显增加。

田基黄

功效主治：味甘、苦，性凉，归肺、肝、胃经。具有清热利湿，解毒，散瘀消肿之效。用于湿热黄疸，泄泻，痢疾，肠痈，痈疖肿毒，乳蛾，口疮，目赤肿痛，毒蛇咬伤，跌打损伤。

HIV 相关作用：田基黄素是从田基黄中提纯的生物碱，已证明在体外能阻滞 HIV 复制中的几个环节。

毛诃子

功效主治：味甘、涩，性平。具有清热解毒，收敛养血，调和诸药之效。用于各种热证，泻痢，黄水病，肝胆病，病后虚弱。

HIV 相关作用：毛诃子有效成分榄仁木脂素（22）、赞尼木脂素（23）具有抗 HIV 活性的作用。

余甘子

功效主治：味甘、酸、涩，性凉，归肺、胃经。具有清热凉血，消食健胃，生津止咳之效。用于血热血瘀，消化不良，腹胀，咳嗽，喉痛，口干。

HIV 相关作用：余甘子甲醇提取物中的鞣质类化合物假黄杨素 A 显示出强抗 HIV-1 反转录酶活性，其 IC_{50} 为 3.9 $\mu mol/L$。

贯叶金丝桃

功效主治：味辛，性寒，归肝经。具有疏肝解郁，清热利湿，消肿止痛之效。用于情志不畅，气滞郁闷，关节肿痛，小便不利。

HIV 相关作用：贯叶金丝桃有多种活性成分，具有抗 HIV 活性的是苯并二蒽酮类，包括金丝桃素、伪金丝桃素、异金丝桃素和它们的前体原金丝桃素等。金丝桃素可从金丝桃的鲜花中提取，在体外细胞培养中，主要抑制 HIV 反转录酶的活性，亦可阻止 HIV 的脱壳、出芽或装配而干扰 HIV 的复制。金丝桃素对 HIV 的翻译和病毒蛋白运送至细胞无明显作用，对 DNA 聚合酶亦无直接作用。有人认为金丝桃素在细胞内对 HIV-1 的作用是由其与感染细胞中残留的毒粒成分相结合所致，是一种杀病毒作用。金丝桃素可通过血脑屏障，这对 HIV 脑部感染者的治疗有一定实用意义。在体外，金丝桃素与齐多夫定有协同作用。金丝桃素若通过人工修饰成乙基金丝桃素，在体外抑制 HIV 反转录酶活性的作用则大大加强。

叶下珠

功效主治：味微苦、甘，性凉，归脾、肺经。具有清热解毒，散气去积之效；外用可消毒退肿。用于赤白痢疾，暑热痢疾，伤暑发热，目赤肿痛，小儿疳积，夜盲；外治毒蛇咬伤，头蛇疮，皮肤飞蛇卵，小儿暑疖。

HIV 相关作用：大戟科叶下珠属植物苦味叶下珠具有明显的抗病毒作用，对肝炎病毒、HIV 的 DNA 聚合酶、反转录酶有较强的抑制作用。大戟科植物锡兰叶下珠中的木脂素 phyllamycin B 和 retrojusticidin B 对 HIV-1 反转录酶具有较强的抑制作用，IC_{50} 分别为 3.5 μmol/L 和 5.5 μmol/L。

箬 叶

功效主治：味甘，性寒，归肺、肝经。具有清热止血，解毒消肿之效。用于吐血，下血，小便不利，喉痹，痈肿。

HIV 相关作用：箬叶的有效成分箬叶多糖及其衍生物硫酸酯多糖，在剂量为 50 mg/（kg·d）时，腹腔注射对小鼠艾滋病模型具有较好的抑制小鼠脾肿大、提高血清 IgG 的作用。体外抗 HIV 实验表明，将箬叶多糖硫酸酯化，硫酸酯化箬叶多糖比箬叶多糖具有更高的抑制 HIV 引起的 MT-4 细胞病变的作用，其最低有效浓度为 5 ～ 10 μmol/L，细胞毒性浓度为 2.5 μmol/L。

白屈菜

功效主治：味苦，性凉，归肺、胃经。具有清热解毒，解痉止痛，止咳平喘之功。用于胃脘挛痛，咳嗽气喘，百日咳。

HIV 相关作用：白屈菜是常用的民间草药。该药含有芳香性生物碱，它对 HIV 的反转录酶有抑制作用。白屈菜素中的硫磷酰胺对 HIV 有抑制作用，它可中度抑制 HIV 的反转录酶。

山地香茶菜

功效主治：味苦，性凉，归肺、肝经。具有凉血止血之效。用于鼻衄、咯血、便血、崩漏等证。

HIV 相关作用：研究者以 MTT 法对山地香茶菜进行了抗病毒实验研究，结果显示，山地香茶菜提取物 H-1 在 0.625 ～ 2.500 mg/ml 剂量范围，H-9 在 0.312 5 ～

0.625 0 mg/ml 剂量范围，对 HIV-1 有一定抑制作用，其 EC_{50} 分别为 0.566 7 mg/ml 和 0.215 0 mg/ml。

大 蒜

功效主治：味辛，性温，归脾、胃、肺经。具有解毒消肿，杀虫，止痢之效。用于痈肿疮疡，疥癣，肺痨，顿咳，泄泻，痢疾。

HIV 相关作用：研究者用 MTT 法及浊点萃取法（CPE）测定大蒜提取物大蒜 G0 889 的抗 HIV 作用，结果表明，G0 889 对 HIV-1 等病毒有一定的抑制作用，其对 MT-4 细胞 CC_{50} 为 0.89%，亚毒性浓度（SC）为 0.625%，EC_{50} 为 0.19%，最高保持率（抑制率）达 94.76%，治疗指数为 5。

巴 豆

功效主治：味辛，性热，有大毒，归胃、大肠经。具有峻下冷积，逐水退肿，祛痰利咽，外用蚀疮之效。用于寒积便秘，腹水臌胀，喉痹痰阻，痈肿未溃，疥癣恶疮。

HIV 相关作用：巴豆有效成分大戟二萜醇酯类能抑制 HIV 的细胞变性效应。

商 陆

功效主治：味苦，性寒，有毒，归肺、脾、肾、大肠经。具有逐水消肿，通利二便，解毒散结之效。用于水肿胀满，二便不通；外治痈肿疮毒。

HIV 相关作用：垂序商陆的有效成分抗病毒蛋白能与游离病毒结合，使病毒膜蛋白 gp 120 溶解。

京大戟

功效主治：味苦，性寒，归肺、脾、肾经。具有泻水逐饮，消肿散结之效。用于水肿，臌胀，胸胁停饮，痈肿疮毒，瘰疬痰核。

HIV 相关作用：大戟科植物京大戟中的没食子鞣质 1，2，6- 三 -O- 没食子酰 -β-D- 葡萄糖苷和 1，2，3，4，6- 五 -O- 没食子酰 -β-D- 葡萄糖苷对 HIV-1 整合酶有明显的抑制作用，IC_{50} 分别为（13.7±4.3）μmol/L 和（19.7±2.8）μmol/L。

桔　梗

功效主治：味苦、辛，性平，具有宣肺，利咽，祛痰，排脓之效。用于咳嗽痰多，胸闷不畅，咽痛，音哑，肺痈吐脓，疮疡脓成不溃。

HIV 相关作用：桔梗具有抑制 HIV 反转录酶活性的作用。

皂　荚

功效主治：味辛、咸，性温，有小毒，归肺、大肠经。具有祛顽痰，通窍开闭，祛风杀虫之效。用于顽痰阻肺，咳喘痰多，中风，痰厥，癫痫，喉痹痰盛；外用于疮肿未溃，皮癣。

HIV 相关作用：肥皂荚有效成分肥皂荚皂苷 G，日本皂荚有效成分皂角素 C，能抑制 H9 细胞中的 HIV 的复制。

槟　榔

功效主治：味苦、辛，性温，归胃、大肠经。具有杀虫消积，行气，利水，截疟之效。用于多种肠道寄生虫病，食积气滞，泻痢后重，水肿，脚气肿痛，疟疾。

HIV 相关作用：罗世德在体外抗 HIV 实验中筛选出的药物槟榔具有抗 HIV 活性的作用。

雷公藤

功效主治：味苦、辛，性寒，归肝、肾经。具有祛风湿，活血通络，消肿止痛，杀虫解毒之效。用于风湿顽痹，麻风，顽癣，湿疹，疥疮，皮炎，皮疹，疔疮肿毒。

HIV 相关作用：从雷公藤中得到的贝壳杉烷类二萜雷公藤福定可抑制 H9 细胞中的 HIV 复制，EC_{50} 为 1 μmol/L。雷公藤毒苷具有显著的抗 HIV 活性，生物活性研究表明，从雷公藤毒苷中分离出的萨拉子酸对 HIV 反转录酶活性和 H9 细胞中的 HIV 有抑制作用。

五爪金龙

功效主治：味辛，性温，归肾、胃经。具有祛风除湿，接骨续筋，散瘀消肿之效。用于风湿痹痛，跌打损伤，骨折筋伤，水火烫伤，无名肿毒，皮肤湿烂。

HIV 相关作用：其有效成分具有抑制 HIV 复制的活性，并能够抑制前病毒 DNA 整合到细胞染色体中。

<h2 style="text-align:center">诃 子</h2>

功效主治：味苦、酸、涩，性平，归肺、大肠经。具有涩肠敛肺，降火利咽之效。用于久泻久痢，便血脱肛，肺虚喘咳，久嗽不止，咽痛音哑。

HIV 相关作用：诃子中的主要鞣质类成分诃子酸能够有效阻止 HIV gp 120 蛋白与 CD4$^+$T 淋巴细胞结合，被誉为药物开发中的卓越先导化合物。

<h2 style="text-align:center">乌 药</h2>

功效主治：味辛，性温，归肺、脾、肾、膀胱经。具有行气止痛，温肾散寒之效。用于寒凝气滞之胸腹诸痛证，尿频，遗尿。

HIV 相关作用：从乌药中提取的 3 个缩合鞣质类化合物二倍体 procyanidin B1、三倍体 cinnamtannin B1 和四倍体 cinnamtannin B2 具有一定的抗 HIV-1 整合酶活性，IC$_{50}$ 分别为 31.3 μmol/L、8.3 μmol/L 和 5.2 μmol/L。

三、活血化瘀类中药

针对 HIV，进行过研究的本类中药有丹参、牛膝、姜黄、鸡血藤、山楂、麝香、羊开口等。

<h2 style="text-align:center">丹 参</h2>

功效主治：味苦，性微寒，归心、肝经。具有祛瘀止痛，活血通经，清心除烦之效。用于月经不调，经闭痛经，癥瘕积聚，胸腹刺痛，热痹疼痛，疮疡肿痛，心烦不眠。

HIV 相关作用：丹参具有在体外抑制 HIV-1 反转录酶、在人 T 淋巴细胞和外周血单核细胞培养中抑制 HIV p24 抗原的作用。滇丹参中的迷迭香酸为唇形科多种药用植物中的常见活性成分，该化合物具有低毒、多靶点作用于 HIV 的特点；唇形科植物丹参中的紫草酸 A、B 具有抑制 HIV-1 整合酶和链转移的活性。丹参成分之一紫草酸 B，能够在体外抑制 HIV-1 整合酶和蛋白酶，其 IC$_{50}$ 分别为（7.97±1.59）μmol/L 和（34.84±1.11）μmol/L，但对 HIV-1 反转录酶无效。

牛　膝

功效主治：味苦、甘、酸，性平，归肝、肾经。具有活血通经，补肝肾，强筋骨，利水通淋，引火（血）下行之效。用于瘀血阻滞之经闭、痛经、经行腹痛、胞衣不下及跌扑伤痛，腰膝酸痛，下肢痿软，淋证，水肿，小便不利，火热上炎，阴虚火旺之头痛、眩晕、齿痛、口舌生疮、吐血、衄血。

HIV 相关作用：从牛膝中分离纯化获得的植物类多糖牛膝多糖经硫酸酯化为牛膝多糖硫酸酯后，具有抗 HIV-1 整合酶和反转录酶的活性，IC_{50} 分别为（2.948 ± 0.556）μmol/L 和（0.155 ± 0.030）μmol/L。

姜　黄

功效主治：味辛、苦，性温，归脾、肝经。具有破气行血，通经止痛之功效。用于胸胁刺痛，闭经，癥瘕，风湿肩臂疼痛，跌扑肿痛。

HIV 相关作用：姜黄素为姜黄的重要活性成分之一，具有显著的抗 HIV-1 作用。它对急性和慢性 HIV 感染都有效，但大量应用在大鼠中可诱发胃溃疡。姜黄素 HIV 相关作用体现在以下方面。①抑制 HIV-1 慢性感染的 HIV-1 反转录酶活性和病毒复制，提示姜黄素对处于前病毒状态的病毒有作用。②可增加机体的体液免疫功能，防止继发性感染，但对细胞免疫功能无影响。姜黄素可抑制 HIV 反转录酶、蛋白酶、整合酶的活性，姜黄素对 HIV 核苷酸序列两端重复基因组也起抑制作用，姜黄素还作用于某些细胞因子而间接干扰 HIV 的复制。

鸡血藤

功效主治：味苦、甘，性温，归肝、肾经。具有补血，活血，通络之效。用于月经不调，血虚萎黄，麻木瘫痪，风湿痹痛。

HIV 相关作用：鸡血藤水提取物的聚酰胺柱层析成分具有极强的抑制 HIV 反转录酶活性作用，当浓度为 0.2 μg/ml 时，可完全抑制 HIV 反转录酶的活性。其有效成分木脂素类化合物能抑制 HIV 复制。鸡血藤可增加白细胞数量而调节机体免疫功能。

山 楂

功效主治：味酸、甘，性微温，归脾、胃、肝经。具有消食化积，行气散瘀之效。用于饮食积滞证，泻痢腹痛，疝气痛，瘀阻胸腹痛，痛经。

HIV 相关作用：山楂有效成分熊果酸能抑制 HIV 蛋白酶。

麝 香

功效主治：味辛，性温，归心、脾经。具有开窍醒神，活血通经，消肿止痛之效。用于热病神昏，中风痰厥，气郁暴厥，中恶昏迷，经闭，癥瘕，难产死胎，心腹暴痛，痈肿瘰疬，咽喉肿痛，跌扑伤痛，痹痛麻木。

HIV 相关作用：用 MT-4 细胞株观察麝香体外抗 HIV 活性，将细胞存活和抑制巨细胞形成作为观察指标，结果发现麝香的水提取液有高度的抗 HIV 活性。

羊开口

功效主治：味微苦，性平，归肝、胃经。具有疏肝理气，活血止痛，除烦利尿之效。用于肝胃气痛，胃热食呆，烦渴，赤白痢疾，腰痛，胁痛，疝气，痛经，子宫下坠。

HIV 相关作用：研究者从羊开口中提取出 Y-1、Y-A 等成分，通过其对 HIV 反转录酶（HIV-RT）的活性试验发现，Y-1、Y-A、Y-A-1、Y-9 及 Y-11 有极强的抑制 HIV-RT 活性的作用。IC_{50} 为 0.1 ～ 0.5 μg/ml。当 Y-A、Y-A-1 浓度为 2.50 μg/ml，Y-9、Y-11 浓度为 2 μg/ml 和 Y-1 浓度为 5 μg/ml 时，HIV-RT 的抑制率分别为 99.37%、93.35%、98.24%、99.92% 和 90.00%。

第三节 基于艾滋病整体调治与辨证的中药复方制剂

中医药治疗传染病有悠久的历史，积累了丰富的经验。《黄帝内经·素问·评热病论》"邪之所凑，其气必虚"，艾滋病的病因无外乎"正虚""邪凑"，病机为毒邪入侵，脏腑气血津液亏虚。中医药参与艾滋病治疗 30 多年以来，对复方制剂的应用研究及其作用有许多文献报道。显示出中药可以阶段性地提高或者稳定

CD4$^+$T 淋巴细胞的效果，可以改善 HIV 感染者的临床症状、体征、体重等情况，也证明了中医药可以在这些方面发挥作用并具有一定优势。

一、针对艾滋病整体调治的中药成方制剂

1. 唐草片

组成：老鹳草、金银花、瓜蒌皮、柴胡、香薷、黄芪、甘草、木棉花、鸡血藤、糯稻根、龙葵、白花蛇舌草等。

功效：清热解毒，益气活血。

证型：气血虚弱，瘀毒壅滞。

方义：老鹳草、金银花为君，具有祛风燥湿、清热解毒的作用；瓜蒌皮、柴胡、香薷为臣，具有清热化痰湿、疏肝清热解毒、化湿醒脾的功效；黄芪、甘草、木棉花、鸡血藤、糯稻根、龙葵、白花蛇舌草为佐使，具有祛湿解毒、清热解毒、活血益气、化湿止痛的功效。纵观全方，唐草片可共奏疏肝清热，解毒止痛，祛湿醒脾，益气活血之效。唐草片常用于 CD4$^+$T 淋巴细胞在 100 ～ 400 个 /μl 的 HIV 感染者与艾滋病患者，有提高患者 CD4$^+$T 淋巴细胞数量的作用，可改善乏力、脱发、食欲减退和腹泻等症状，从而提高艾滋病患者的生活质量。

应用：唐草片是第一个获得我国食品药品监督管理局批准的艾滋病辅助治疗的复方中成药，实验室研究发现，它能提高 CD4$^+$T 淋巴细胞数量，提高免疫能力，减慢 HIV 的复制，有助于改善艾滋病患者的乏力、脱发、食欲减退和腹泻等临床症状。

2. 芪苓益气片

组成：黄芪、党参、白术、茯苓、淫羊藿、女贞子等。

功效：补益脾肾，益气固本。

证型：脾肾虚弱证。

方义：黄芪味甘、性微温，归脾、肺经，内可大补脾肺之气，外可固表止汗；党参益气、生津、养血，有益气生津和益气生血之效。两药合用共为君药，使气旺表实，则汗不外泄，邪亦不易内侵，并达气阴并补之效。白术味苦、性温，健脾燥湿，加强益气助运之效；茯苓味甘、淡，性平，具有健脾安神，利水渗湿的功效，助黄芪加强健脾益气之功。二者合而为臣，白术与茯苓合用，则健脾除湿之功益著，与黄芪和党参相配补益而不留邪，除湿而不伤正。并用淫羊藿、女贞子，温肾壮阳、补肝肾阴，是为佐药，以达阴中求阳，少火生气之义。诸药相配，共奏补脾

益肾，益气固本之功。

应用：吴亚梅等对 103 例服用芪苓益气片 42 个月的 HIV 感染者，采用自身前后对照方法，观察治疗后每隔 3 个月的病毒载量。结果表明，患者在服药期间，病毒载量总体呈下降趋势。有研究表明，服用芪苓益气片后，病毒载量小于 1.0×10^5 copies/ml 的感染者病毒载量有潜在下降趋势。观察 103 例 HIV 感染者服用芪苓益气片 42 个月后 $CD4^+T$ 淋巴细胞计数变化，发现在服药后第 3、6、12、42 个月，$CD4^+T$ 淋巴细胞值有效和稳定病例分别达到 75.00%、77.92%、74.70% 和 73.91%。表明芪苓益气片有潜在提高 HIV 感染者免疫能力的作用，其可明显改善 HIV 感染者的临床症状和卡诺夫斯基积分，提高其生活质量。

3. 益艾康胶囊

组成：人参、黄芪、炒白术、茯苓、当归、川芎、白芍、黄芩等。

功效：益气健脾，滋阴养血，祛风清热，化湿解毒。

证型：阴阳气血俱虚，感受外邪。

方义：方中人参、茯苓、炒白术、黄芪组成四君子汤，具有益气健脾之效。当归、川芎、白芍为四物汤化裁，具有滋阴养血之功。黄芩清热燥湿，泻火解毒。全方以补益气血为主，辅以解毒祛邪，则正气复而邪气退。

应用：徐立然运用益艾康胶囊治疗 HIV 感染者和艾滋病患者 160 例，有效率为 51.2%。大样本（1 349 例）治疗 HIV 感染者 /AIDS 患者 60 个月临床观察中，益艾康胶囊对提高或稳定 $CD4^+T$ 淋巴细胞有效，认为益艾康胶囊具有提高患者细胞免疫功能或使之保持稳定并降低或稳定患者病毒载量的作用。

4. 扶正逐毒丸

组成：人参、黄芪、甘草、紫花地丁、虎杖等。

功效：扶助正气，祛逐毒邪。

证型：正气虚弱，毒邪壅滞。

方义：人参、黄芪等药扶助正气，提高机体抵御疾病的能力（即增强机体免疫力）；甘草、紫花地丁、虎杖等药用来解毒逐毒（达到抗病毒的作用），其中甘草还有扶助正气的作用。诸药合用治疗艾滋病，具有温凉并用、扶助正气、祛逐毒邪的作用。

应用：刘宝录等人采用中药扶正逐毒丸治疗 7 例艾滋病患者，发现中医药治疗艾滋病与抗病毒西药具有几乎相同的提高免疫力、抗病毒复制的效果，同时克服了抗病毒西药易出现的不良反应。

5. 艾灵颗粒

组成：玄参、女贞子、黄芩、黄芪、桃仁、土鳖虫等。

功效：益气养阴，化瘀解毒。

证型：气虚血瘀，邪毒壅滞。

方义：黄芪补气；玄参、女贞子养阴；黄芩、玄参清热解毒；桃仁、土鳖虫活血化瘀。诸药合用，气阴双补，活血解毒并进，攻补兼施，共奏益气养阴，化瘀解毒之功。

应用：临床发现艾灵颗粒能在一定程度上保护患者的免疫功能，抑制病毒载量的升高，阻止病毒的快速复制。进一步来说，艾灵颗粒能够维持 $CD4^+T$ 淋巴细胞的稳定，促进 $CD4^+T$ 淋巴细胞分泌 INF-γ 能力的提高，在一定程度上降低 $CD4^+T$ 淋巴细胞分泌 IL-4 的能力，从而协调机体 Th1 与 Th2 类细胞因子的平衡，调整细胞因子微环境的构成。

6. 扶正排毒颗粒 / 扶正排毒片

组成：黄芪、西洋参、女贞子、山茱萸、白花蛇舌草、连翘、生白术、防风、甘草等。

功效：扶正固本，祛邪解毒。

证型：气阴两虚，邪毒内甚。

方义：方中以黄芪、西洋参为君，黄芪补气升阳，益卫固表，托毒生肌，西洋参补气养阴，清热生津，虚而有火者相宜。西洋参与黄芪合用，益气滋阴，补而不燥。生白术补脾益胃，燥湿和中。《医学衷中参西录》："白术，性温而燥，气香不窜，味苦、微甘、微辛，善健脾胃，消痰水，止泄泻，治脾虚作胀，脾湿作渴，脾弱四肢运动无力，甚或作疼。与凉润药同用，又善补肺；与升散药同用，又善调肝；与镇安药同用，又善养心；与滋阴药同用，又善补肾。为其具土德之全，为后天资生之要药，故能于金木水火四脏，皆能有所补益也。"生白术与西洋参、连翘、女贞子、防风共奏补五脏之用。防风发表，祛风胜湿，止痛。生白术、防风配合黄芪又可构成玉屏风散，白术既能补气健脾，又能燥湿止泻，助黄芪补益之效；防风走表祛风，黄芪得防风，固表而不留邪，防风得黄芪，祛邪而不伤正，共奏益气固表祛邪之功。山茱萸补肝肾，涩精气，固虚脱。女贞子补肝肾，强腰膝。山茱萸、女贞子，补肝肾，涩精气，固虚脱；与生白术、防风，并为臣药，助黄芪、西洋参益气滋阴之力。白花蛇舌草清热，利湿，解毒。连翘解毒，散结，消肿。白花蛇舌草既可清热，祛湿，解毒，又可防补益之剂化湿生热，加重病情；连翘，可以清热解毒、散结消肿；合为佐药，祛湿解毒。甘草和中缓急，润肺，解毒，调和诸药，既可补脾肺之气，又具解毒之功，还能调和诸药，为使。如此配伍，扶正而不留邪，祛邪而不伤正，相辅相成，诸药合用，共奏扶正固本、祛邪解毒之效。

应用：郭玉明通过治疗 34 例艾滋病无症状期患者，发现扶正排毒颗粒有一定的稳定免疫功能作用，对 CD4$^+$T 淋巴细胞计数在 200 ～ 350 个 / μl 的感染者干预作用较好，还可降低部分病例的病毒载量。刘学伟对 70 例无症状 HIV 感染者使用扶正排毒片治疗，发现该制剂能提高或稳定免疫功能，降低部分病例的病毒载量。

7. 扶正排毒 1 号

组成：西洋参、黄芪、连翘、甘草等。

功效：益气，养阴，健脾，排毒。

证型：正虚毒瘀证。

方义：黄芪、西洋参、甘草等益气，养阴，健脾；连翘等清热解毒。诸药合用，扶正固本为主，辅以祛邪解毒。

应用：郭会军等进行扶正排毒 1 号临床疗效观察，结果提示扶正排毒 1 号早期干预 HIV 感染者可提高其免疫功能，对部分病例具有降低病毒载量的作用。

8. 扶阳解毒颗粒

组成：柴胡、黄芩、法半夏、猪苓、半枝莲、淫羊藿、黄精、党参、鹿茸等。

功效：温阳固本，益气养阴，解毒化湿。

证型：正气虚弱，感受毒邪证。

方义：黄芩味苦，性寒，清热燥湿，泻火解毒；半枝莲味辛、苦，性寒，可清热解毒，散瘀，利尿祛湿，二者共为君药，祛除毒邪。党参有补脾肺气，生津，养血之效；黄精可滋肾润肺，补脾益气，二药合用可益气养阴。鹿茸合用淫羊藿以温阳固本，其中鹿茸为血肉有情之品，性温以养气，味厚可益精，具有壮肾阳，补精髓，强筋骨，调冲任，托疮毒的功效，二药还与黄精有阴阳互生之妙。四药共为臣药，扶助正气。猪苓甘淡利渗，有渗湿利水之功，使邪从下去；法半夏性温，燥胃湿，化痰；柴胡既能疏散退热，又能疏泄气机之郁滞，且味辛，有升散之义。三药共为佐药，邪实则辅佐君药共同祛邪，正虚则辅佐臣药扶助正气。诸药合用具扶正祛邪，攻补兼施，升清降浊，祛邪不伤正，扶正不敛邪之力，共奏扶阳解毒之效。

应用：该制剂为四川省中医药治疗艾滋病试点项目常用制剂之一。闫利源对 HIV 感染无症状期的 72 例病例进行 1 年的观察发现，在第 3、6、9、12 月，病毒载量与治疗前相比有显著性差异（$P < 0.05$），各观察月 CD4$^+$T 淋巴细胞计数与治疗前相比，升高、降低均无统计学意义，但无效率总体上呈下降趋势，认为扶阳解毒颗粒有明显的抗病毒作用及一定的稳定 CD4$^+$T 淋巴细胞的作用。秦琴采用回顾性分析观察

36 例 HIV 感染无症状期患者服药 12 个月后 CD4$^+$T 淋巴细胞计数，发现 12 个月后，其下降 > 50 个 /μl，认为扶阳解毒颗粒对研究组 CD4$^+$T 淋巴细胞无明显疗效。

9. 扶正抗艾颗粒

组成：黄芪、党参、姜黄、甘草等。

功效：益气扶正，活血解毒。

证型：气虚血瘀，邪毒壅滞。

方义：黄芪功能补益脾肺之气，升阳举陷，托毒生肌。黄芪能补气升阳，托毒外出，平疮痿生肌，皆缘于其补气扶正之功。党参功能健脾补肺，益气生津。党参力能补脾养胃，润肺生津，健运中气，健脾运而不燥，滋胃阴而不湿，润肺而不犯寒凉，养血而不偏滋腻，鼓舞清阳，振动中气，而无刚燥之弊。姜黄功能活血行气，通经止痛。甘草功能益气补中，缓急止痛，润肺止咳，泻火解毒，调和诸药。因此，方中以黄芪、党参甘温益气，扶正祛邪，共为君药。党参补气兼能养气，守而不走，黄芪补气兼能扶阳，走而不守，二药相须配对，具有强大的补气助元作用，且二者一走一守，阴阳兼顾，彻里彻外，通补无泻。姜黄辛温活血化瘀，苦辛解毒破结，为臣药。甘草味甘，性平，既能补脾润肺，清热解毒，又加强君臣诸药的功效，为佐使药。诸药合用，补泻兼施，寒温共调，活血以助毒散，解毒以冀络通，扶正以压邪毒，抗毒以扬正气，共奏益气扶正，活血解毒之功。

应用：赵映前、刘建忠等观察扶正抗艾颗粒治疗 30 例 HIV 感染者 /AIDS 患者 5 个月后临床症状与体征、病毒载量、免疫功能等指标的变化，结果显示，症状、体征与治疗前相比有统计学意义，对病毒载量、CD4$^+$T 淋巴细胞计数有稳定作用，认为扶正抗艾颗粒能有效改善 HIV 感染者 /AIDS 患者临床症状、体征，能较好地保护和提高患者免疫功能，稳定病毒载量。

10. 乾坤宁

组成：栀子、茵陈、蛇床子、黄连、玄参、黄精、黄芪、茯苓、三棱、莪术、延胡索、连翘、天南星、五倍子等。

功效：清热利湿，解毒散结，益气养阴，行气活血。

证型：气阴两虚，邪毒壅滞证。

方义：乾坤，本为《周易》中的二卦，乾天坤地，引申为阴阳，乾坤宁寓意阴阳调和。方中栀子味苦，性寒，泻火除烦，清热利湿解毒，擅清三焦之火，为君药。连翘、黄连、茵陈增栀子清热、泻火、解毒之功。蛇床子内服可温肾壮阳，祛寒燥湿，肾阳为一身阳气之源，方中清热解毒与温肾壮阳同用，以期阴阳平秘，为全方大法。HIV 感染者 /AIDS 患者常有痰湿瘀滞凝结为局部或全身淋巴结肿大，抑或癌肿，故选具有破血行气，消积止痛功效的三棱、莪术、延胡索加上能燥湿化痰的天南星，以治疗气滞痰凝血瘀所致的癥瘕积聚、癌肿。黄芪可补中益气，益卫固表，健脾利水，托毒生肌；茯苓可利水渗湿，健脾，宁心安神；玄参能清热凉血，滋阴，解毒；黄精功可滋肾润肺，补脾益气。黄芪、茯苓、玄参、黄精四药合用以补气健脾，扶正固表，滋补肾精，实正气以御外邪。五倍子能敛肺降火，亦可治疗疖肿疮毒，止汗敛肺止咳，为使药。纵观全方，以清热利湿解毒，调阴阳为大法，辅以行气活血化瘀，散结消肿，兼顾健脾益肾。

应用：乾坤宁由成都恩威集团研制。刘刚等对 60 例 HIV 感染者进行 CD4$^+$T 淋巴细胞计数及病毒载量的跟踪观察，最后对坚持治疗的 31 例进行分析，结果显示病毒载量呈下降趋势，CD4$^+$T 淋巴细胞计数有增加趋势，认为乾坤宁在增强机体免疫功能和抑制病毒方面有一定作用。

11. 复方三黄散颗粒 / 复方三黄胶囊

组成：黄芩、黄柏、黄芪、蒲公英、白花蛇舌草、白头翁、柴胡、防风、菟丝子、甘草等。

功效：清热解毒。

证型：邪毒壅滞证。

方义：方中黄芩、黄柏清热燥湿、泻火解毒。蒲公英、白头翁、白花蛇舌草清热解毒。黄芪补益脾肺之气，升阳举陷，托毒生肌。菟丝子补肾益精，温脾肾之阳，用于脾肾阳虚之证。柴胡、防风解表。甘草补脾益气，助黄芪益气之功；清热解毒，增解毒之效；并调和诸药。全方以解毒逐毒为主，辅以益气扶正之药，正气复故邪外出。

应用：黎明等采用复方三黄散颗粒治疗艾滋病 41 例，安慰剂对照组 39 例，观察 CD4$^+$T 淋巴细胞计数和病毒载量 6 个月，结果总有效率为 63.41%，明显优于对照组（33.33%），对比有统计学意义；84% 患者临床症状改善，36.59% 的病例 CD4$^+$T 淋巴细胞计数升高达标。停药 5 个月复查，CD4$^+$T 淋巴细胞及 HIV 载量有效率仍保持在 56.58%。赵鹏等人采用复方三黄胶囊治疗 HIV 感染者 /AIDS 患者 32 例，低剂量对照组 16 例，36 周后治疗组 CD4$^+$T 淋巴细胞计数上升、病毒载量下降，两组比较有统计学意义，认为复方三黄胶囊能抑制 HIV 复制，提高 CD4$^+$T 淋巴细胞计数，提高患者生存质量。

12. 复方华蟾素（安体维康）

组成：蟾皮、虎杖、白花蛇舌草、黄芩、丹参、黄芪、白术、香附。

功效：清热解毒，疏肝活血，健脾利湿。

证型：湿毒蕴结证。

方义：复方华蟾素以蟾皮、虎杖为君药。蟾皮辛凉微毒，能清热解毒，利水消胀，有良好的攻毒、消肿、辟秽之作用。以白花蛇舌草、黄芩为臣药。白花蛇舌草，性味苦甘寒，具有清热解毒，利湿消肿之功效，可治湿热黄疸。方以丹参、黄芪、白术为佐药。丹参，性味苦寒，具有活血化瘀，凉血消肿，除烦安神之功效；黄芪又能补气生血，用于气血两虚证；白术，性味苦甘温，善于补脾气，燥化水湿，为补脾要药，用于脾胃气虚，运化失常。方中香附为使药。香附味辛能散，微苦能降，微甘能和，性平不寒，芳香走窜，善于疏肝理气解郁，有"气病之总司"之称。全方可清热解毒，疏肝活血，健脾利湿。

应用：徐向田等经临床观察发现复方华蟾素在所试剂量为 0.039% ～ 0.156% 范围，对 HIV-1 有一定抑制作用，抑制率达 86.95%，EC_{50} 为 0.037%，治疗指数为 6。临床治疗艾滋病 3 例，用药 3 个月时，2 例病毒载量下降，1 例明显改善。治疗 2 例 HIV 携带者，服药 3 个月时，1 例病毒载量有下降趋势。因此，复方华蟾素能降低患者血中 HIV 载量，改善患者症状，治疗艾滋病的疗效比治疗 HIV 携带者的疗效要好。

13. 中研 I 号方

组成：黄芪、甘草、金银花、黄芩、紫草、紫花地丁等。

功效：益气扶正，清热解毒。

证型：气虚毒瘀证。

方义：金银花，味甘，性寒，可清热解毒。紫花地丁，味苦、辛，性寒，有清热解毒，凉血消肿之功。黄芩，味苦，性寒，功能清热燥湿，泻火解毒，止血，安胎。紫草，有凉血活血，解毒透疹之功效。金银花、黄芩、紫草、紫花地丁合用以清热解毒，祛除毒邪。黄芪，味甘而性微温，归脾、肺经，功能补益脾肺之气，升阳举陷，托毒生肌。甘草，味甘，性平，既能补脾润肺，清热解毒，又调和诸药。诸药合用，攻补皆施，共奏扶正解毒之效。

应用：对猴艾滋病模型实验研究显示，该方既能降低病毒载量、抑制 HIV 及反转录酶活性，又能提高 $CD4^+T$ 淋巴细胞数目，促进 T、B 淋巴细胞增殖，诱生干扰素。经病理学检查发现，该方能使淋巴结中细胞激活，促进受损淋巴细胞核修复，多项指标均优于齐多夫定对照组，并且具有一定的抑制 HIV 反转录的作用。对猴免疫缺陷病毒（SIV）感染模型免疫功能研究表明，中研 I 号方均能提高感染动物免疫功能，并对动物免疫细胞有保护作用。

14. 中研Ⅱ号方

组成：黄芪、人参、升麻、柴胡、当归、枸杞子、甘草等。

功效：补中益气，养血滋阴。

证型：气阴两虚证。

方义：黄芪、人参、甘草补中益气固本，当归补血活血，枸杞子补肾温阳，诸药补益气血，调补阴阳。升麻发表透疹，清热解毒，升举阳气；柴胡透表泄热，疏肝解郁，升举阳气。二药发表透邪，使邪有出路，清热解毒。诸药合用，一攻一补，补其不足，攻其有余，达到扶助正气，解毒散邪之功。

应用：关崇芬等观察中研Ⅱ号对 HIV 感染者/AIDS 患者和 SIVmac251 感染猴的疗效，临床有效率为 45%～55%；认为中研Ⅱ号对猴艾滋病模型不仅能降低感染猴病毒血症的概率及 SIV p27 抗原水平，同时能持续提高 $CD4^+T$ 淋巴细胞数量。王健等用中研Ⅱ号方治疗艾滋病患者 29 例，免疫功能方面显效 2 例，有效 6 例，有效率为 27.59%；在 14 例有症状病例中，临床方面 9 例有效，5 例无效，有效率为 64.29%；综合这两方面评价总有效率为 58.62%。关崇芬等运用中研Ⅱ号方治疗 44 例 HIV 感染者/AIDS 患者，经临床和实验研究，提示中研Ⅱ号方具有一定的抑制病毒感染和保护机体免疫细胞的作用。

15. XQ-9302

组成：大黄、黄柏、黄连、昆布、海藻、生牡蛎、猴枣等。

功效：清热解毒，软坚散结。

证型：疫毒蕴结证。

方义：大黄、黄连、黄柏等中药具有燥湿泻火，辟疫解毒之功效；疫毒伏于体内，湿热痰火互结，待机而动，由里出表，故以软坚散结类海藻、昆布、生牡蛎、猴枣等消散内蕴痰毒，既可防治腹泻、咳嗽等机会性感染，又能消瘤散结（卡波西肉瘤等）。

应用：XQ-9302 由上海雄琪生物制品有限公司等单位研制。从 HIV 体外实验和 AIDS 临床疗效观察两方面进行初步评估，结果表明，XQ-9302 在 HIV-1 体外实验中，对 MT-4 细胞有显著的保护作用；13 例 HIV 感染者、3 例 AIDS 患者服用该制剂后（2～3 个疗程）临床症状基本消失，$CD4^+T$ 淋巴细胞数增加；3 例 AIDS 患者血浆 HIV-1 核酸（HIV RNA）含量下降了 10 copies/ml 以上；长期服用未见任何副作用。得出结论，XQ-9302 中药制剂不但能延缓 AIDS 病情的发展，提高机体免疫功能，而且能抑制 HIV 在机体内的复制。

16. 艾乃吉

组成：艾乃吉Ⅰ号颗粒，牛蒡子、黄芩、桑白皮、人参等；艾乃吉Ⅱ号颗粒，黄芪、黄连、穿心莲等；艾乃吉Ⅲ号颗粒，制首乌、西洋参、枸杞子等。

功效：疏风清热，化痰除湿，兼以补肺；健脾和胃，燥湿清热；补益肝肾，兼通络排毒。

证型：上焦邪壅肺虚证；中焦脾虚邪盛证；下焦肝肾不足证。

方义：湿热毒邪侵犯上焦，主要伤及肺之气阴，气虚津停痰聚，阴虚炼津成痰，病机特点为肺失宣降、湿热结聚、痰热壅滞，故上焦邪壅肺虚证，当遵循"治上焦如羽"之训，采用清宣透泄、清化痰湿的牛蒡子、黄芩、桑白皮、人参兼补肺之气阴。邪阻中焦，脾胃失健，升降失常，脾虚不升，湿浊更盛，胃弱不降，蕴热愈甚，病机特点为脾虚胃弱、湿热弥漫、蕴结肠胃，故治中焦脾虚邪盛证，当宗"治中焦如衡"之旨，黄芪健脾益气，黄连、穿心莲燥湿清热，以复脾胃升降之机。邪滞下焦，其病机或肝肾阴虚，虚热内生，或阴病及阳，阳虚不化，精关不固，或久病入络，经脉阻滞，按"治下焦如权"的原则，当采用重剂，以制首乌、西洋参、枸杞子补益肝肾，兼通络排毒。

应用：王小平等观察艾乃吉系列颗粒治疗艾滋病的疗效，将106例HIV感染者/AIDS患者分为上、中、下焦3组（38、34、34），结果显示，CD4+T淋巴细胞数有效率分别为73.68%、79.41%、82.35%；病毒载量有效率分别为50%、85.29%、82.35%；3组治疗前后CD4+T淋巴细胞数与病毒载量比较均有统计学差异。得出结论，艾乃吉系列颗粒对改善症状和体征、提高免疫功能、降低病毒载量均有一定疗效。

17. 艾泰定

组成：人参、虫草、甘草、天花粉、柴胡、板蓝根、紫金皮、地皮消等。

功效：补益脾肾，清热解毒。

证型：正虚毒瘀型。

方义：艾泰定是从滇西北和滇南少数民族长期用于治疗瘴气等地方疾病的药物复方中选出的主药，与"扶正祛邪，清热解毒"中药复方相结合，参考民族民间用药习俗组成的以天花粉、甘草等为主的清解方及以人参、虫草等为主的保元方。方中人参大补元气，补脾益肺；虫草补肾益肺。二药补益肺脾肾，扶正正气。天花粉，清热泻火；柴胡疏散风热，退热截疟；板蓝根清热解毒。天花粉、柴胡、板蓝根合用，以清热、解毒、逐毒。紫金皮、地皮消（云南地方草药）祛瘀通络。甘草补益脾气，增益气之功，并调和诸药。甘草、地皮消清热解毒，增方中解毒之力。

应用：动物体内研究显示，艾泰定在体外对鼠胸腺细胞、人T淋巴细胞有明显激活作用；在体内对巨噬细胞、NK细胞有明显激活作用，对IL-2、干扰素有诱生作用；体内外对流感病毒、疱疹病毒、轮状病毒有抑制作用；体外对HIV-1有抑制作用，猴体内对SIV有抑制作用。孙阳应用艾泰定治疗31例艾滋病患者，有效13例（有效率为41.94%），其中10例（32.26%）T4/T8比值回升。显示艾泰定具有一定的缓解艾滋病临床症状和改善免疫功能的作用。

18. 祛毒增宁胶囊（ZL-1）

组成：黄芩、茜草、人参、冬虫夏草等。

功效：滋阴清热，益气活血，化瘀解毒，滋补肾阴。

证型：正虚毒瘀。

方义：黄芩苦寒清热毒，人参甘温补气养阴，分别为君、臣药；茜草化瘀解毒，冬虫夏草补虚损，共为佐使。四药相合，药性调和，有养阴清热、化瘀解毒、益气活血、滋补肾阴之效，达到攻补兼施、祛邪扶正的治疗目的，既能抑制病毒的复制，又能增强免疫功能。

应用：体外药效学研究表明，祛毒增宁胶囊可有效抑制病毒在MT-4、HeLa和外周血单个核细胞中的复制。李泽林等观察中药祛毒增宁胶囊治疗艾滋病的效果，60例患者服用1年，症状有较好的改善，$CD4^+T$淋巴细胞数显著上升，治疗1个月后$CD4^+T$淋巴细胞数量增加了112.3%，6个月增加了156.7%，其中增加500%、1 000%和2 000%的分别占79.6%、63.3%和46.9%。共检查了10例患者病毒载量的变化，3例患者的病毒载量明显下降，4例稳定，二者共占70%。

19. 克艾特胶囊

组成：西洋参、全蝎、乌梢蛇、黄芪等。

功效：益气养阴，攻毒散结，通络止痛。

证型：气阴两虚，毒邪壅滞。

方义：方中以西洋参益气、养阴、生津；黄芪健脾益气。二药共奏扶正之功，气阴双补，以增强机体托邪、透邪外出的能力。全蝎，通络止痛、攻毒散结；乌梢蛇祛风湿、解毒止痛。二药皆为动物类药，具有较强的活血、祛湿、解毒之力，二药共用加强攻毒散结、通络止痛之功。

应用：克艾特胶囊是以"正血医学"的创新理论为指导，从海洋生物和高山植物中提取药材有效活性成分研制而成。具有益气养阴，攻毒散结，清热消炎，镇静止痛的作用；具有恢复免疫功能、抗病毒、抗肿瘤、抗感染等功效。莫以贤观察克艾特胶囊治疗 HIV 感染 /AIDS 的疗效，采用服药前后自身对照，服用克艾特胶囊治疗不同疾病期、不同年龄 AIDS 患者共 14 例，成年组 11 例 2 个月后临床症状全面改善，完全缓解率 69.2%，3 个月完全缓解率达 100%。其中 8 例坚持服药 6 个月及 9 个月，CD4$^+$T 淋巴细胞增加值平均每例为 150.9 个 /μl、92.9 个 /μl；病毒载量平均每例下降值为 1.37 log、2.75 log，其中病毒载量控制在检测下限，分别为 3 例和 6 例。儿童组 3 例，服用 10～15 天临床症状均达到完全缓解；治疗 5 个月后检测 2 例，CD4$^+$T 淋巴细胞增加值平均每例 824.5 个 /μl，病毒载量下降平均每例 3.69 log，其中 1 例治疗 17 个月免疫指标达到正常水平，病毒载量控制在检测下限；另 1 例治疗 5 个月后免疫指标已达到正常，病毒载量控制在检测下限，随即停药，在停药的一年里先后在第 4、5、9、12 个月复查，免疫指标均为正常，病毒载量控制在检测下限，疗效稳定。得出结论，克艾特胶囊能有效地纠正免疫缺陷，清除 AIDS 机会性感染及其并发症，能使病毒载量达到查不出的水平，疗效稳定。

20. 复方普乐康口服液

组成：人参、黄芪、当归、白芍、紫草、金银花、冬虫夏草、丹参等。

功效：益气养血，解毒除瘀。

证型：气血两虚，瘀毒胶结。

方义：方中以黄芪、人参、冬虫夏草益气升阳健脾；当归、白芍养血敛阴和营；紫草清热凉血；丹参活血化瘀；金银花清热解毒。全方攻补兼施，气血双补，活血、清热、解毒协用，具有益气、活血、养血、祛毒消炎、镇痛、抗病毒、抗感染、抗肿瘤等多种功能。

应用：田中伟等观测中药复方普乐康口服液治疗 HIV 感染 /AIDS 的临床疗效，12 例不同疾病期的 AIDS 患者口服复方普乐康口服液，结果显示，3 个月后能全面改善 AIDS 临床症状，完全缓解率平均为 44.7%，显效率 28.0%，总有效率 91.6%。服药 3 个月、6 个月后 CD4$^+$T 淋巴细胞平均增加值分别 173.92 个 /μl、179.58 个 /μl；病毒载量平均下降值为 65.27 copies/ml、129.16 copies/ml，其中有 2 例病毒载量检测不出。得出结论，复方普乐康口服液治疗不同疾病期 HIV 感染者 /AIDS 患者，能明显降低机会性感染及其并发症，能使免疫功能恢复正常，HIV 载量明显下降。

21. 再生丹

组成：党参、白术、红花、赤芍等。

功效：健脾，益气，活血。

证型：气虚血瘀。

方义：党参、白术补益脾胃，加强脾胃功能，使脾胃健运，升清降浊的功能得以恢复；红花、赤芍活血祛瘀，促进血液循环，补充能量。

应用：郑文友等用再生丹为主药，镇痛丸及其他对症中药为辅药，治疗 28 例 HIV 感染者后，体重均有不同程度增加，增加 4～5 kg；7 例长期发热，4 例腹泻，2 例大面积皮肤溃烂和 1 例皮疹患者，服药 1 个月后症状消失；服药 5 个月后，10 例淋巴结肿大的患者中，3 例肿大的淋巴结消失，7 例显示不同程度的数量减少或体积缩小。治疗 2 个月后，42.9% 的患者表现为 CD4$^+$T 淋巴细胞数增加，71.4% 的患者病毒载量下降。治疗 5 个月后，CD4$^+$T 淋巴细胞增加者占 50.0%，80.0% 的患者病毒载量下降，综合分析临床症状和实验室指标，总有效率达 94.0%。得出结论，中草药复合治疗 HIV 感染者，可明显改善临床症状，提高 CD4$^+$T 淋巴细胞数，使病毒载量下降。

22. 金生宝胶囊

组成：蘑菇多糖和锌、硒、锰、铁、钙等矿物元素。

功效：补益排毒。

证型：正虚毒瘀。

方义：蘑菇多糖是从蘑菇子实体中提取的水溶性蛋白多糖，具有提高人体免疫功能的作用。植物药蘑菇味甘，性平，具有增进食欲，通便排毒，镇静镇痛的功效。锌、硒、锰、铁、钙等矿物元素，补益机体所需，即具有补益扶正之效。

应用：王健等治疗观察 HIV 感染者 /AIDS 患者 30 例，第 1 疗程免疫功能提高 11 例，稳定 6 例，下降 12 例，有效率 58.6%；病毒载量下降 11 例，稳定 4 例，上升 14 例，有效率 51.7%。第 2 疗程免疫功能提高 5 例，稳定 18 例，下降 5 例，有效率 82.1%；病毒载量下降 21 例，稳定 1 例，上升 6 例，有效率 78.6%。认为金生宝胶囊不但能提高 HIV 感染者 /AIDS 患者的免疫功能，而且还能不同程度地降低 HIV 载量。

23. 三归片

组成：龙胆草、三颗针、黄芩、黄芪。

功效：清热，燥湿，解毒。

证型：湿热毒蕴。

方义：龙胆草清肝泻火，除湿解毒；黄芩清热解毒，燥湿辟邪；三颗针清热利湿，泻火解毒，散瘀消肿。三药合用增加清热、泻火、解毒的功效，着重于抗病毒。黄芪健脾升阳益气，补中益气以增强机体抗邪能力。全方以攻毒为主，兼以扶正以达祛邪之目的。

应用：三归片的组方并非以增强免疫功能为主，而着重于抗病毒的治疗思路，减少病毒载量、抑制病毒的攻击，从而达到免疫重建的目的。主要成分为龙胆苦苷、小檗碱、三磷酸腺苷酶。兰金初等用三归片治疗 HIV 感染者 65 例，结果显示，南非 47 例患者中 $CD4^+T$ 淋巴细胞提高 50 个 /μl 以上者有 32 例，占 68.1%；病毒载量下降 10 万 copies/ml 以上者有 24 例，占 51.1%。河南 18 例患者中 $CD4^+T$ 淋巴细胞提高 50 个 /μl 以上者有 12 例，占 66.7%；病毒载量下降 10 万 copies/ml 以上者有 3 例，占 16.7%。

24. 五味灵芪胶囊

组成：五味子、灵芝、黄芪、丹参等。

功效：益气养阴，活血祛瘀。

证型：气阴两虚，血瘀毒蕴。

方义：方中五味子有益气生津，补肾固精，宁心之效。灵芝益心气，活血，入心充血，助心充脉，安神，益肺气，补肝气，补中，健胃。黄芪健脾，升阳，益气。三药合用，益气养阴。丹参活血补血、祛瘀消痈，古云"一味丹参，功同四物"。全方共奏益气养阴，活血祛瘀之效。

应用：与齐多夫定相比，五味灵芪胶囊抑制病毒的能力较弱，但它有提高 $CD4^+T$ 淋巴细胞和 $CD8^+T$ 淋巴细胞功能的作用，这将有助于提升其抑制 HIV 复制的能力，会大大地改善艾滋病患者的症状。

25. 克艾可

组成：甘草等。

功效：扶正，解毒。

证型：正虚毒聚。

方义：甘草味甘，性平，归心、肺、脾、胃经。补脾益气，清热解毒，缓急止痛。用于治疗艾滋病，扶正解毒。

应用：该品是从中药甘草中制得的治疗艾滋病的方剂，吕维柏观察 60 例使用克艾可的 HIV 感染者，有效率为 35%，免疫功能好转及稳定不变者：$CD4^+T$ 淋巴细胞为 68.3%，$CD4^+T$ 淋巴细胞 /$CD8^+T$ 淋巴细胞为 9%。认为克艾可具有改善症状、体征及提高患者免疫功能的作用。

26. 金龙胶囊

组成：鲜守宫、鲜金钱白花蛇、鲜蕲蛇等。

功效：破瘀散结，解郁通络。

证型：瘀毒壅滞型。

方义：金龙胶囊是一种通过当代高新技术水平制成，并被赋予"生者尤良"等特点的现代鲜药。鲜药即"鲜采鲜用"的中药，具体是指药材成分未经任何的改变或损失的"原生药材"，是在药材采收之后即可使用的中药原料，其主要包括新鲜植物药和新鲜动物药，是中医药的重要组成部分。守宫即壁虎，具有破瘀通络、散结止痛的功效；蕲蛇具有祛风寒、舒筋活络的功效；金钱白花蛇具有祛风、散结、活血通络等功效。诸药合用，共奏破瘀散结、解郁通络之效。

应用：吕维柏等给予 20 例 HIV 感染者不同剂量金龙胶囊，观察 3 个月病毒载量及 $CD4^+T$ 淋巴细胞计数，结果显示病毒载量下降无统计学意义，小剂量组（15 例）$CD4^+T$ 淋巴细胞计数升高（0.1143 ± 0.1547）$\times 10^3$ 个 $/\mu l$；大剂量组（5 例）下降（0.1480 ± 0.1204）$\times 10^3$ 个 $/\mu l$。认为金龙胶囊可增强 HIV 感染者的免疫功能，但无明显的抑制 HIV 作用。

27. 新世纪康保胶囊

组成：含硒的海藻多糖、甘草酸。

功效：扶助正气。

证型：正气虚弱。

方义：海藻具有消痰、软坚散结、利水消肿的功效；甘草补脾益气，清热解毒，调和诸药。海藻多糖、甘草酸是海藻及甘草中主要的活性成分，具有解毒、抗炎、抗病毒、抗菌等作用。硒是抗氧化剂，可防止或减慢因氧化而引起的衰老、组织硬化，并且有活化免疫系统的功效。故以含硒的海藻多糖、甘草酸组方，具有扶助正气、解毒祛邪之效。

应用：吕维柏等人运用该品治疗 43 例艾滋病患者，观察 6 个月后 $CD4^+T$ 淋巴细胞计数及主要症状变化，5 例症状、体征、免疫功能显著好转，有效者 24 例，无效 14 例，显效率 12%，总有效率 67%。认为新世纪康保胶囊是免疫功能增强剂，适用于免疫功能低下的 HIV 感染者及艾滋病患者。

28. 艾通冲剂

组成：黄芪、川芎、赤芍、丹参等。

功效：益气，活血，化瘀。

证型：气虚血瘀证。

方义：方中以黄芪补气健脾，益卫固表，气血生化有源；川芎、赤芍、丹参活血祛瘀。

应用：黄卫平等运用艾通冲剂治疗 HIV 感染者 22 例，观察 3 个月疗程后临床症状、免疫功能水平、血液流变学等指标，结果表明在改善临床症状、提高免疫功能方面确有疗效，可使纤维蛋白原含量显著降低。

29. 爱康胶囊

组成：西洋参、山药、黄芪、茯苓、白术、生地黄、当归、阿胶、白芍、麦冬、柴胡、黄芩、黄连、豆蔻、甘草等。

功效：健脾益肺，补气养血，祛风除湿。

证型：肺脾虚弱证。

方义：方中以西洋参补气养阴；山药补脾肺肾，益气养阴；黄芪补气健脾，益卫固表；茯苓、白术健脾利湿；甘草补中益气；当归、阿胶、白芍补血养血；麦冬养阴润肺；生地黄甘寒养阴。上诸药健脾益肺，补气养阴，养血，扶助正气。黄芩、黄连清热燥湿，泻火解毒；柴胡疏散风热，退热截疟；豆蔻化湿行气；甘草清热解毒。黄芩、黄连、柴胡、豆蔻、甘草诸药合用，清热解毒，祛风除湿。

应用：谢世平等人应用爱康胶囊治疗 HIV 感染者 /AIDS 患者，治疗组 65 例，安慰剂对照组 32 例，观察 3 个疗程共 9 个月 CD4$^+$T 淋巴细胞计数两组均下降，与治疗前相比，第 3 个月及第 6 个月 CD4$^+$T 淋巴细胞治疗组下降 82 个 /μl 与 64 个 /μl，对照组下降 189 个 /μl 与 149 个 /μl，两组比较有统计学意义。认为爱康胶囊能有效维持或改善患者的免疫功能。

30. 爱康 1 号

组成：太子参、黄芪、白术、茯苓、川芎、当归、生地黄、桂枝、柴胡、黄芩、黄连、干姜、半夏、甘草等。

功效：益气健脾，养阴活血，清热利湿。

证型：肺脾虚弱证。

方义：方中以太子参、黄芪、白术、茯苓益气健脾；太子参养阴生津；白术、茯苓健脾利湿。川芎、当归、生地黄养血活血，生地黄并具滋阴之效，和太子参共奏益气养阴之功。桂枝、柴胡疏风清热，调和营卫；黄芩、黄连苦寒清热燥湿，泻火解毒；干姜、半夏辛温散寒，调和脾胃；甘草健脾益气，清热解毒，并调和诸药。全方气血阴共补，寒热互用以和其阴阳，苦辛并运以调其升降，补泻兼施以固其虚实，共奏益气健脾，养阴活血，清热利湿之功。

应用：郭会军等运用爱康 1 号治疗艾滋病相关综合征患者 15 例，结果发现该药可明显减轻和改善患者的症状和体征。

31. 爱珍片

组成：黄芪、人参、云苓、白术、当归、熟地黄、白芍、川芎、黄芩、川连、紫草、紫花地丁等。

功效：益气养血，清热解毒。

证型：气虚血弱型。

方义：黄芪、人参、云苓、白术健脾益气；当归、熟地黄、白芍、川芎补血养血；黄芩、川连、紫草、紫花地丁排毒。全方攻补兼施，气血共补，使正气得以培补，毒邪得以清泻。

应用：廖氏等用爱珍片治疗无症状期 HIV 感染者 30 例，并与中药汤剂对照（党参、云苓、白术、当归、熟地黄、白芍、川芎、甘草），结果提示在改善症状、体征及改善免疫指标方面爱珍片明显优于对照组。

32. 艾可清胶囊

组成：淫羊藿、女贞子、黄芩、丹参、虎杖、甘草、黄芪等。

功效：补肾活血，益气养阴，清热解毒。

证型：气虚血瘀，邪毒壅滞证。

方义：淫羊藿，味辛、甘，性温，归肝、肾经。功能温肾壮阳，强筋骨，祛风湿。甘、温入肾，便能补益其阳气，以顾护正气，暖精，坚筋骨。辛则通行经络，凡风寒湿诸邪滞于经脉而为痹者，用之可以祛除。女贞子，味甘、苦，性凉，归肝、肾经。功能补益肝肾，明目，清虚热。黄芩，味苦，性寒，归肺、胆、脾、大肠、小肠经。功能清热燥湿，泻火解毒，止血，安胎。丹参，味苦，性微寒，归心、肝经。功能祛瘀止痛，活血调经，凉血消痈，除烦安神。虎杖，味微苦，性微寒，归肝、胆、肺经。功能利湿退黄，清热解毒，散瘀止痛，化痰止咳。甘草，味甘，性平，归脾、胃、心、肺经。功能益气补中，缓急止痛，润肺止咳，泻火解毒，调和诸药。黄芪，味甘而性微温，归脾、肺经。功能补益脾肺之气，升阳举陷，托毒生肌。诸药合用，有补肾活血，益气养阴，清热解毒之功。

应用：马柏燕等观察艾可清胶囊对减轻 HIV 感染者的临床症状与体征、改善生存质量的有效性及安全性。19 例患者服用艾可清胶囊治疗 3、6 个月后患者外周血 CD4$^+$T 淋巴细胞计数有所增长；治疗 6 个月与治疗 3 个月相比 CD4$^+$/CD8$^+$T 淋巴细胞差异有显著性意义（$P < 0.05$），认为艾可清胶囊能提高患者免疫功能，减轻症状与体征，提高生存质量。

33. 艾宁颗粒

组成：黄芪、枸杞子、三七、茯苓、甘草等。

功效：益气养阴，健脾补中。

证型：气阴两虚型。

方义：方中黄芪补脾肺气，益卫固表；茯苓健脾利湿，宁心。二药补中益气。枸杞子滋补肝肾，益精明目，能滋肝肾之阴，为平补肾精肝血之品。三七化瘀止血，活血定痛，并且补虚强壮，常用于治虚损劳伤。甘草补脾益气，清热解毒，调和诸药。三七、甘草可加强黄芪、茯苓益气之功。诸药合用，益气养阴，健脾补中。

应用：白文山等观察发现 50 例 HIV 感染者 /AIDS 患者服用艾宁颗粒治疗 6 个月后症状体征积分有较明显的改变，有统计学意义（$P < 0.05$）。CD4$^+$T 淋巴细胞的变化没有统计学意义。治疗前后肝肾功能及血常规无明显变化。认为中药艾宁颗粒可能会改善 HIV 感染者 /AIDS 患者的临床症状，提高其生存质量，并在一定程度上维护免疫功能，没有发现不良反应。

34. 灭艾灵

组成：蒲公英、紫花地丁、柴胡、黄芩、天花粉、甘草、人参、黄芪、白术、丹参、半夏等。

功效：清热解毒，补气健脾。

证型：气虚毒瘀证。

方义：蒲公英、紫花地丁清热解毒，为君药；柴胡、黄芩、天花粉、甘草味苦性寒，助君药清热解毒，共为臣药；人参、黄芪、白术健脾培中，大补元气；丹参活血补血，祛瘀消痈，古云"一味丹参，功同四物"；半夏化痰，调和肠胃，共为佐药；甘草调和诸药，又为使药。诸药合用，共奏清热解毒，补气健脾，调补五脏之功。

应用：吴维萍等的临床观察表明，服用灭艾灵汤剂 2 个疗程后，AIDS 患者的临床症状明显消失，在缓解发热、乏力、腹泻等症状，改善全身状况方面尤为明显。不论是对 HIV 感染者还是 AIDS 患者，灭艾灵治疗后 CD4$^+$T 淋巴细胞均有明显增加，证明该药不仅能延缓病情发展，而且具有明显的提高细胞免疫功能的作用。

35. 扶正排毒片 2 号

组成：黄连、黄芩、黄芪、当归、甘草等。

功效：益气，健脾，养血，排毒。

证型：正虚毒瘀证。

方义：黄芪、当归、甘草等益气，健脾，养血；黄连、黄芩清热燥湿，泻火解毒。诸药合用，共奏扶正固本，祛湿解毒之效。

应用：彭氏等用扶正排毒片 2 号治疗 65 例无症状 HIV 感染者 3 个月，经临床疗效观察和实验室检测发现该药可明显改善患者的症状、体征。得出结论，扶正排毒片 2 号治疗无症状 HIV 感染者疗效肯定，可明显改善临床症状、体征，提高免疫功能。

36. 扶正排毒片 3 号

组成：西洋参、淫羊藿、山药、白术、白花蛇舌草等。

功效：培元固本，清热解毒。

证型：正虚毒瘀证。

方义：方中西洋参、白术益气健脾；淫羊藿温阳补肾；山药补益脾肾；白花蛇舌草清热解毒。诸药合用，共奏温补脾肾，清热解毒之效。

应用：张洪新等观察 32 例 HIV 感染者服用扶正排毒片 3 号 1 年，发现患者症状明显减轻或消失。认为扶正排毒片 3 号方治疗无症状 HIV 感染者效果确切。

37. 艾滋 I 号方

组成：冬虫夏草、甘草等。

功效：补气，养阴，解毒。

证型：正虚毒瘀。

方义：冬虫夏草，味甘，性平，归肺、肾经。具有补肺益肾，止血化痰之效。甘草，味甘，性平，归心、肺、脾、胃经。具有补脾益气，清热解毒，祛痰止咳，缓急止痛，调和诸药之功。二药以平补肺、脾、肾为主，扶正以祛邪，并甘草以解毒祛邪。

应用：艾滋 1 号方具有补气、养阴、解毒之效。钟达锦等采用艾滋 1 号方对感染 HIV 的血友病患者的疗效进行追踪观察。经过治疗后患者的 T101、T4 增加，T8 减少，使 T4/T8 比值明显提高，并能调节血清免疫球蛋白的水平，初步说明本方对保护细胞免疫、调整体液免疫功能均有良好的作用。

38. 免疫 1 号方

组成：西洋参、黄芪、紫花地丁等。

功效：培补正气，祛除疫毒。

证型：正气亏虚，邪毒内蕴证。

方义：方中西洋参，味微甘、苦，性凉，归心、脾、肾经，可补气养阴，清火生津，素有"绿色黄金"之称。黄芪味甘而性微温，归脾、肺经，功能补益脾肺之气。西洋参、黄芪益气，养阴。紫花地丁味微苦，性寒，归心、肝经，可清热解毒。诸药共奏培补正气，祛除疫毒之效。

应用：李勇等观察免疫 1 号方对艾滋病潜伏期患者免疫功能的影响，结果显示，72 例患者治疗 6 个月后，治疗组（36 例）与对照组比较 CD4$^+$T 淋巴细胞计数差异有统计学意义；CD45RA$^+$T 淋巴细胞绝对计数呈上升趋势，治疗后第 3、6 个月较治疗前明显升高，且差异有统计学意义；CD45RO$^+$T 淋巴细胞绝对计数在治疗 1 个月时与对照组比较，差异有统计学意义，第 3、6 个月时两组差异无统计学意义。得出结论，免疫 1 号方能有效改善艾滋病潜伏期患者的免疫功能，而且免疫 1 号方对艾滋病潜伏期患者的治疗，开始以刺激 CD45RO$^+$T 淋巴细胞升高为主，6 个月后以对 CD45RA$^+$T 淋巴细胞的作用为主。

39. 免疫 2 号方

组成：西洋参、冬虫夏草、五味子等。

功效：益气养阴，培补正气。

证型：气阴亏虚。

方义：免疫重建不全多属于元气虚损，肝、脾、肾三脏失调。方中西洋参性凉，味微甘、苦，归心、脾、肾经，可补气养阴，清火生津，素有"绿色黄金"之称。冬虫夏草，性温，味甘，归肺、肾经，可扶正固本，大补元气。五味子益气生津，补肾宁心。诸药共奏益气养阴，补肺健脾益肾之功。

应用：王阶等观察中药免疫 2 号方对艾滋病 HAART 治疗后免疫重建不全患者临床症状、体征的影响。116 例艾滋病 HAART 治疗 1 年以上免疫重建不全患者服用免疫 2 号方，与对照组（117 例）同时间点比较，治疗后 6 个月治疗组 CD4$^+$T 淋巴细胞绝对计数上升幅度明显大于对照组。得出结论，免疫 2 号方能够提高患者 CD4$^+$T 淋巴细胞绝对计数，提高免疫重建有效率。

40. 艾可扶正片（田氏免疫激发剂）

组成：人参、当归、黄芪、薏苡仁、丹参、生地黄、甘草、冬虫夏草、茯苓、焦山楂、焦麦芽、焦神曲。

功效：补气养血，健脾和胃。

证型：气血亏虚证。

方义：方中以人参、黄芪、冬虫夏草健脾益气；薏苡仁、茯苓健脾利湿，以增健脾益气之功；当归、丹参养血活血；生地黄养阴生津；焦山楂、焦麦芽、焦神曲健脾和胃，消食化积，脾为生化之源，脾胃和则气血生化有源；甘草健脾益气，清热解毒。全方补益脾胃以滋气血之源，共奏补养气血，健脾和胃之功。

应用：田圣志等给予 99 例艾滋病患者艾可扶正片治疗，并采用自身对照法观察临床疗效。对其中 75 例患者治疗前后病毒载量进行检测，结果降低 0.5 log 以上的有 44 例，占 58.7%，有 7 例降至测不出的水平，随着患者服药时间的延长，病毒载量呈下降趋势，前 3 个月下降显著，之后稳定在一个相对较低的水平；对其中

84 例患者治疗前后 CD4$^+$T 淋巴细胞数量进行测定，结果由（195±167）个/μl 增加到（292±239）个/μl，随着服药时间的延长，患者 CD4$^+$T 淋巴细胞数量呈上升趋势，前 3 个月上升显著，之后稳定在一个相对较高的水平；临床症状改善明显，服药 1 个月能使临床症状减轻或消失。经不同实验室体外抗病毒实验证明，艾可扶正片具有抗 HIV 的作用；其融合实验表明，该药能阻止 HIV 进入 CD4$^+$T 淋巴细胞，阻止 HIV 融合免疫细胞的 CCR5 辅助受体，使 HIV 复制一开始就能被阻断。

41. 平艾合剂

组成：太子参、生地黄、黄芪、天冬等。

功效：益气，养阴，生津。

证型：气阴两虚，肺肾不足型。

方义：太子参、生地黄为君药。太子参，味甘、微苦，性微寒，归脾、肺两经，功能补气生津，扶助正气，是治疗脾虚体弱，病后虚弱，气阴不足，自汗口渴等症的良药，其具有补虚而不峻猛，扶正而不恋邪，益气而不升提，生津而不助湿的特点；生地黄，味甘、苦，性微寒，归心、肝、肾经，用于温热病后期，余热未尽，津液耗伤，口干舌燥，夜热早凉者。两药重用，共奏益气养阴之功。黄芪、天冬等为臣药。黄芪味甘，性微温，归脾、肺经，补气，益卫固表，敛汗固表，助太子参益气之功，用于治疗气虚乏力，中气下陷，久泻脱肛，表虚自汗，血虚萎黄等；天冬性寒，味甘、微苦，归肺、肾、胃经，具有养阴润肺，益胃生津的功效，共助君药益气、养阴、生津。

应用：曾琳等观察中药平艾合剂 1 号方改善 HIV 感染者的生存质量情况、CD4$^+$T 淋巴细胞数量变化，结果显示，43 例患者使用中药平艾合剂 1 号方治疗 1 年，CD4$^+$T 淋巴细胞数量较治疗前明显提高（$P < 0.05$）。得出结论，平艾合剂 1 号方可以改善 HIV 感染者/AIDS 患者的生存质量，提高机体免疫功能。艾合买提·阿不都热依木等观察平艾合剂对 HIV 感染者/AIDS 患者的临床疗效，经观察得出结论，平艾合剂治疗艾滋病的疗效确切，可改善患者临床症状，且服用安全。

42. 中爱颗粒

组成：（一号方）党参、山药、茯苓、白术等；（二号方）当归、鸡血藤、松节等；（三号方）太子参、五味子、桑白皮等；（四号方）柴胡、黄芩、虎杖等。

功效：健脾益气，利湿解毒；养血活血，化瘀解毒；益气养阴，清热解毒；疏肝清热，泻火解毒。

证型：脾胃虚弱、湿邪阻滞；气虚血瘀、邪毒壅滞；气阴两虚、痰瘀内阻；肝经风火、湿毒内结。

方义：一号方中以党参、山药健脾益气，脾气健运，则湿邪得化；茯苓、白术健脾利湿，健脾以增党参、山药健运脾胃之功，利湿以解湿蕴之毒。全方以健运脾胃为主，以奏利湿解毒之效。二号方中以当归、鸡血藤养血活血；松节活血止痛，化瘀解毒。三号方以太子参、五味子益气养阴；桑白皮清热化痰解毒。四号方以柴胡疏肝清热；黄芩清热燥湿，泻火解毒；虎杖清热解毒，利湿，化瘀。

应用：陆平采用中爱颗粒治疗 60 例艾滋病患者，辨证论治分为脾胃虚弱、湿邪阻滞，气虚血瘀、邪毒壅滞，气阴两虚、痰瘀内阻，肝经风火、湿毒内结四型，分别使用中爱颗粒一号方、二号方、三号方、四号方。结果显示，体重增加及稳定者占 56.3%；49 例 CD4$^+$T 淋巴细胞计数明显升高，占 81.7%；9 例纯服中药治疗的患者中，7 例 CD4$^+$T 淋巴细胞计数明显升高，占 77.8%。认为中爱颗粒能改善艾滋病患者临床症状，对免疫功能有升高或维持作用。

43. 艾复康胶囊

组成：黄芩、金银花、雷公藤、两面针、虎杖、当归、甘草、秦皮等。

功效：清热解毒，活血通络止痛。

证型：热毒蕴结证。

方义：黄芩，味苦，性寒，清热燥湿，泻火解毒；金银花，味甘，性寒，清热解毒，疏散风热；虎杖，味微苦，性微寒，利湿退黄，清热解毒；秦皮，味苦、涩，性寒，清热燥湿；两面针，味苦、辛，性平，消肿止痛，祛风通络；雷公藤，味苦、辛，性寒，祛风湿，活血通络，消肿止痛，杀虫解毒；当归，味甘、辛，性温，补血活血；甘草，解毒，且调和诸药。诸药合用，共奏清热解毒，活血通络止痛之功。

应用：许淑琴观察艾复康胶囊治疗 20 例 HIV 感染者半年疗效，1 个月时 CD4$^+$T 淋巴细胞计数明显下降，但 3 个月时开始平稳，6 个月时整体已呈缓慢稳定的上升趋势；17 例患者中有 9 例 6 个月时的 CD4$^+$T 淋巴细胞计数较 1 个月时明显上升，占 52.9%。认为艾复康胶囊具有使患者免疫功能逐步稳定，并呈不断上升趋势的作用。

44. 参灵扶正胶囊

组成：党参、黄芪、白术、绞股蓝、灵芝、黑蚂蚁等。

功效：健脾益气。

证型：脾气虚证。

方义：党参具有补中益气，健脾益肺之功效；黄芪具有利尿，敛疮生肌，排脓等功效，可补气固表；白术具有健脾益气功效；灵芝的功效为益心气，活血，入心充血，助心充脉，安神，益肺气，补肝气，补中，健胃；绞股蓝具有清热解毒的功效；黑蚂蚁可通经活络，补肾益精，解毒消肿。诸药合用，可补益脾气，解毒。

应用：见"清毒胶囊"。

45. 清毒胶囊

组成：黄芪、苍术、黑蚂蚁、黄芩、绞股蓝、茯苓、薏苡仁、砂仁、穿心莲、灵芝等。

功效：清热解毒，健脾祛湿。

证型：湿热内蕴证。

方义：黄芪补气固表；灵芝益心气，活血，入心充血，助心充脉，益肺气，补肝气，补中，健胃；茯苓、薏苡仁健脾祛湿；砂仁化湿和胃；苍术燥湿健脾；穿心莲、黄芩、绞股蓝清热解毒；黑蚂蚁可通经活络，补肾益精，解毒消肿。诸药合用，可益气健脾祛湿，清热解毒。

应用：李宗明观察参灵扶正胶囊和清毒胶囊治疗艾滋病患者的临床疗效，17例服用参灵扶正胶囊和清毒胶囊 1 年，治疗前后，CD4$^+$T 淋巴细胞计数上升者有 6例，占 35%；体重增加者有 14 例，占 82%；淋巴细胞增加者有 16 例，占 94%。认为参灵扶正胶囊和清毒胶囊联合用药，能够改善患者的临床症状，提高其生存质量，改善其免疫功能。

46. 复方 SH

组成：桑白皮、红花、茵陈、甘草、黄芪。

功效：清热解毒，益气扶正。

证型：正虚毒蕴证。

方义：方中桑白皮、茵陈清热除湿；红花活血化瘀；甘草、黄芪益气固本。全方以解毒为主，辅以扶正，攻补兼施，共奏解毒扶正之效。

应用：罗士德教授根据中药筛选的结果，选用桑白皮等五味中药各自抗 HIV 的有效部位，组成了抗艾滋病新药复方 SH。2001 年，复方 SH 用于艾滋病感染者的 I～II 期临床试验取得成功，临床结果证明复方 SH 对患者有效率为 89%。2003 年第 III 期临床试验完成，结果表明，加用复方 SH 制剂的患者相较于单独使用西药疗法的患者，病毒载量下降为 1/10 以下，T4 细胞明显提高。2004 年复方 SH 在泰国批准上市。

47. 艾颗胶囊

组成：人参、黄芪、山药、淫羊藿、枸杞子、杜仲、熟地黄等。

功效：健脾益气，补肾助阳。

证型：脾肾阳虚证。

方义：艾颗胶囊1号以健脾益气的人参、黄芪为君药。人参味甘、性温，归脾、肺、心经，有大补元气，复脉固脱，补脾益肺，生津，安神之效；黄芪甘温，归脾、肺经，有补气，益卫固表，敛汗固表，助人参益气之功，用于治疗气虚乏力，中气下陷，久泻脱肛，表虚自汗，血虚萎黄等。臣以山药、淫羊藿、杜仲补肾助阳，补肾阳助脾气健运。山药补益脾胃，益肺滋肾，助参芪益气健脾，助脾土生化之源；淫羊藿味辛、甘，性温，甘温入肾，补益其阳气，以顾护正气，暖精，坚筋骨，辛则通行经络，凡风寒湿诸邪滞于经脉而为痹者，用之可以祛除。佐以枸杞子、熟地黄滋阴补肾，于阴中求阳，阳得阴助而生化无穷。枸杞子滋补肝肾，益精明目，能滋肝肾之阴，为平补肾精肝血之品；熟地黄滋补肝肾之阴。全方健脾益气助生化之源，补肾助阳以资脾气健运，滋补肝肾之阴以助阳生化，补益气血，调补阴阳。

应用：李宝印观察艾颗胶囊在艾滋病发病期患者治疗中的临床疗效，14例患者服用18个月后，多数患者治疗前后的临床症状、CD4$^+$T淋巴细胞指标改善和稳定，认为艾颗胶囊治疗艾滋病有效、安全。

48. 复方芪玄颗粒

组成：炙黄芪、丹参、生地黄、川牛膝、延胡索、蔓荆子、川芎等。

功效：益气活血，化瘀解毒。

证型：气虚血瘀证。

方义：方中以黄芪、生地黄为君。黄芪健脾益气，使生化有源；生地黄养血活血，和黄芪共奏益气养血之功。臣以丹参、川牛膝、川芎活血化瘀，血行则气行。丹参活血补血，祛瘀消痈；川牛膝活血通经。气血运行不畅，故加延胡索辛散温通，活血行气；加蔓荆子辛能疏散，共同推动气血运行，是为佐药。全方补而不滞，散不伤正，使气血生化有源，气血运行通畅。

应用：张国梁等观察复方芪玄颗粒对艾滋病患者的临床疗效，对照组120例患者采用HAART疗法，治疗组采用HAART+复方芪玄颗粒治疗12个月。治疗组和对照组症状体征总有效率分别为87.5%、75.9%，治疗组高于对照组（$P < 0.05$）；免疫学疗效总有效率无明显差异。自身前后对比，治疗组CD4$^+$/CD8$^+$T淋巴细胞数量升高（$P < 0.05$），其余指标差异无统计学意义。得出结论，复方芪玄颗粒能缓解患者症状、体征和提高免疫学疗效，调节患者T细胞亚群。

49. AAC 胶囊

组成：人参、冬虫夏草、甘草等。

功效：补脾益肾，扶助正气。

证型：正气虚弱型。

方义：方中人参大补元气，补脾益肺；冬虫夏草补肾益肺，二药补益肺脾肾，扶正以助祛邪，又实里而防邪入，扶助正气，故邪外出。甘草补益脾气，增益气之功，并调和诸药，有解毒之能。全方是高效扶正之品。

应用：AAC胶囊是一种高效免疫增强剂。孙仁月等运用AAC胶囊治疗艾滋病患者，实验组、对照组各21例。结果实验组死亡3例，对照组死亡5例。实验组恶化衰竭1例，对照组2例。8例单纯HIV感染者中，对照组中的2例出现慢性腹泻，其余皆无症状，2例婴儿无发育不良。23例合并各种感染者皆获得不同程度的控制，未改善者实验组1例，对照组5例。实验组在体重、血沉、白细胞总数等方面有所改善。说明免疫增强剂AAC胶囊的应用可改善HIV感染者及非重症AIDS相关综合征患者的一般情况，使之体重增加，抑制血沉加快及白细胞进行性下降，使机会性感染较易于控制。

50. 金黄胶囊 / 金黄口服液

组成：金银花、黄芩、连翘、黄芪、甘草等。

功效：清热解毒，益气扶正。

证型：正虚毒壅型。

方义：方中金银花、黄芩、连翘清热解毒；黄芪健脾，补中益气；甘草健脾益气以助黄芪益气之功，增清热解毒之力，并调和诸药。诸药合用，以清热解毒为主，加以益气扶正以助祛邪之力，攻补兼施。

应用：张可等运用金黄胶囊治疗HIV感染者10例，治疗1~3年，CD4$^+$T淋巴细胞数量稳中有升，最高的上升了455个/μl，说明服用该药后，HIV感染者/AIDS患者的免疫功能可得到改善。病毒载量下降不明显，部分患者还出现上升，说明该药对HIV的抑制作用较弱。

51. 生命泉

组成：党参、山茱萸、续断等。

功效：益气养阴。

证型：气阴两虚型。

方义：方中党参具有补中益气，健脾益肺之功效；山茱萸补肝肾，涩精气，固虚脱；续断补肝肾、强筋骨。三药合用，肺脾肝肾同补，气阴双补。

应用：黎明等在生命泉治疗艾滋病及其相关综合征报告中指出，对27例应用生命泉的患者随访2年，25例（92.6%）发热、腹泻、皮疹症状显著减轻或消失，机会性感染得到控制，部分患者淋巴结缩小，每例体重增加 3 kg 以上，外周血红蛋白、白细胞、淋巴细胞总数、CD4$^+$T 淋巴细胞和 CD8$^+$T 淋巴细胞数增加。

二、治疗艾滋病机会性感染或并发症的中药成方或制剂

（一）艾滋病发热

1. 小柴胡汤加味

组成：柴胡、黄芩、半夏、人参、大枣、生姜、板蓝根、大青叶、甘草。热势较盛，加青蒿；邪热伤肺，加杏仁；邪热入血，加赤芍、紫草、白茅根等；邪热伤及脾胃引起腹泻，加参苓白术散；邪入少阳，太阳病未解兼项背强几几，加葛根；湿热较重，加滑石、藿香、薏苡仁。

功效：和解少阳，清热解毒，祛邪退热。

证型：瘟病邪毒，侵入少阳。

方义：柴胡为少阳病专药，轻清升散，疏邪透表；黄芩苦寒，善清少阳相火，一散一清共解少阳之邪，上焦得通。半夏和胃降逆，散结消痞，助柴胡、黄芩攻邪之用，津液得下。人参、甘草、生姜、大枣益卫气，生津液，和营卫，既扶正以助祛邪，又实里而防邪入，胃气因和。诸药合为小柴胡汤，和解少阳。加味板蓝根、大青叶清热解毒。全方和解少阳，祛邪退热。

应用：林长军观察小柴胡汤加味治疗艾滋病发热患者的疗效，给予 17 例患者小柴胡汤加味口服治疗，总有效率为 92.7%。

2. 升阳益胃汤

组成：党参、黄芪、白术、茯苓、炙甘草、防风、陈皮、白芍、泽泻、羌活、独活、柴胡、半夏、黄连、生姜。发热较盛者，重用柴胡；肛门灼热者，重用黄连；腰膝酸软，手足不温，黎明泄泻者，加补骨脂、大枣、肉豆蔻、五味子、吴茱萸；脾虚甚者，加升麻、葛根。

功效：补中气，升脾阳，渗湿止泻。

证型：脾胃阳虚型。

方义：升阳益胃汤中，党参、炙甘草、黄芪、白术、茯苓等均有益气健脾作用，其中白术、茯苓健脾祛湿；柴胡可升引脾胃清气上行阳道，亦引甘温之药上行，使元气充实腠理，阳气得以卫外而为固；同时使用羌活、独活、防风之风药，取其生发阳气，与上药合用，则为辛、甘、温、发散之剂，发越脾土之郁遏，加白

芍、党参补脾肺，合甘药化阴敛阴，寓收于散；泽泻利水渗湿；陈皮、半夏、生姜燥湿，温胃降逆；黄连清热燥湿；升麻、葛根助柴胡升举下陷之清阳。诸药合用，补而不滞腻，升散不伤正。

应用：潘金丽运用升阳益胃汤治疗艾滋病腹泻伴发热患者 10 例，临床治愈 6 例，显效 2 例，有效 1 例，无效 1 例。

（二）艾滋病腹泻

1. 泻痢康胶囊

组成：大蒜、肉豆蔻、五倍子等。

功效：健脾补肾，涩肠止泻。

证型：脾肾阳虚泄型。

方义：方以大蒜为君，味辛，性温，入脾、胃、肺经。功可行滞气，暖脾胃，解毒，杀虫止痢。可用于治疗饮食积滞，脘腹冷痛，水肿胀满，泄泻，痢疾，疟疾，痈疽肿毒，白秃癣疮，蛇虫咬伤等。《神农本草经疏》"葫，大蒜也……辛温能辟恶散邪，故主除风邪，杀毒气……辛温走窜，无处不到……其功长于通达走窍，去寒湿，辟邪恶，散痈肿，化积聚，暖脾胃，行诸气"。肉豆蔻、五倍子涩肠止泻。

应用：董少群采用泻痢康胶囊治疗艾滋病慢性腹泻患者 65 例，有效率为 100%。

2. 健脾止泻颗粒

组成：黄芪、山药、补骨脂、炮姜、黄连、升麻、焦白术、焦山楂、木香、葛根、车前草、炙甘草。

功效：健脾，祛湿，止泻。

证型：脾虚泄泻型。

方义：方中黄芪、焦白术、炮姜、炙甘草取理中丸之意，温中祛寒，补气健脾；山药补益脾胃、益肺滋肾；补骨脂补肾助阳、温脾止泻；升麻、葛根升阳举陷；焦山楂消食止泻；车前草清热利尿、渗湿止泻；木香行气止痛，调中导滞；黄连燥湿。

应用：田明等观察中医药治疗艾滋病相关慢性腹泻的疗效及安全性。将 311 例艾滋病相关慢性腹泻患者辨证分为健脾祛湿治疗组（健脾止泻颗粒治疗）102 例、补肾固涩治疗组（泻痢康胶囊治疗）106 例及对照组（盐酸洛哌丁胺胶囊治疗）103 例。治疗 2 周后，健脾祛湿治疗组、补肾固涩治疗组与对照组腹泻量表积分差异均有统计学意义（$P < 0.05$）；治疗 1 周后与治疗 2 周后各组大便频次均较治疗前下降（$P < 0.05$）。

3. 益艾康胶囊

组成：人参、黄芪、茯苓、当归、川芎、白芍、白术、黄芩等。

功效：补中益气，健脾止泻。

证型：脾虚泄泻型。

方义：艾滋病腹泻是艾滋病期出现的主要临床症状，常以慢性腹泻为主要表现方式。其主要病机是脾虚湿盛，脾主运化，失运失司，水湿内聚，小肠分清泌浊功能失常，大肠传导功能失常，合污而下，发生泄泻，故该方以健脾止泻为法。

应用：张成太等运用该品合并姜枣红糖茶治疗艾滋病慢性腹泻患者 48 例，疗效达 91.7%。刘昌华运用益艾康胶囊配合四神汤加减治疗艾滋病腹泻患者 30 例，治愈 21 例，显效 7 例，无效 2 例，总有效率 93.3%。

4. 加味赤石脂禹余粮汤

组成：赤石脂、禹余粮、乌梅、芡实、党参、炒白术、茯苓、炒山药、炒薏苡仁、炒白芍、炙甘草。肛门灼热者加白头翁、马齿苋；湿热明显者加炒黄连、广木香；腹痛者加蒲黄、五灵脂；大便黏滞不爽者加槟榔、厚朴；大便夹有脓血者加地榆炭、仙鹤草；大便稀如水样者加藿香、车前子。

功效：健脾益肾，化湿和中，涩肠止泻。

证型：脾肾两虚，湿浊内蕴，升降失调。

方义：方中赤石脂甘涩性温，禹余粮甘涩性平，二药皆归胃与大肠经，合用有收涩固脱的效用，善治久泻久痢，滑脱不禁之证，用于艾滋病顽固性腹泻具有急则治标、防止正气虚脱之意，为君药；党参、炒白术、茯苓、炒山药、炒薏苡仁健脾益肾，化湿止泻，共为臣药；乌梅、芡实、炒白芍收敛止泻，共为佐药；炙甘草调和诸药，为使药。诸药合用，标本兼治，共奏健脾益肾、化湿和中、涩肠止泻之功。

应用：党中勤采用加味赤石脂禹余粮汤加减治疗艾滋病合并顽固性腹泻患者 56 例，临床治愈 20 例，好转 30 例，未愈 6 例，总有效率 89.29%。认为艾滋病合并顽固性腹泻患者采用加味赤石脂禹余粮汤加减治疗疗效显著，具有止泻迅速、服用方便、安全可靠等优点。

5. 半夏泻心汤

组成：法半夏、黄芩、黄连、干姜、人参、大枣、甘草。恶心呕吐甚者法半夏改为姜半夏，加姜竹茹、旋覆花、代赭石；腹胀甚者加炒莱菔子、槟榔、广木香、青皮；腹痛者加炒白芍、醋延胡索；肛门灼热者加白头翁、马齿苋；大便稀如水样者加炒薏苡仁、白术、苍术、茯苓；大便黏滞不爽者加槟榔、木香。

功效：寒热平调，调和肠胃。

证型：脾胃两虚，湿热内阻，寒热错杂。

方义：方中法半夏、干姜辛温而升散其寒，黄芩、黄连苦寒而降除其热，配合人参、甘草、大枣，益气补虚。综合全方，寒热互用以和其阴阳，苦辛并运以调其升降，补泻兼施以故其虚实。寒热去，升降复，泄泻自止。

应用：郭建设等运用半夏泻心汤口服或灌肠治疗70例艾滋病相关腹泻的患者，治疗14天后腹泻消失者32例，大便次数明显减少者29例，大便次数无明显变化者9例，有效率为87.1%。认为半夏泻心汤治疗艾滋病相关腹泻具有良好的疗效。

（三）艾滋病皮肤损害

1. 龙胆泻肝颗粒（带状疱疹）

组成：龙胆草、黄芩、栀子、泽泻、木通、车前子、当归、生地黄、柴胡、甘草。

功效：清肝胆，利湿热。

证型：肝胆湿热蕴结证。

方义：龙胆草为主药，泻肝胆实火，除下焦湿热；黄芩、栀子协助龙胆草清肝胆湿热；泽泻、木通、车前子协助龙胆草清利湿热，引火邪从小便而去；当归、生地黄养血护阴；柴胡发散郁火；甘草调和诸药。全方清中寓疏，降中寓升，泻中寓补，清肝胆，利湿热。

应用：姜枫等采用龙胆泻肝颗粒、如意金黄膏治疗HIV感染者/AIDS合并带状疱疹者30例，治愈24例，好转4例，未愈2例，总有效率93.3%。

2. 加味四物消风饮（慢性湿疹）

组成：生地黄、当归、荆芥穗、防风、赤芍、川芎、蝉蜕、白鲜皮、薄荷、独活、柴胡、丹参、黄芪、首乌、大枣。

功效：滋阴活血，疏风止痒。

证型：血虚风燥证。

方义：方中重用当归、生地黄、大枣，滋阴血，生津凉血，润肤止痒；荆芥穗、防风、蝉蜕、白鲜皮、柴胡、薄荷轻扬祛风，疏散风邪，止痒，独活祛风胜；川芎、赤芍活血行瘀，息风止痒；加用丹参、黄芪、首乌，以增益气固表、养血活血之效。诸药合用，共奏滋阴活血，疏风止痒之效。

应用：付立功采用加味四物消风饮为主治疗艾滋病慢性湿疹患者 30 例，痊愈 23 例，显效 3 例，有效 2 例，无效 2 例，有效率占 93.33%。

3. 凉血消风饮（痒疹）

组成：生地黄、牡丹皮、赤芍、黄芩、金银花、连翘、防风、牛蒡子、苦参、夏枯草、荆芥穗、甘草。

功效：凉血解毒、祛风止痒。

证型：血热生风证。

方义：生地黄为君，佐以黄芩、赤芍、牡丹皮以行养血、活血、凉血之效，使阴血得复则风燥可化，血分畅和则邪无所稽，血热得清则邪自溃解。"治风先治血，血行风自灭"，故此治血。防风、荆芥穗可行表引风邪之功效，夏枯草搜风和肝，金银花、连翘、苦参清热，牛蒡子疏风清热，甘草清热解毒并调和诸药，共奏养血清热、活血祛风祛燥之效。

应用：谢正等采用凉血消风饮治疗艾滋病相关瘙痒性丘疹性皮疹患者 33 例，在改善皮肤临床症状方面总有效率为 90.9%；在改善中医证候方面总有效率为 96.97%。

（四）艾滋病咳嗽

1. 补肺汤合七味都气丸

组成：生黄芪、党参、茯苓、山药、山萸肉、熟地黄、五味子、紫菀、桑白皮。

功效：补肺益肾。

证型：肺肾两亏证。

方义：七味都气丸出自《医宗己任编》，用于肾阳不足所致的虚咳、气喘、遗精等。方中熟地黄滋阴补肾，山萸肉温补肝肾，山药健脾益肾，茯苓淡渗利湿，五味子补益固涩。补肺汤源于《云歧子保命集》，治以补肺益肾，清火化痰，以补阴益气为主。方中党参、生黄芪补脾益肺，扶正固本；熟地黄滋补肝肾之阴；紫菀温化痰饮，降气止咳；桑白皮泻肺平喘，利水消肿；五味子敛肺止咳。两方合用，诸药均有补益作用，共助补肺健脾益肾之功。

应用：周桂琴等观察补肺益肾方治疗肺肾两亏型艾滋病肺部感染的疗效。对肺肾两亏证患者给予补肺汤合七味都气丸治疗，在改善中医证候方面有效率为 85.2%。得出结论，补肺汤合七味都气丸补肺益肾，治疗艾滋病合并肺部感染肺肾两亏证，可以明显改善患者的主要症状及证候积分。

2. 小青龙汤合二陈汤加减

组成：陈皮、半夏、茯苓、桂枝、干姜、细辛、五味子、炙麻黄、葶苈子、炙甘草。

功效：温肺化饮。

证型：痰湿阻肺证。

方义：小青龙汤有宣肺平喘之效。方中炙麻黄、桂枝相须为用，发汗散寒以解表邪，且炙麻黄又能宣发肺气而平喘咳，桂枝温阳以利内饮之化，干姜、细辛温肺化饮，兼助麻桂解表。然而素有痰饮，纯用辛温发散，既恐耗伤肺气，又须防诸药温燥伤津，故配以五味子收敛固涩；半夏燥湿化痰，和胃降逆；炙甘草益气和中，又能调和诸药。综合全方，开中有合，宣中有降，使风寒解，营卫和，水饮去，宣降有权，则诸症自平。二陈汤方中半夏豁痰燥湿，陈皮消痰利气，茯苓降气渗湿，甘草补脾和中。盖补脾则不生湿，燥湿渗湿则不生痰，利气降气则痰消解，可谓体用兼顾，标本两尽之药。两方合用，共助温肺化饮、燥湿化痰之功。

应用：周桂琴等观察温肺化饮方治疗痰湿阻肺型艾滋病肺部感染的疗效。对痰湿阻肺证患者给予小青龙汤合二陈汤加减治疗，中医证候积分减少率为（69.8±23.6）%。小青龙汤合二陈汤加减温肺化饮，治疗艾滋病合并肺部感染痰湿阻肺证，可以明显改善患者的主要症状及证候积分。

3. 定喘汤加味

组成：炙麻黄、炙款冬花、炙紫菀、炙桑白皮、黄芩、法半夏、紫苏子、白果、杏仁、川贝母、前胡、甘草。咳黄痰者加白僵蚕、天竺黄。

功效：清肺化痰，止咳平喘。

证型：痰热闭肺证。

方义：方中炙麻黄宣肺以定喘，兼解表散寒；炙桑白皮清肺热而止咳平喘，共为君药。杏仁、紫苏子、法半夏降气平喘，化痰止咳，与炙麻黄合用，一宣一降，以加强宣降平喘之功。白果味甘而性平，既能化痰浊，又能敛肺平喘，与炙麻黄一散一收，既可加强平喘之功，又可防炙麻黄过于耗散之弊，均为臣药。炙紫菀、炙款冬花温肺化痰；川贝母、前胡清热润肺止咳。黄芩配炙桑白皮以清肺热，炙紫菀、炙款冬花合法半夏以除痰止嗽，共为佐药。甘草调和诸药，为使药。诸药合用，共奏宣肺平喘，清热化痰之功。

应用：周超杰等观察定喘汤加味治疗艾滋病患者咳嗽的临床疗效。43例服用中药汤剂定喘汤加味治疗，有效率为92.9%。认为中药汤剂定喘汤加味治疗艾滋病患者咳嗽的临床疗效确切。

（五）艾滋病抑郁症

1. 丹栀逍遥散

组成：柴胡、当归、白芍、白术、茯苓、丹皮、栀子、甘草。

功效：疏肝解郁，健脾和营，清肝泻火。

证型：肝郁化火，气滞不舒。

方义：方中柴胡疏肝解郁，使肝气条达；当归养血行气，白芍养血柔肝；木郁不达致脾虚不运，故以白术、甘草、茯苓健脾益气，既能实土以御木侮，又能使营血生化有源；丹皮、栀子可清肝泻火。诸药合用，可肝脾并治，气血兼顾，并清泻肝火。

应用：杨丽琴等采用口服丹栀逍遥散治疗艾滋病抑郁症患者30例，并予以HARRT药物治疗，与常规对症治疗的30例患者进行对照观察。结果两组间比较无显著性差异，但两组治疗后HAMD量表评分均较治疗前有改善（$P < 0.05$），且治疗组治疗后的评分低于对照组（$P < 0.05$）。认为治疗艾滋病抑郁症应用丹栀逍遥散配合心理干预有良好的疗效。

2. 天王补心丹

组成：柏子仁、天冬、麦冬、生地黄、当归、玄参、丹参、党参、桔梗、五味子、远志、茯苓。肝气郁结型加陈皮、川芎、白芍；气郁化火型加丹皮、栀子、夏枯草；心脾两虚型加白术、黄芪；阴虚火旺型加知母、黄柏、山茱萸、龙骨、牡蛎。

功效：滋阴补气，养血安神。

证型：肝气郁结，阴血亏虚。

方义：方中天冬、麦冬、生地黄、玄参滋阴清热；当归、丹参补血和血；党参补气补血；茯苓健脾补气安神；柏子仁、远志、五味子养血安神，化痰定惊；桔梗疏通气机。全方气阴双补，养血安神。

应用：邱廷山观察天王补心丹配合心理疏导治疗艾滋病抑郁症的效果。对照组用帕罗西汀治疗，治疗组用天王补心丹配合心理疏导治疗，两组治疗后HAMD量表评分比较，治疗组疗效优于对照组（$P < 0.05$）。认为天王补心丹配合心理疏导治疗艾滋病抑郁症疗效满意，且无明显不良反应。

3. 柴胡加龙骨牡蛎汤

组成：人参、柴胡、半夏、甘草、大枣、生龙骨、生牡蛎等。

功效：疏肝理气，健脾益气，重镇安神。

证型：肝气郁结，心脾两虚。

方义：方中柴胡疏肝理气解郁；生龙骨、生牡蛎重镇安神；半夏和胃降逆；人参、大枣、甘草益气养营，扶正祛邪。共奏疏肝、益气、安神之功。

应用：李强等观察柴胡加龙骨牡蛎汤对艾滋病抑郁症患者症状和免疫功能的影响。组间比较，治疗组在性情抑郁、失眠多梦、神思痴呆、头晕目眩等中医临床症状方面改善明显（$P < 0.05$）。IL-2测试结果，治疗组总体疗效优于对照组。认为柴胡加龙骨牡蛎汤能改善艾滋病抑郁症患者中医临床症状，同时对免疫功能产生影响，具有一定的抗抑郁作用。

（六）艾滋病口腔病损

1. 甘草泻心汤加减（口腔溃疡）

组成：生甘草、黄连、黄芩、半夏、干姜、党参、黄芪、当归 、肉桂、白及。口苦、便秘者去干姜，加制大黄、栀子；疮面周围红肿明显者加蒲公英、连翘；纳差、腹胀者加枳实、生白术；便溏或腹泻者加车前子、芡实。

功效：健脾和中，益气养血，燥湿解毒，引火归元。

证型：脾胃虚弱，气血亏虚，湿毒内蕴，虚火上炎。

方义：方中生甘草健脾和中解毒，为君药；党参、黄芪、当归益气养血，为臣药；黄芩、黄连、干姜、半夏辛开苦降，燥湿解毒；白及收敛生肌，为佐药；肉桂引火归元且能助阳补虚，为使药。本方寒热并用，攻补兼施，共奏扶正祛邪、标本同治之功。

应用：党中勤采用甘草泻心汤为主并随症加减治疗艾滋病合并难治性口腔溃疡患者25例，治愈22例，好转3例，全部有效。认为艾滋病合并难治性口腔溃疡患者采用甘草泻心汤加减治疗疗效显著，具有溃疡愈合快、服用方便、安全可靠等优点。

2. 消糜颗粒（口腔念珠菌病）

组成：生甘草、清半夏、黄芩、党参、黄连、黄芪、薏苡仁、紫草、大枣、人参。

功效：健脾和胃，清热祛湿，凉血解毒。

证型：脾虚湿热证。

方义：消糜颗粒由甘草泻心汤加味而成。方中重用生甘草，为君，清热解毒，益气补中；黄氏益气，助甘草益气补中；黄芩、黄连苦寒，泻痞气之热结；清半夏燥湿，和胃降逆；薏苡仁健脾利湿；大枣助甘草益土，人参补中而益气，土得补则运，以绝湿之根源，湿去则热无所生。诸药合用，辛开苦降、攻补兼备，共奏泻热散寒、解毒祛湿之功。

应用：姜枫等观察消糜颗粒治疗 HIV 感染 /AIDS 合并口腔念珠菌病的疗效。40 例 HIV 感染者 /AIDS 患者使用消糜颗粒治疗，并与制霉菌素片治疗作为对照，治疗组有效率、复发率分别为 90.0% 和 11.1%，对照组为 72.5% 和 31.0%，消糜颗粒对 HIV 感染 /AIDS 口腔念珠菌病的疗效优于制霉菌素片。认为消糜颗粒治疗 HIV 感染 / AIDS 合并口腔念珠菌病可改善临床症状，提高治疗有效率、降低复发率。

3.甘露消毒丹加减（口疮）

组成：滑石、茵陈、黄芩、黄连、连翘、薄荷、白花蛇舌草、藿香、白豆蔻、石菖蒲、薏苡仁、杏仁。舌部多发者加炒栀子、竹叶；唇、颊、前庭沟、软腭等处多发者加生石膏、防风。

功效：利湿化浊，清热解毒。

证型：脾胃湿热型。

方义：方中滑石、茵陈、黄芩渗湿清热；黄连清热燥湿，泻火解毒；连翘、薄荷、白花蛇舌草清热利湿解毒；藿香、白豆蔻、石菖蒲芳香化湿，行气醒脾；薏苡仁利湿健脾；杏仁宣畅气机以助利湿清热。全方共奏利湿化浊，清热解毒之功。

应用：杨韵秋观察甘露消毒丹加减治疗 HIV 感染患者脾胃湿热型复发性口疮的临床疗效。治疗组 45 例给予甘露消毒丹加减内服治疗，对照组 45 例采用维生素 B_2 片及复方氯己定漱口液治疗。治疗组总有效率为 88.9%；对照组总有效率为 77.8%。认为治疗组疗效优于对照组，具有疗效可靠、适宜推广的优势。

三、减轻抗病毒药物毒副作用的制剂

（一）肝功能损伤

1.逍遥散加减

组成：当归、白芍、柴胡、茯苓、焦白术、炙甘草、煨姜片、薄荷。气滞重者加陈皮、佛手；湿热重者加栀子、牡丹皮；瘀血重者加桃仁、红花。

功效：疏肝，活血利湿清热，健脾扶正。

证型：肝胆郁滞，肝胃不和。

方义：方中以当归、白芍养血敛阴而柔肝；柴胡升阳散郁；茯苓利湿，助焦白术、炙甘草心气安宁之效；引以煨姜片，暖胃祛痰、调中解郁；薄荷辛散郁热、搜消肝风、疏肝调中，木达脾升，胆和胃降。

应用：邱廷山等观察逍遥散加减治疗抗 HIV 药物所致肝功能损伤的疗效。治疗组总有效率高于对照组。治疗组 ALT、AST 及胆红素含量均明显低于对照组。认为逍遥散加减治疗药物性肝功能损伤具有良好的疗效。

2. 肝损 1 号

组成：柴胡、黄芩、炙川楝子、炒栀子、当归、白芍、茵陈、黄芪、沙参、黄精、玉竹、乌梅、神曲、炒谷芽。

功效：疏肝利胆，清热利湿，兼以补气养阴保肝。

证型：肝郁气滞，肝胆郁热，肝阴受损。

方义：本方以化肝煎合茵陈蒿汤加减。方中当归、白芍养血敛阴而柔肝；柴胡、炙川楝子疏肝气；茵陈、黄芩、炒栀子清热利湿；沙参、黄精、玉竹、乌梅养阴生津，以滋肝阴；黄芪益气培土；神曲、炒谷芽消食和胃。

应用：樊移山等以化肝煎合茵陈蒿汤加减治疗 41 例患者，并观察治疗前后肝功能、临床症状以及抗病毒效果的变化。结果治疗后症状体征总积分下降 60%，ALT、AST、总胆红素、直接胆红素明显降低（$P < 0.05$），CD4$^+$T 淋巴细胞和病毒载量变化未有显著性差异，显效 19 例，有效 16 例，无效 6 例。结论，此中药方治疗艾滋病抗病毒治疗后引起的肝功能损伤可取得一定疗效，并对抗病毒治疗没有影响。

3. 当归芍药散

组成：当归、白芍、白术、茯苓、泽泻、郁金、白花蛇舌草。

功效：养血调肝，健脾利湿。

证型：肝脾不调，湿阻血滞。

方义：方中用白芍柔肝木而缓脾土，养血敛阴，柔肝缓急；当归养血活血；郁金疏肝柔肝。三药合用，养血调肝。白术、茯苓健运脾气，使气血生化有源，气血盛则易流通，不生壅滞；泽泻利水渗湿，使邪有出路；白花蛇舌草清热解毒，使毒邪可清。全方肝脾两调，血水同治，共奏清肝利胆，除湿排毒，健脾益气扶正之功。

应用：黄凌等采用当归芍药散治疗艾滋病 HAART 疗法引起的肝功能损害患者 48 例，显效 22 例，有效 19 例，无效 7 例，总有效率占 85.42%。治疗后 B 超检查示门静脉内径和脾脏厚度均有不同程度的缩小，说明当归芍药散具有软缩肝脾、改善肝脾形态学的作用。

（二）高脂血症

1.消脂颗粒

组成：黄芪、西洋参、白术、泽泻、半夏、陈皮、枳实、茯苓、郁金、决明子、生山楂、姜黄、丹参等。

功效：健脾益气，理气化痰。

证型：脾虚痰阻型。

方义：血脂为膏脂之属，若其输化失常，清从浊化则浊脂为患。方中黄芪、白术、西洋参具有健脾益气之功。泽泻、半夏、陈皮、枳实、茯苓、郁金具有理气、行气、祛湿化痰之功。加入具有降血脂功效的决明子、生山楂、姜黄、丹参，全方具有健脾益气，理气化痰，降血脂的功用。

应用：李强采用消脂颗粒治疗 HAART 疗法所致高脂血症并观察临床疗效。将34 例 HAART 疗法所致脾虚痰阻型高脂血症的患者，分为治疗组（22 例）和对照组（12 例），分别给予消脂颗粒和血脂康胶囊治疗 12 周，治疗组治疗前后血清总胆固醇和甘油三酯水平与对照组相似。得出结论，消脂颗粒治疗 HAART 疗法所致脾虚痰阻型高脂血症，其降脂作用强度与血脂康胶囊相似。

2.艾脂 1 号

组成：党参、白术、茯苓、桔梗、砂仁、白扁豆、山药、薏苡仁等。

功效：和胃，健脾，利湿。

证型：脾气亏虚，湿浊内阻。

方义：方以参苓白术散为主方。本方证是由脾虚不运，湿浊内阻所致。脾虚不运，饮食不化；湿浊内阻，气机不畅，清浊不分。方中党参、白术、茯苓益气健脾渗湿，为君。配伍山药助君药健脾益气；并用白扁豆、薏苡仁助白术、茯苓健脾渗湿，均为臣药。砂仁醒脾和胃，行气化滞，为佐药。桔梗宣肺利气，通调水道，又能载药上行，培土生金，为佐药。综观全方，补中气，渗湿浊，行气滞，使脾气健运，湿邪得去，则诸症自除。

应用：李秀惠等观察艾脂 1 号治疗 HAART 疗法所致脂肪异常分布的临床疗效。5 例患者服用 2 年，脂肪分布异常开始改善的时间平均 96 天。治疗前血甘油三酯平均为 6.204 8 mmol/L，治疗后为 3.747 8 mmol/L，差异有统计学意义（$P < 0.01$）；治疗前胆固醇平均为 3.542 2 mmol/L，治疗后为 1.850 0 mmol/L，差异有统计学意义

（$P < 0.01$）。CD4+T 淋巴细胞计数治疗前平均为 203.8 个 /μl，治疗后平均为 694 个 /μl，差异无统计学意义。认为该中药方能够有效地干预治疗艾滋病患者 HAART 疗法所致脂肪异常分布，同时能改善其血脂代谢，稳定 CD4+T 淋巴细胞水平。

（三）消化道不良反应

1. 温胆颗粒

组成：旋覆花、陈皮、姜半夏、茯神、党参、炒白术、炒莱菔子、黄连等。

功效：健脾益气，行气化湿，降逆止呕。

证型：脾胃失和，痰瘀阻滞。

方义：温胆颗粒系由温胆汤加减而来，温胆汤出自《三因极一病证方论》，具有清热化痰、开窍醒神、活血化瘀之功效。本方中旋覆花降逆止呕；姜半夏降逆和胃，燥湿化痰；炒莱菔子行气消痰，使痰随气下；陈皮理气燥湿；茯神健脾渗湿、安神；黄连泻心火；党参、炒白术健脾益气。诸药配伍，共奏化痰降逆，清热燥湿，补气行气之功。

应用：张晓伟观察温胆颗粒对 HAART 致消化道不良反应发病率及临床症状的影响情况。将 100 例患者随机分为治疗组，予温胆颗粒，对照组予安慰剂，治疗组消化道不良反应发病率为 20.4%，对照组为 48%，治疗组、对照组出现消化道不良反应的患者症状体征总积分组间比较，差异有统计学意义（$P < 0.05$），治疗前后症状体征总积分组内比较，有统计学意义（$P < 0.05$）。认为温胆颗粒可以降低 HAART 致消化道不良反应症状的发病率。对于发生轻、中度消化道不良反应的患者，该中药治疗可以明显减轻临床症状。

2. 延参健胃胶囊

组成：人参、半夏、黄连、干姜、黄芩、延胡索、甘草。

功效：健脾和胃，平调寒热，散结消痞。

证型：寒热错杂证。

方义：方中人参补脾气，半夏散结消痞，二药合用，脾胃同治，使脾气得升，胃气得降，中焦气机条达，痞满自除，共为君药；黄连味苦，除中焦邪热，但性寒凝滞，须借干姜之辛温方能直达病所；干姜辛温，守而不走，以其辛热之性，散中州之寒邪，为臣药。寒热错杂之邪互结中焦，非辛温则寒结不解，非苦寒则邪热不除，方中黄连与半夏配伍，辛开苦降，以顺其阴阳之性而调其寒热，清热泻火，和胃止呕，消痞散结之效甚佳。方中黄芩为佐药，可助黄连清热；寒热错杂之邪互结中焦，枢机不利，气血运行不畅，故加延胡索辛散温通，活血行气，与人参配伍，补而不滞，散不伤正，共同推动气血运行，为佐药；甘草既助人参补气，又可调和诸药，使寒热互济，为使药。全方寒热并用以和其阴阳，苦辛并进以调其升降，补泻兼施以顾其虚实，使寒热得解，升降复常，痞满诸症自愈。

应用：杨小平对 HAART 疗法所致消化道不良反应患者 99 例采用延参健胃胶囊（治疗组）与吗丁啉（对照组）进行随机对照治疗，结果显示，治疗组总有效率为 97.9%，对照组总有效率为 79.2%，治疗组疗效明显优于对照组。认为该中药方对肝功能异常的恢复有一定的作用。

（四）血液毒性

精元康胶囊

组成：人参、黄芪、女贞子、怀山药、熟地黄、砂仁、淫羊藿、当归。

功效：益气养血，健脾补肾。

证型：脾肾亏虚证。

方义：精元康胶囊为当归补血汤、圣愈汤加减化裁而成。方中人参、黄芪大补元气；女贞子养阴补血；怀山药、熟地黄健脾补肾；砂仁理气化湿；淫羊藿温阳滋肾以固其本；当归养血之中且寓活血通络之功。诸药合用，共奏健脾补肾，益气养阴，理气化湿，活血通络之功。

应用：刘鸿雁等观察精元康胶囊对艾滋病 HAART 疗法致骨髓抑制的临床疗效。将 55 例患者随机分为精元康胶囊组（治疗组，35 例），利可君组（对照组，20 例）。结果显示，治疗组在改善骨髓抑制、中医证候及提高患者生活质量方面优于对照组（$P < 0.01$）。认为精元康胶囊对艾滋病 HAART 疗法所致骨髓抑制有较好的治疗作用，可显著改善临床症状，减轻患者痛苦，提高患者生活质量。

（五）末梢神经炎

中爱颗粒Ⅱ号

组成：炙黄芪、当归、生地黄、川芎、赤芍、白芍、川牛膝、桔梗、枳壳、丹参、陈皮、升麻、柴胡、炒白术、葛根、甘草。

功效：养血活血，化瘀解毒。

证型：气虚血瘀，邪毒壅滞。

方义：方中炙黄芪、川芎、当归、柴胡等为主要药物，达到益气活血，化瘀解毒功能，使气血调和，经络通畅，邪去正安，诸症渐除。

应用：陆平运用中爱颗粒 Ⅱ 号治疗 HAART 引起的末梢神经炎患者 60 例，治疗 6 个月后，治疗组（30 例）痊愈 5 例，好转 21 例，无效 4 例，总有效率 86.7%；对照组（西药治疗，30 例）痊愈 0 例，好转 18 例，总有效率 60%。提示中爱颗粒 Ⅱ 号针对 HAART 疗法引起的末梢神经炎有明显疗效，优于西药治疗组。

第四节　针对艾滋病的动物实验制剂

1. 复方艾达康

组成：黄芪、太子参、青蒿、鳖甲等。

功效：补益气血，滋阴清热。

证型：气阴两虚证。

方义：黄芪、太子参等作为补气主药，加以青蒿、鳖甲等清退虚热。

应用：郭卫中运用复方艾达康治疗慢性猴艾滋病病毒感染，实验研究表明，复方艾达康具有提高血浆 CD4$^+$T 淋巴细胞、CD8$^+$T 淋巴细胞水平的作用，对淋巴结的病理改变具有一定的修复、重建作用，可在一定程度上抑制慢性感染性腹泻，提高患者生存质量。

2. 艾滋 2 号方

组成：黄芪、紫草、甘草等。

功效：补中益气，活血解毒。

证型：气虚毒瘀证。

方义：黄芪，甘而微温，功能补益脾肺之气，升阳举陷，托毒生肌。甘草，味甘性平，功能益气补中，缓急止痛，润肺止咳，泻火解毒，调和诸药。二药补中益气，扶元固本。紫草凉血活血，解毒透疹，合甘草祛除毒邪。

应用：一定剂量范围内，艾滋 2 号方在体内、外试验中均能提高 NK 细胞杀伤靶细胞的活性。在 AIDS 中，可恢复或提高 NK 细胞功能，促进其对感染 HIV T 细胞的杀伤作用，发挥对淋巴细胞的调节功能，防止突发机会性感染和控制 AIDS 的发展。

3.刹毒草口服液

组成：人参、鹿茸、黄芩、天花粉、灵芝等。

功效：清热解毒，养气补血。

证型：气血两虚，毒邪壅滞。

方义：方中人参大补元气，补脾益肺，生津安神。鹿茸为血肉有情之品，可温肾壮阳，强筋骨，益精血，肾阳充足则全身阳气旺而气血自生，精充髓满而生化有源。灵芝益心气，活血，入心充血，助心充脉，安神，益肺气，补肝气，补中，健胃。人参、鹿茸、灵芝补气养血，使气血生化有源。黄芩、天花粉清热解毒。全方攻补兼施，补而不滞，攻不伤正，健脾益肾而生化有源，共奏养气补血，清热解毒之功。

应用：刹毒草口服液在艾滋病中药新药研发中获临床前批文。方中含人参、鹿茸、黄芩、天花粉、灵芝等，具有清热解毒、养气补血、增强免疫功能等功效。药理研究显示，刹毒草口服液具有一定的抗疲劳、抗炎、提高非特异性免疫功能和抗腹泻作用。

▬ 第五节 治疗艾滋病的静脉与肌内注射制剂 ▬

1.丹参注射液

成分：丹参。

功效：活血化瘀，通脉养心。

作用：用于冠心病胸闷、心绞痛等血瘀证。

应用：刘占国对艾滋病肺部感染患者中出现发绀、舌质暗等症状者，采用常规西医疗法（卧床休息；吸氧；营养支持；给予抗生素，如复方新诺明、克林霉素；给予糖皮质激素，如泼尼松）加用丹参注射液（丹参注射液 200 ml 加入 5% 葡萄糖注射液静脉滴注，1 日 1 次）治疗后收到良好的效果，认为丹参注射液对艾滋病肺部感染患者有良好的辅助治疗作用。

2.痰热清注射液

组成：黄芩、熊胆粉、山羊角、金银花、连翘。

功效：清热，化痰，解毒。

作用：用于风温肺热病属痰热阻肺证。症见发热、咳嗽、咳痰不爽、咽喉肿痛、口渴、舌红、苔黄；肺炎早期、急性支气管炎、慢性支气管炎急性发作及以上呼吸道感染属上述证候者。

应用：孙晓风等使用痰热清注射液治疗艾滋病合并肺部感染患者 30 例，在使用痰热清注射液后第 10 日临床综合改善率为 92.70%，显效率达 60.70%，均高于对照组。徐立然等使用本品治疗艾滋病合并肺部感染同时采用 HAART 治疗的患者 32 例，其中痊愈 23 例，显效 6 例，有效 2 例，无效 1 例，总有效率占 96.9%。

3. 黄芪注射液

成分：黄芪。

功效：益气养元，扶正祛邪，养心通脉，健脾利湿。

作用：用于病毒性心肌炎、心功能不全等心气虚损、血脉瘀阻证及肝炎等脾虚湿困证。

应用：陈达明等采用黄芪注射液联合中医辨证治疗艾滋病患者 87 例，对治疗组 58 例患者在采用辨证论治的基础上联合黄芪注射液静脉滴注，疗效优于单纯辨证论治的对照组。

4. 喘可治注射液

成分：淫羊藿、巴戟天。辅料为氯化钠。

功效：温阳补肾，平喘止咳。

作用：主治哮证属肾虚挟痰证者。症见喘促日久，反复发作，面色苍白，腰膝酸软，畏寒，汗多；发作时喘促气短，动则加重，喉有痰鸣，咳嗽，痰白清稀不畅，以及支气管炎、哮喘急性发作期见上述证候者。

应用：孟坤等对 3 例艾滋病患者采用 HAART 联合喘可治注射液治疗，经 3 年以上的连续观察，1 例患者皮疹全部消失，3 例患者 CD4$^+$T 淋巴细胞计数均显著增加，而且 HIV-RNA 长期在 50 copies/ml 以下，3 例艾滋病患者仍处在免疫重建过程中，但 3 年多时间没有发生过感冒，表明患者的整体免疫功能明显提高。

5. 双黄连粉针剂

成分：连翘、金银花、黄芩等。

功效：清热解毒，轻宣透邪。

作用：用于风温邪在肺卫或风热闭肺证。症见发热，微恶风寒或不恶寒，咳嗽气促，咳痰色黄，咽红肿痛等；急性上呼吸道感染、急性支气管炎、急性扁桃体炎、轻型肺炎见上述证候者。

应用：张妍玲等采用双黄连粉针剂进行抗病毒治疗为主，辅以其他的对症治疗，对15例已确诊的艾滋病患者进行了治疗和观察。经过4周的治疗，15例患者中有14例临床症状明显好转，症状缓解率高达93.33%，15例艾滋病患者治疗前CD4$^+$T淋巴细胞为（79.33±79.24）个/μl，治疗后增加为（150.27±144.57）个/μl（$P < 0.05$），说明双黄连粉针剂可以在短时间之内提高艾滋病患者的CD4$^+$T淋巴细胞。曹祥凤等人在双黄连粉针剂及含药血清体外实验中发现，双黄连粉针剂及含药血清在体外具有抗HIV-1的作用。

6. 参附注射液

成分：红参、附片等。

功效：回阳救逆，益气固脱。

作用：主要用于阳气暴脱的厥脱证（感染性、失血性、失液性休克等）；也可用于阳虚（气虚）所致的惊悸、怔忡、喘咳、胃疼、泄泻、痹症等。

应用：李茂清等在参附注射液对晚期猴AIDS模型临床观察中发现，参附注射液在延长生存时间、减轻临床症状、延缓病情恶化速度、改善部分血液学指标方面疗效确切。

7. 复方大青叶注射液

成分：大青叶、金银花、羌活、拳参、大黄。

功效：清瘟解毒。

作用：具有抗炎、抗病毒作用。用于乙型脑炎，急、慢性肝炎，流行性感冒，腮腺炎。

应用：减玉翠在复方大青叶注射液体外实验中，推测其能够间接起到抑制HIV入侵的作用，具有潜在的抗HIV活性和潜在的抑制HIV复制的作用。

8. 热毒清注射液

成分：金银花、蒲公英、大青叶、鱼腥草。

功效：清热解毒，祛邪扶正。

作用：抑制多种细菌、病毒、内毒素、拮抗炎性细胞因子的作用；增强机体免疫功能；保护细胞器等"扶正"功效。

应用：陆付耳等在热毒清注射液对HIV体外抑制作用的研究中观察不同浓度热毒清注射液对HIV诱导细胞病变程度的影响，结果提示热毒清注射液具有较强的抗HIV-1的作用。

第六节　中医药治疗艾滋病的前景与研究方向

　　自中医药介入治疗艾滋病以来，无论是针灸疗法、单味药研究还是中药复方研究均取得了一定成效，获得了一些进展。临床实践证明，中医药治疗艾滋病的疗效是肯定的。其作用主要定位在提高和稳定患者的免疫功能，改善临床症状，治疗机会性感染，提高生存质量，使患者带毒生存。当然，也有研究者在进行中药抗病毒方面的研究。西医治疗艾滋病疗效比较肯定的是 HAART 疗法，该法在国内外普遍被使用。由于该疗法存在一定的局限性（免疫重建不全、撤药综合征、副作用大、耐药性等），因此，寻找符合我国国情并且更优的治疗手段是当务之急。与 HARRT 疗法相比，中医药疗法具有以下无法比拟的优势。

　　（1）不易耐药。

　　（2）副作用少，而且从临床实践看，患者依从性好，可以长期服用。

　　（3）可就地取材：药材来自大自然，我国中草药药材资源丰富，可就地取材，价格低廉，适合我国国情。

　　（4）将复杂病理变化统一于中医证候：HIV 破坏了人体的免疫系统，造成免疫功能低下；病毒大量繁殖与机体活跃的免疫状态消耗了机体的能量储备，造成体能低下；各种机会性感染的发生造成机体各部位损伤，呈现出疾病的多样性；肿瘤的发生对机体造成损害；抗病毒治疗的副作用对人体造成损害。在如此繁杂多变的病理损害面前，中医的治病求本、多靶点调控、模糊定位、综合治疗、立足于整体状态的改善等，成为艾滋病治疗的最优选择，且具有化繁为简的特点。中医药治疗时，会抓住证候的关键所在，发挥辨证论治的优势，标本同治，三因制宜，把多种病原体、多种病理损害所导致的各种症状，统一于证候之中；治疗时强调证候类型的划分和选择，通过消除证候，达到减轻患者症状、改善生活质量的目的。

　　（5）有效保护和改善免疫功能，提高生活质量，使患者长期带毒生存：尽管目前艾滋病还不能被治愈，但无论是西医还是中医，都在积极地寻找有效的治疗方法。目前的研究把艾滋病看成一种慢性可控性疾病。中医药虽不能完全解决艾滋病所致的所有问题，但多年来的实践表明，通过辨证论治和固定方相结合，或者结合非药物疗法，可以增强或稳定机体的免疫功能，改善症状，减轻患者的痛苦，提高生存质量。

（6）对于 HAART 疗法还可以配合中药治疗，以减毒增效，提高患者依从性，促进免疫重建：HAART 疗法是目前治疗 HIV 感染的主要形式和国际认可的方法，但是同时也给 HIV 感染者带来了不少不良反应，如骨髓抑制、消化道反应、神经系统症状、皮肤瘙痒等，从而导致部分 HIV 感染者的依从性较差。在采用 HAART 疗法的同时，再加以中药，则能对机体内病毒与药毒双重毒副作用给予减毒增效，使中西医优势互补，具有较大的现实意义。

（7）疗效明确，具有多向性：对于艾滋病而言，HAART 疗法降低病毒载量的优势是目前中医药治疗所不能比拟的，但中医药的治疗不是突出抗病毒的优势，而是对那些抗病毒治疗不敏感，或毒副作用较大，或抗病毒虽有效但机体生存状态仍较差者，或免疫重建不全的患者，给予中医治疗明显改善其生存质量，这同样是实现了医学的目的。对于改善患者症状体征、生存质量而言，中医药治疗艾滋病的疗效是可以肯定的。艾滋病病机为毒邪肆虐，内侵气血，伤阴耗精，为消耗元气之本虚标实证。中医强调的是机体对致病因子的反应性和适应性，中医治疗就是运用各种手段（中药、针灸等疗法），综合作用于患者，提高机体免疫功能，阻断或延缓病情向艾滋病相关综合征（ARC）和 AIDS 发展，减轻症状，消除体征，提高生存质量。

（8）中医的辨证论治适合于艾滋病临床的多变性：中医药以辨证论治为理论精髓，在此指导下所进行的临床实践必然在许多方面有着西医所无法比拟的优势，诸如从患者身体状况整体出发对疾病进行诊治与调理，辨证与辨病相结合，一个药方即可同时拥有多方面的作用，更适用于患者全身复杂多样的生理病理变化。

（9）中医非药物疗法应用于艾滋病临床治疗：面对西医药物滥用、耐药性等情况，中医的非药物疗法如针刺疗法、艾灸疗法、拔罐疗法、按摩疗法、耳穴疗法、穴位敷贴疗法等，彰显出一定的优势。经过几十年的临床实践，中医非药物疗法被证明改善临床症状的疗效可靠，且操作简便，安全可靠，价格低廉，患者依从性好，适用于艾滋病这一特殊群体。如用艾灸的方法治疗艾滋病泄泻，取到了肯定的疗效，充分证明以艾叶的透达温经性能作用于机体的特定穴位，既可避免药物的不良反应，又不会造成针刺等职业暴露，在治疗传染性疾病中更具优势。

（10）综合效应：中医药对疾病的防治方法十分丰富，如艾灸治疗、针刺疗法等多种非药物疗法和中药制剂都有一定的效果。在中医药以人为本，整体调节，辨证论治的思想指导下，中医药疗法能有效改善患者的症状、体征，提高患者生存质量，而非仅单纯改善实验室检测指标。

中医药是一个伟大的宝库，在扶正祛邪、调节机体功能方面具有可靠的作用。发挥中医优势，扩大中医药的应用，中医药正越来越多地被中医学者应用于防治重大传染性疾病中。在西医治疗手段以抗病毒治疗为主攻方向的情况下，中医以增强或稳定免疫功能、改善症状体征、提高患者的生活质量为主要目标。在一旦感染HIV即终身携带的状态下，对解决与病毒共存状态下的生存质量问题，中医药治疗效果显然更具优势。经过多年的临床实践，中医药治疗艾滋病的疗效已经有了初步的证明。如果中医药对艾滋病的治疗不能充当主导性的干预手段，那作为一种辅助性或替代性的治疗手段也是中医药参与艾滋病防治的可观前景。

中医药作为传统医学体系，其临床疗效及科学性毋庸置疑。中医药参与艾滋病治疗10多年以来，取得了一定的成果。今后艾滋病的研究方向，当以延长临床潜伏期为目标，以降低病毒载量为靶点，以治疗"两低"为突破，缓解抗病毒药物的不良反应，突破制剂质量标准，突破各自为阵的格局。

中药制剂研究广泛，但目前批准上市的只有唐草片，其他制剂仍然没有得到国际社会的认可，所以研制对抑制病毒和（或）增强免疫细胞功能有确切作用的中药新药制剂，是中医药重要的研究方向。近年来，由于国内一些科研人员也从中药筛选组方、实验室研究的角度研究中药新药制剂，中药制剂在提高机体免疫功能方面的作用已被广泛认可和应用。对具有改善艾滋病患者免疫功能和临床症状的药物以及具有配合抗病毒药增效减毒作用的药物进行广泛研究，可望研制出有自主知识产权、高效低毒的抗HIV药物和AIDS辅助用药。

建立完善的中医药治疗艾滋病评价指标和体系，也是重要的研究方向。中医与西医分属于不同的医学体系，治疗思路和方法有很大的区别。现行的治疗艾滋病西药评价方法，以病毒载量和CD4$^+$T淋巴细胞作为主要的疗效评价标准，但这不能全面反映中医药治疗艾滋病的效果。在中医药治疗艾滋病临床工作中，经常出现病毒载量上升或者没有变化，CD4$^+$T淋巴细胞数量下降或者稳定，而临床症状改善明显，患者劳动力增强，生存质量显著提高的情况，所以必须多层次、多方面综合评价中医药治疗艾滋病的疗效。

中医药治疗艾滋病的疗效想要在国内乃至国际社会得到认可，必须用统一的并且能被国际社会认可的疗效评价标准。应集中全国的力量，从已经探索性治疗的有效制剂中，解决一些问题，解答一些疑问，从而得出让同行认可的结论，以及让国际社会接受的中医药治疗方案，甚至解决艾滋病的治疗难题。

参考文献

[1] 尹勇, 段丽萍, 刘玉生. 针灸治疗艾滋病23例[J]. 上海中医药大学学报, 2002, 16(2): 29–30.

[2] 刘继明. 针刺与耳针治疗24例艾滋病患者临床观察[J]. 针灸临床杂志, 1999, 15(1): 24–25.

[3] 吴耀持. 巴西艾滋病及其中药针灸治疗观[J]. 上海针灸杂志, 1992, (4): 37–38.

[4] 郭燕, 钱宝延. 艾灸治疗艾滋病腹泻60例临床观察[J]. 河南中医学院学报, 2005, 20(4): 6–7.

[5] 刘金喜. 针灸治疗HIV携带者腹泻50例[J]. 中国针灸, 2004, 24(2): 18.

[6] 农惠玲, 时宗泽. 隔姜灸治疗艾滋病腹泻的临床研究[J]. 中国医药导报, 2016, 13(16): 101–103, 111.

[7] 吴欣. 针灸治疗艾滋病并发带状疱疹43例[J]. 浙江中医杂志, 2002, 37(10): 19.

[8] 李敏. 针灸治疗带状疱疹HIV携带者的临床观察[J]. 中国针灸, 2000, (2): 17–18.

[9] 陈捷, 张冬梅. 针灸治疗艾滋病合并Hunt综合征[J]. 中国针灸, 2002, 22(S1): 63–64.

[10] 张弛, 张文远, 杨克利, 等. 针灸治疗艾滋病合并面瘫疗效观察[J]. 中国针灸, 2000(8): 41–42.

[11] 马祖彬. 针灸治疗HIV阳性周围性面瘫的临床观察[J]. 上海针灸杂志, 2004, (10): 19–20.

[12] 韦玲. 针刺治疗艾滋病并发周围神经病变的临床观察[J]. 中国针灸, 2003, (1): 13–14.

[13] 张雪, 孙燕, 杨萱, 等. 艾灸治疗艾滋病并发周围神经病变临床研究[J]. 中医学报, 2014, 29(12): 1703–1704.

[14] 甘子义, 胡希军. 针灸配合药物治疗艾滋病266例疗效和CD_4^+变化观察[J]. 中国疗养医学, 2010, 19(7): 642–643.

[15] 毛宇湘, 李宝印, 路聚更, 等. 中药配合艾灸治疗HIV/AIDS的临床研究[J]. 中医学报, 2012, 27(1): 1–3.

[16] 舒云, 蒋自强, 张雪. 针灸联合逍遥散加减治疗艾滋病抑郁症30例[J]. 中医研究, 2016, 29(8): 68–70.

[17] 伊巴代提·阿西木, 古丽扎·买买提. 针灸配合参芪扶正注射液治疗艾滋病周围性面瘫观察[J]. 临床医药文献电子杂志, 2017, 4(1): 68, 70.

[18] 郑萌, 欧小香, 张予晋, 等. 湘A1号颗粒剂联合艾灸治疗艾滋病脾虚湿盛型腹泻临床观察[J]. 湖南中医杂志, 2016, 32(2): 5–7.

[19] 刘建忠. "扶正抗艾方"治疗HIV/AIDS30例临床研究[D]. 湖北中医学院, 2007.

[20] 吴亚梅, 张毅, 唐瑞阳, 等. 芪苓益气片对103例HIV感染者病毒载量的影响[J]. 云南中医中药

杂志, 2013, 34（12）: 21–23.

[21] 徐立然, 李发枝, 何英, 等. 益艾康胶囊治疗HIV/AIDS患者60个月CD₄⁺T细胞计数和病毒载量临床观察[J]. 中国艾滋病性病, 2010, 16（3）: 231–233.

[22] 刘宝录, 全福才, 张建国, 等. 中药扶正逐毒丸治疗7例艾滋病病人疗效观察[J]. 中国艾滋病性病, 2007, （6）: 535.

[23] 危剑安, 孙利民, 陈宇霞, 等. 艾灵颗粒治疗国内HIV/AIDS患者104例临床研究[J]. 河南中医学院学报, 2006, 04: 4–6.

[24] 郭玉明. 扶正排毒颗粒对无症状期HIV感染者早期干预作用的研究[D]. 河南中医学院, 2008.

[25] 郭会军, 刘学伟, 王丹妮. 扶正排毒Ⅰ号方治疗无症状HIV感染疗效观察[J]. 上海中医药杂志, 2006, 40（1）: 20–21.

[26] 闫利源. 扶阳解毒颗粒及对艾滋病无症状期客观指标的影响研究[D]. 成都中医药大学, 2012.

[27] 赵映前, 刘建忠, 刘静, 等. 扶正抗艾颗粒治疗HIV/AIDS患者30例临床研究[J]. 世界中医药, 2008, （3）: 144–146.

[28] 刘刚, 秦光明, 毛晓英, 等. 中药乾坤宁治疗艾滋病疗效分析[J]. 现代预防医学, 2004, （2）: 245–246, 248.

[29] 黎明, 吴照运, 梁兵, 等. 复方三黄散颗粒治疗艾滋病41例报告[J]. 中国艾滋病性病, 2006, （1）: 21–23.

[30] 徐向田, 王卫平. 复方华蟾素胶囊治疗艾滋病的实验与临床研究[J]. 中医学报, 2015, 30（4）: 475–476.

[31] 王健, 于智敏, 张永祥, 等. 中研2号治疗艾滋病病毒感染及艾滋病患者29例临床观察[J]. 中医杂志, 2001, （7）: 418–420.

[32] 杨文雄, 康来仪, 潘孝彰, 等. XQ–9302中药制剂对艾滋病疗效的初步研究[J]. 上海中医药杂志, 1999, （1）: 3–7.

[33] 王小平, 蔡蕊. 艾乃吉系列颗粒治疗HIV/AIDS106例临床观察[J]. 北京中医药大学学报, 2006, （6）: 426–428.

[34] 孙阳, 伍治平, 倪燕萍, 等. "艾泰定"治疗艾滋病31例临床观察[J]. 中国民族民间医药杂志, 1999, （5）: 258–261.

[35] 李泽琳, 王仲民, 刘学周, 等. 祛毒增宁胶囊治疗艾滋病的疗效观察[J]. 中华实验和临床病毒学杂志, 2004, （4）: 5–7.

[36] 莫以贤. 中药克艾特胶囊治疗HIV/AIDS14例的临床研究[J]. 首都医药, 2003, （12）: 40–43.

[37] 田中伟, 宋向凤, 冯捷, 等. 中药复方普乐康治疗HIV/AIDS的临床研究[J]. 时珍国医国药,

2005,（4）：344-346.

[38] 郑文友, 皮国华, 徐克沂, 等. 中草药"再生丹"对HIV感染者的疗效观察 [J]. 中华实验和临床病毒学杂志, 1999,（3）：91-94.

[39] 王健, 刘颖, 潘维新, 等. SHJSB治疗HIV/AIDS患者临床总结 [J]. 中国中医基础医学杂志, 2004,（11）：46-47, 51.

[40] 兰金初, 李德益, 阴忠起. 三归片治疗艾滋病临床研究 [J]. 河南中医学院学报, 2005,（1）：11-12.

[41] 张兴权, 张龙清, 张莅峡, 等. 五味灵芪胶囊体外抗艾滋病毒活性的研究 [J]. 中国中医药信息杂志, 2008,（8）：26-29.

[42] 吕维柏, 王健, 李建生. 金龙胶囊对艾滋病病毒感染者的治疗作用（附20例报告）[J]. 北京医学, 2005,（9）：552-554.

[43] 黄卫平, 吕维柏, 黄尧洲, 等. 艾通治疗艾滋病病毒感染者22例临床观察 [J]. 中医杂志, 1999,（10）：606-608.

[44] 谢世平, 潘万旗, 郭会军, 等. 爱康胶囊对HIV/AIDS患者免疫功能影响的研究 [J]. 辽宁中医杂志, 2008,（2）：165-167.

[45] 郭会军, 刘学伟, 王丹妮. 爱康1号治疗艾滋病相关综合征疗效观察 [J]. 河南中医学院学报, 2005,（6）：6-7.

[46] 廖世宏, 林家坤, 陈明优, 等. 爱珍片治疗气血两亏型无症状HIV感染者的疗效观察 [J]. 实用中西医结合临床, 2010, 10（4）：26-27.

[47] 马伯艳, 符林春, 陈谐捷, 等. 艾可清胶囊治疗获得性免疫缺陷综合征疗效分析 [J]. 中医杂志, 2007,（12）：1092-1094.

[48] 吴维萍, 朱琳, 聂勇, 等. 灭艾灵汤剂治疗早中期艾滋病70例 [J]. 中医研究, 2004,（6）：30.

[49] 彭勃, 王丹妮. 扶正排毒片Ⅱ号对无症状HIV感染者65例临床观察 [J]. 中医药学刊, 2006, 24（10）：1781-1783.

[50] 张洪新, 彭勃. 扶正排毒3号方治疗无症状HIV感染32例疗效观察 [J]. 河南中医, 2009, 29（2）：163-164.

[51] 钟达锦, 王绪鳌, 赵树珍, 等. 艾滋Ⅰ号方对感染HIV血友病患者的疗效追踪观察 [J]. 浙江医科大学学报, 1992,（4）：174-177.

[52] 李勇, 王阶, 汤艳莉, 等. 免疫1号方对艾滋病潜伏期免疫功能影响的临床研究 [J]. 中国艾滋病性病, 2012, 18（6）：356-359.

[53] 王阶, 林洪生, 李勇, 等. 免疫2号方对艾滋病免疫重建不全患者临床症状、体征的影响 [J].

中医杂志, 2012, 53（11）：923-926.

[54] 艾合买提·阿不都热依木, 马建萍, 马秀兰, 等. 平艾合剂治疗41例HIV/AIDS患者临床观察 [J]. 世界科学技术–中医药现代化, 2013, 15（7）：1611-1615.

[55] 许淑琴, 卓展雷, 张安荣. 艾复康胶囊治疗20例HIV感染者半年临床观察总结 [J]. 中国中医基础医学杂志, 2006, （10）：784.

[56] 李宗明. 清毒胶囊和参灵扶正胶囊联合口服治疗艾滋病17例疗效观察 [J]. 内蒙古中医药, 2015, 34（5）：58-59.

[57] 孙仁泉, 王月增. HIV感染及AIDS相关综合征应用：AAC胶囊单疗程的临床观察 [J]. 北京医学, 1996, （1）：45.

[58] 黎明, 李永康, 王琨, 等. 中药生命泉治疗艾滋病及其相关综合症27例报告 [J]. 中国性病艾滋病防治, 1996, （1）：26-29.

第五章

艾滋病合并疾病的治疗心得及相关问题

第一节　艾滋病合并感染性皮肤病

治疗心得

由于 HIV 感染者免疫力低下，或者几乎没有免疫力，所以经常会出现感染性疾病。临床报道，感染性皮肤疾病的发生率与免疫能力高低关系不密切，但是严重程度和预防与 CD4$^+$T 淋巴细胞计数有关。

解毒是基础。可使用清热解毒、除湿解毒、凉血解毒、散寒解毒、泻火解毒等治疗方法，常用方剂为五味消毒饮、仙方活命饮、银翘散、黄连解毒汤、消风散（《医宗金鉴》）等。

扶正是关键。往往比较严重的感染性皮肤疾病，提示患者的免疫力比较低下。在解毒的基础上，必须加重黄芪、生晒参的使用，常常能够收到预期效果。

决策是根本。多数感染性疾病，现有西医、西药治疗是有效的，比如艾滋病合并梅毒，肯定选择西药治疗；肛门尖锐湿疣，手术切除既快捷又方便有效，但是控制湿疣复发、治疗梅毒血清固定等，西药治疗比较棘手，应该考虑使用中药。临床应坚持"当中则中，当西则西"的原则。

临床体会

HIV 感染者合并感染性皮肤病，有治愈后反复发作，不易治愈，皮损面积广泛，疾病病程长等特点；中医药治疗的时候，"扶正祛邪"应该坚持始终，根据患者不同免疫情况和基础疾病，选取不同扶正（比如益气、养血、滋阴、温阳、填精）、不同祛邪（比如解毒、除湿、清热、化瘀等）治疗方法。

艾滋病合并病毒性皮肤病相关图片，见图 5-1。

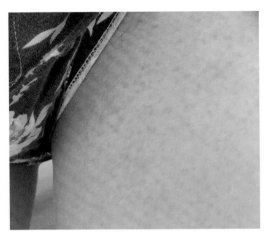

病毒疹（一）

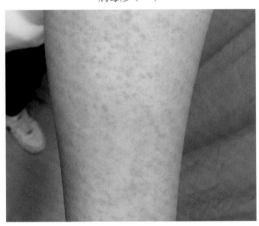

病毒疹（二）

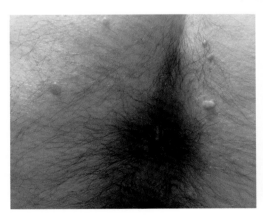

臀部传染性软疣

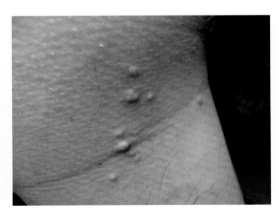

颈部传染性软疣

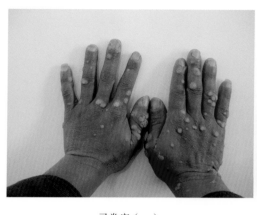

寻常疣（一）

寻常疣（二）

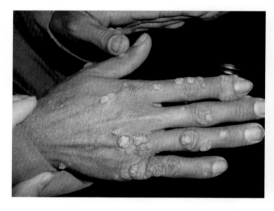

寻常疣（三）

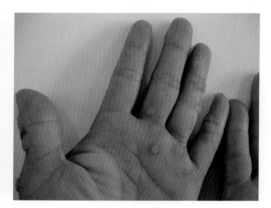

手掌跖疣

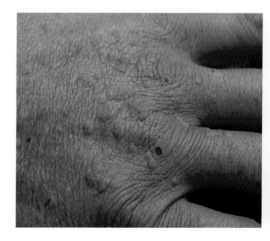

扁平疣

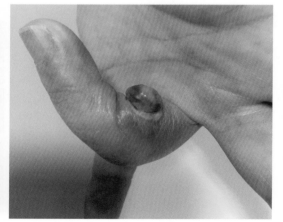

指侧寻常疣

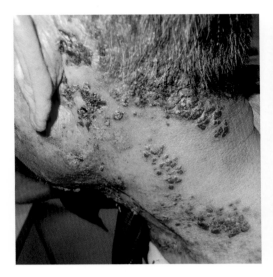

左侧头颈带状疱疹

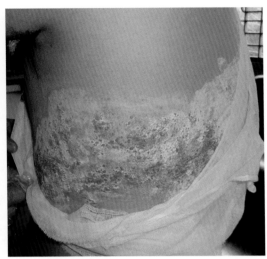

左腰带状疱疹（涂药后）

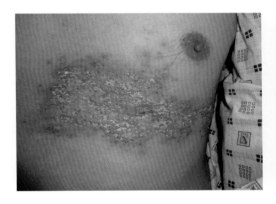

左胸带状疱疹

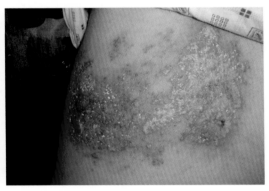

左胸、腰带状疱疹

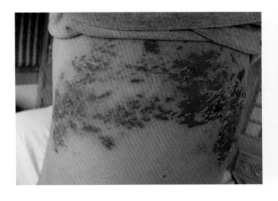

后背、侧腰带状疱疹

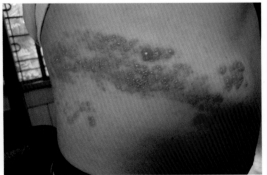

胸背带状疱疹

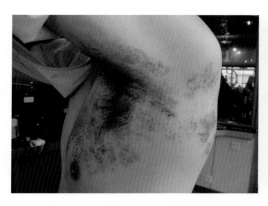

左躯干带状疱疹

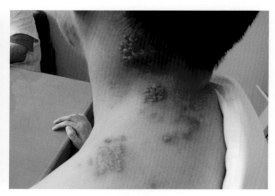

后颈带状疱疹

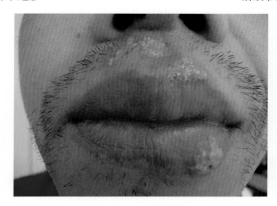

单纯疱疹

图 5-1 艾滋病合并病毒性皮肤病相关图片

艾滋病合并细菌性皮肤病相关图片，见图 5-2。

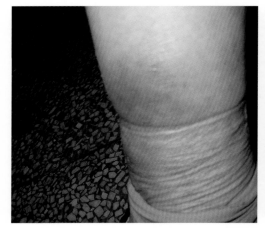

丹毒

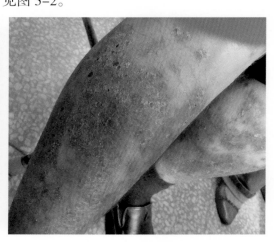

吸毒者反复感染的皮肤（一）

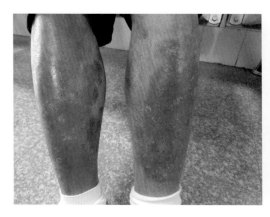

吸毒者反复感染的皮肤（二）

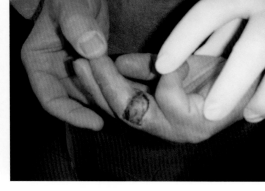

吸毒者反复感染的皮肤（三）

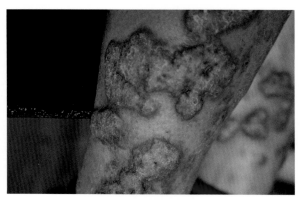

皮肤结核（一）（局部）

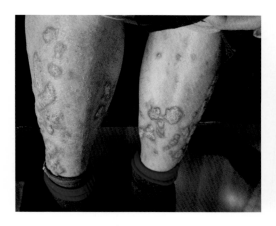

皮肤结核（二）

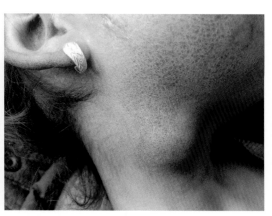

颈淋巴结结核耳前溃疡

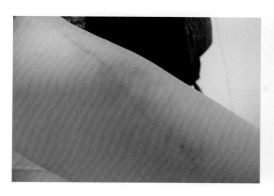

淋巴管炎

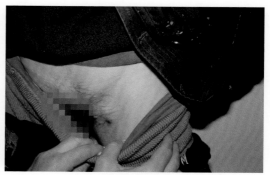

单纯性毛囊炎

图 5-2 艾滋病合并细菌性皮肤病相关图片

艾滋病合并真菌性皮肤病相关图片，见图 5-3。

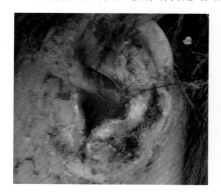

外耳真菌感染合并湿疹

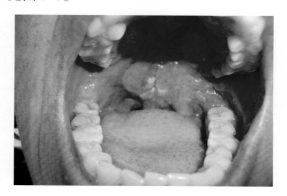

口腔真菌感染（上腭）

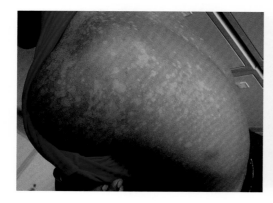

花斑癣

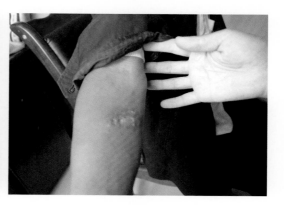

深部真菌感染（一）

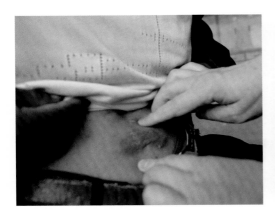

深部真菌感染（二）

深部真菌感染（三）

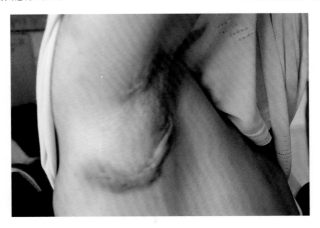

深部真菌感染（四）

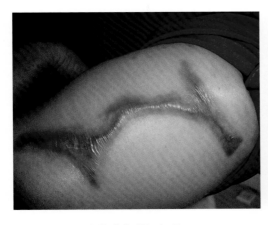

深部真菌感染（五）

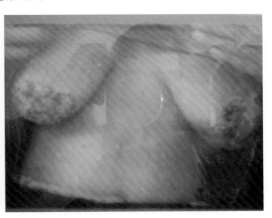

乳房真菌感染合并湿疹

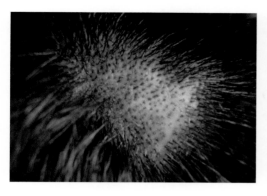

头部黑癣

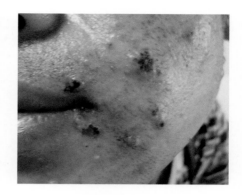

隐球菌皮炎（一）

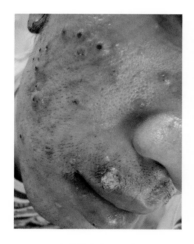

隐球菌皮炎（二）

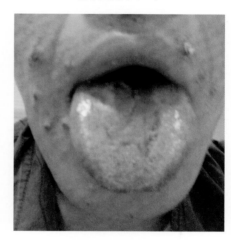

隐球菌皮炎（三）

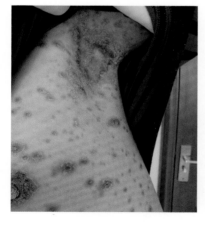

银屑病合并腋下真菌感染

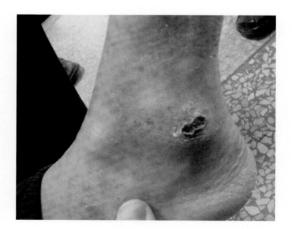

孢子丝菌病

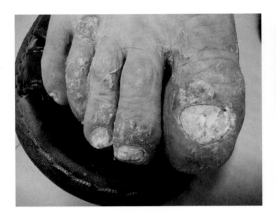
趾甲真菌病（一）

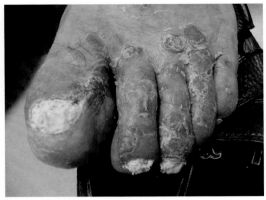
趾甲真菌病（二）

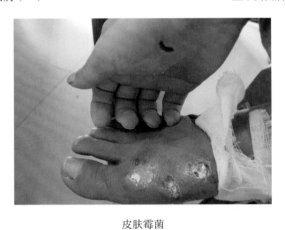
皮肤霉菌

图 5-3　艾滋病合并真菌性皮肤病相关图片

艾滋病合并性传播疾病相关图片，见图 5-4。

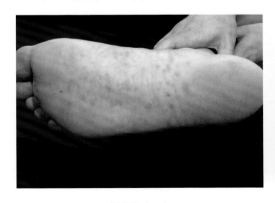
梅毒疹（一）

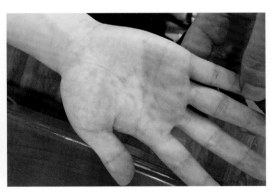
梅毒疹（二）

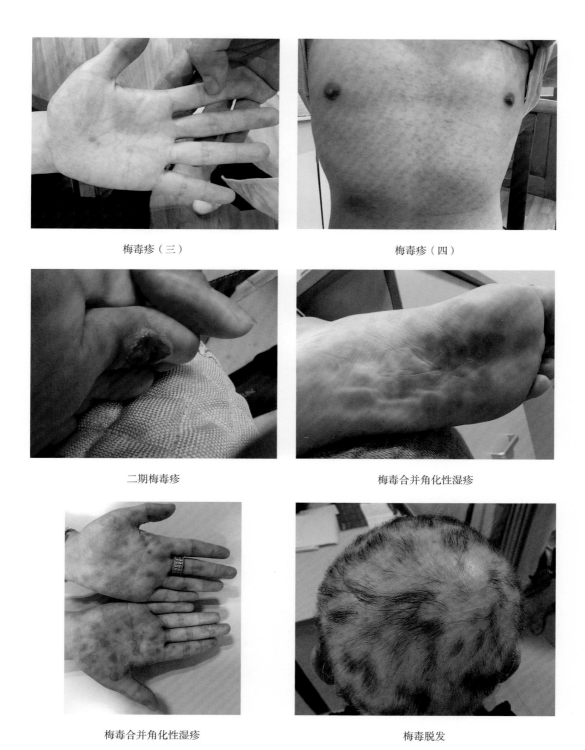

梅毒疹（三）

梅毒疹（四）

二期梅毒疹

梅毒合并角化性湿疹

梅毒合并角化性湿疹

梅毒脱发

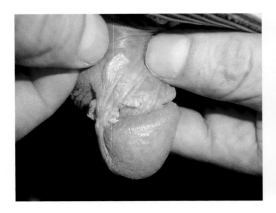

冠状沟尖锐湿疣

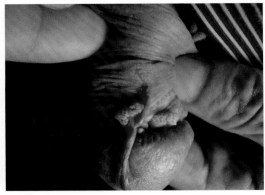

阴茎系带两侧尖锐湿疣

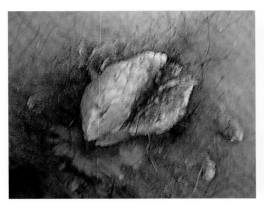

肛门及周围尖锐湿疣

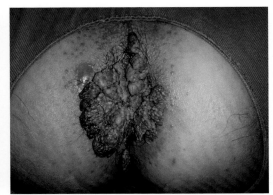

肛门尖锐湿疣（一）（卿勇供图）

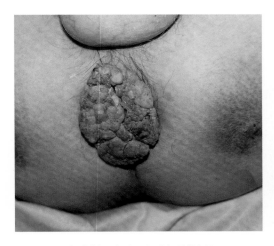

肛门尖锐湿疣（二）（卿勇供图）

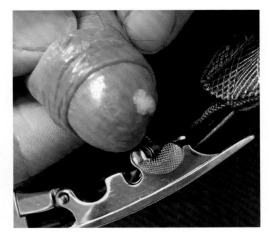

龟头尖锐湿疣（卿勇供图）

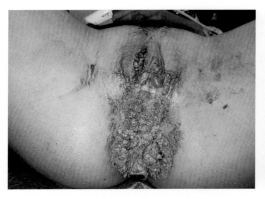

阴部尖锐湿疣（卿勇供图）

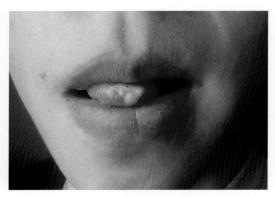

舌尖尖锐湿疣（卿勇供图）

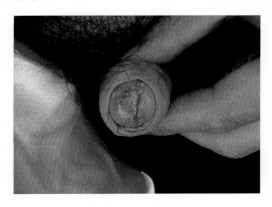

龟头疱疹

图 5-4 艾滋病合并性传播疾病相关图片

第二节 外观可见的艾滋病相关性肿瘤

治疗心得

HIV 感染合并肿瘤者比较多，他们患恶性肿瘤的概率比常人要大得多。治疗时仍然要坚持首先区分肿瘤的良性、恶性，再根据肿瘤的良、恶性选择正常的治疗方案。坚持"该中则中，该西则西，最好中西医协同"的原则。

良性肿瘤，比如脂肪瘤、淋巴结肿大等，选择单纯使用中医综合治疗手段（比如火针疗法、服药、外用药物、热疗）是可以的，也可以采用西医的手术方案。

恶性肿瘤，发展快，变化多，致死率高。条件许可时，以首先采用规范的西医治疗方案为宜，因为西医治疗肿瘤方面的技术、药物发展很快，许多新的药物不断涌现，可以选择的机会多些。

临床体会

对于恶性肿瘤，中药的作用为"减轻放化疗及靶向药物的副作用""促进手术后康复""防止或延缓肿瘤复发或转移""减轻晚期肿瘤患者临床症状、延长生存时间"，也是艾滋病合并肿瘤的治疗目的，具体应结合肿瘤的不同时期和西医治疗不同阶段，采用以下方案。

①在西医怀疑恶性肿瘤，进行一系列检查（有时候确诊等待的时间会比较长）期间，积极进行中医药治疗，攻邪为主。②必须承认，西药治疗肿瘤有效。在西医对肿瘤采用放化疗及靶向治疗等期间，中药的目的是对症治疗，抵抗、减轻、治疗不良反应，积极支持治疗至西医规范的疗程结束。③放化疗及靶向治疗等间隙，中医应努力提高患者体质，为下一步治疗做准备，原则是只补不攻。④围手术期，积极对患者进行心理疏导，使用中药辅助正气，为机体的消耗做准备。⑤手术后期，肿瘤已经被切除，原则是扶正，调补气血阴阳，恢复机体状态。⑥西医规范治疗（化疗、放疗、靶向治疗、生物治疗）后期，中医应预防肿瘤复发，防止肿瘤转移，提高患者生活质量，原则上应该攻补兼施。

外观可见的艾滋病相关性肿瘤图片，见图5-5。

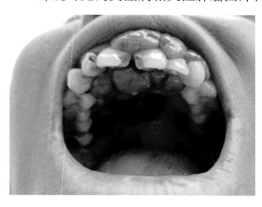

上牙龈卡波西肉瘤

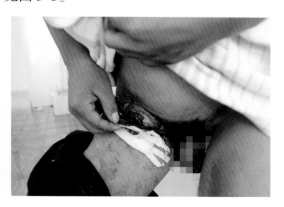

右腹股沟淋巴瘤

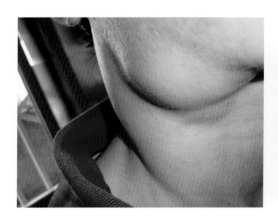

右颈淋巴瘤

上唇血管瘤

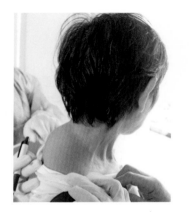

脂肪瘤

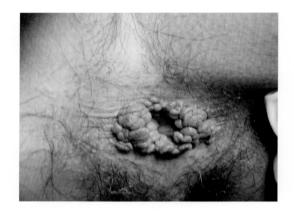

肛周良性增生

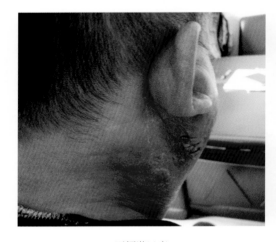

下颌淋巴瘤

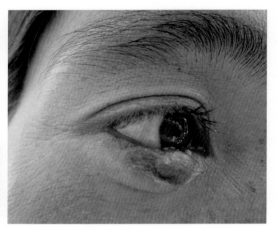

眼睑卡波西肉瘤

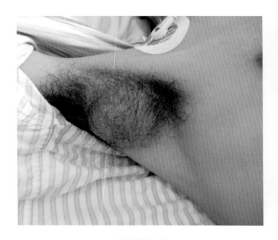
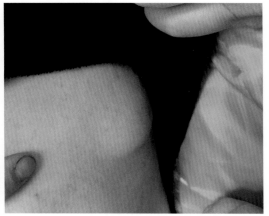

腋下淋巴瘤　　　　　　　　　　　　　　　体侧皮下脂肪瘤

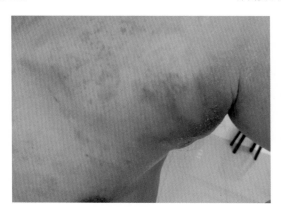

左腋巨大淋巴瘤

图 5-5　外观可见的艾滋病相关性肿瘤图片

第三节　艾滋病合并代谢性疾病

治疗心得

　　由于 HIV 感染者免疫系统受到病毒的攻击，常常出现免疫紊乱，会出现各种疾病。使用规范鸡尾酒疗法的患者，尽管他们的寿命可能会和正常人差不多，但是平时照样会出现代谢障碍，比如服用克立芝会出现脂肪代谢障碍、腹泻、肠易激综合征。在艾滋病还没有被社会广泛接受的阶段，感染者一般会隐瞒病情，担心暴露。临床曾碰到一例患者，痛风性关节炎发作多年，双手小关节有严重痛风石，变形已经很严重了，由于担心病情暴露，患者不愿意去医院接受手术治疗去除结石。为了其他患者和医疗安全，手术患者是需要检查 HIV 的，现在每个医院都有这个条件，但是如何动员患者接受检查，而又使其不被暴露且被其他患者接受，确实是一个社会问题。当然，去传染病专科医院治疗是患者目前的最佳选择。

临床体会

接诊 HIV 感染合并代谢性疾病者，医生要熟悉中西医的特长及优势，本着实事求是的精神，为患者推荐治疗方法。不能无依据地采用中医治百病，应该"该中则中，该西则西"。采用中医治疗时，也需要"突出优势""内外结合"，比如广泛性皮肤淀粉样变，外用中药养血润肤、软坚散结，对于缓解皮肤干燥、减少淀粉样变改变是有作用的，就像尿素软膏、维 A 酸乳膏可以缓解症状一样。从辨证来讲，属于"阴虚血弱，肌肤失养"，内治法应养血、滋阴、润肤。痛风结石，采用中医祛风除湿、温阳通络、软坚散结、活血破瘀法，消除结石难度都比较大，并且病程长，疗效不肯定，不如西医手术治疗那样可立马见效。痛风性关节炎，可以使用中医内服药、外敷药治疗，消炎、缓解疼痛比较快，急性期后再用中药调理，控制尿酸升高，也许是好的方案。

艾滋病合并代谢性疾病相关图片，见图 5-6。

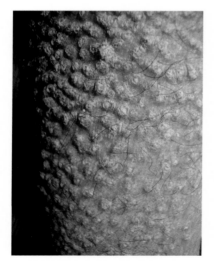 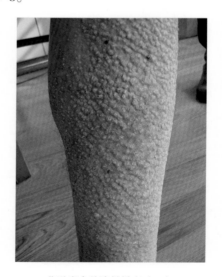

艾滋病合并淀粉样变（一）（局部）　　　　　　　艾滋病合并淀粉样变（二）

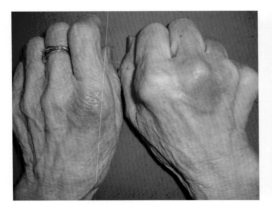

艾滋病合并痛风结石（一）

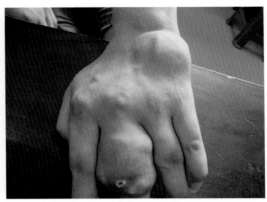

艾滋病合并痛风结石（二）

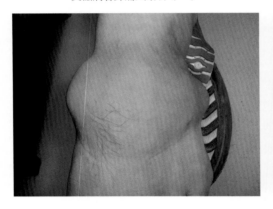

艾滋病合并痛风结石（三）

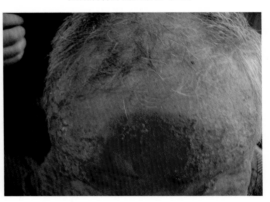

艾滋病合并脂溢性皮炎（一）

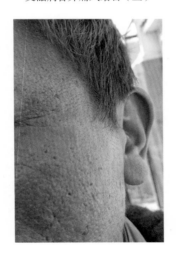

艾滋病合并脂溢性皮炎（二）

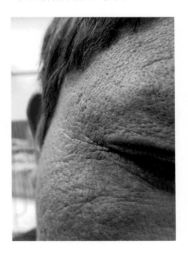

艾滋病合并脂溢性皮炎（三）

图 5-6　艾滋病合并代谢性疾病

▬▬ 第四节　艾滋病合并其他疾病 ▬▬

治疗心得

本节收录的其他疾病包括艾滋病吸毒者的皮肤溃疡、银屑病、红皮病、玫瑰痤疮、玫瑰糠疹、痒疹，此类疾病必须对症治疗，以便减轻患者痛苦，缓解临床症状，提高生活质量。西药、中药都可以选择，如果外用药物，要注意剂型合理。部分药物一定要慎重使用，比如银屑病使用糖皮质激素，大剂量、长疗程使用清热解毒、清热凉血、苦寒燥湿等药物，外用具有毒性和刺激性的药物等。

临床体会

HIV 感染者合并的疾病或者诱发的疾病，比较棘手的是复发和不容易治愈，比如银屑病、梅毒血清固定、真菌感染。免疫力低下、免疫紊乱，甚至基因变化等，都是其原因。

临床处理

首先是对症治疗，尽量缓解患者的症状，减轻痛苦，提高生活质量。然后积极寻找病因和最先进的治法，争取取得最佳治疗效果。可喜的是，HIV 感染者罹患的许多疾病，不断有专家共识、临床指南、临床路径等颁布，面对疾病，医生要主动学习这些技术指导，再结合感染者的 $CD4^+T$ 淋巴细胞计数、全身状况，辨证论治或者使用西医治疗方案。比如 $CD4^+T$ 淋巴细胞低下，在使用清热解毒类中药时，需要加人参、黄芪等益气药物；感染者多湿，在常规治法基础上，加芳香化湿、健脾燥湿药物。一味攻伐会加重正气损害，只能取得短期疗效。

艾滋病吸毒者合并皮肤慢性溃疡相关图片，见图 5–7。

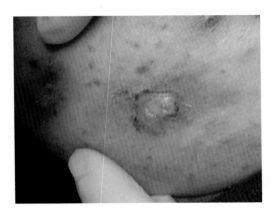

腹部皮肤溃疡

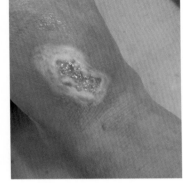

小腿皮肤溃疡（一）

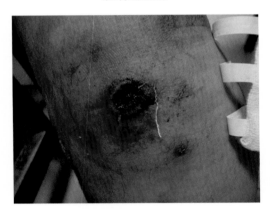

小腿皮肤溃疡（二）

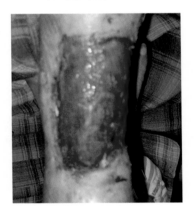

胫前皮肤溃疡

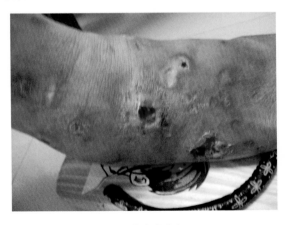

足背皮肤溃疡

图 5-7　艾滋病吸毒者合并皮肤慢性溃疡相关图片

艾滋病合并其他疾病相关图片，见图 5-8。

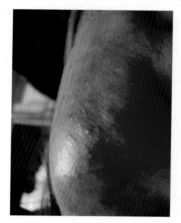

玫瑰痤疮（一）

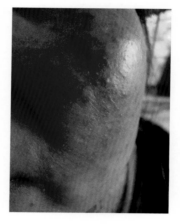

玫瑰痤疮（二）

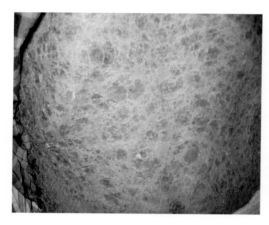

银屑病

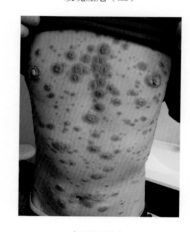

躯干银屑病

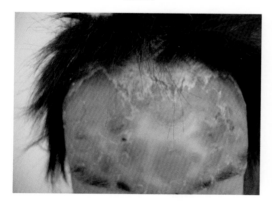

头皮银屑病

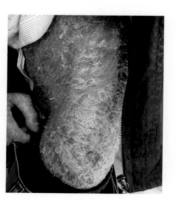

晚期艾滋病合并红皮病（一）

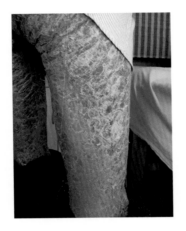

晚期艾滋病合并红皮病（二）

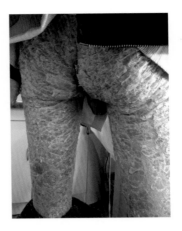

晚期艾滋病合并红皮病（三）

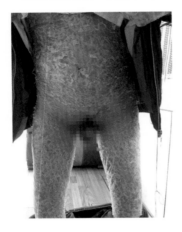

晚期艾滋病合并红皮病（四）

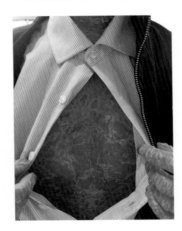

晚期艾滋病合并红皮病（五）

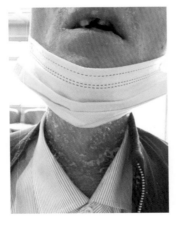

晚期艾滋病合并红皮病（六）

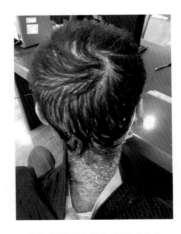

晚期艾滋病合并红皮病（七）

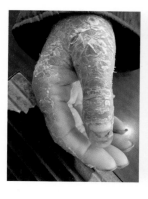
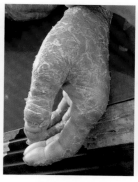
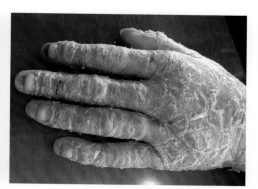

晚期艾滋病合并红皮病（八）　晚期艾滋病合并红皮病（九）　　　晚期艾滋病合并红皮病（十）

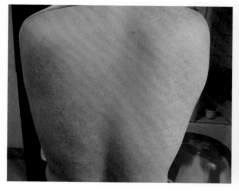
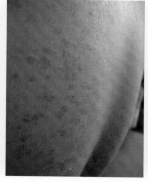
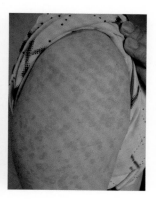

背部玫瑰糠疹　　　　　　　玫瑰糠疹（鳞屑）　　　　　上臂玫瑰糠疹

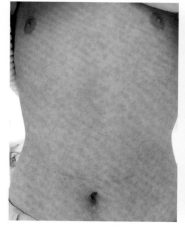
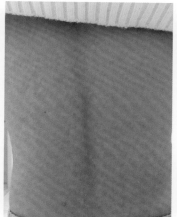
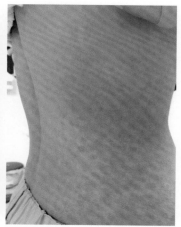

全身玫瑰糠疹（一）　　　　全身玫瑰糠疹（二）　　　　全身玫瑰糠疹（三）

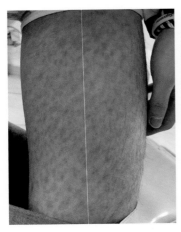
全身玫瑰糠疹（四）

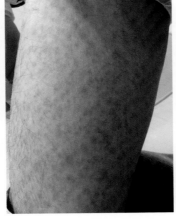
全身玫瑰糠疹（五）

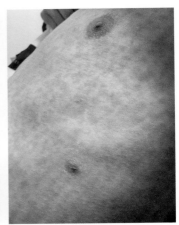
全身玫瑰糠疹（六）

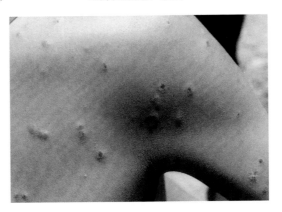
痒疹

图 5-8　艾滋病合并其他疾病相关图片

第五节　抗艾滋病病毒药物不良反应

治疗心得

《国家免费艾滋病抗病毒药物治疗手册（第4版）》提到：国家免费艾滋病抗病毒药物治疗的总目标是降低我国 HIV 感染者的发病率和病死率，并通过有效抗病毒治疗减少 HIV 传播。所以，感染者需要终身服药，药物的不良反应就不可避免。

　　国家免费艾滋病抗病毒药物治疗一线方案是两种核苷类反转录酶抑制剂（齐多夫定，拉米夫定）与一种非核苷类反转录酶抑制剂（替诺福韦）搭配，大部分感染者都使用这个方案。常见的不良反应详见本书第三章。

临床体会

　　根据 HIV 感染者的临床表现，中医辨证论治可以有效对抗抗病毒治疗药物的不良反应。中医的教科书虽然没有关于抗病毒药物不良反应的内容，但是根据中医基础理论和中医外科、中医内科、中医妇科学中的原则，中医药完全可以治疗不良反应，因为中医是按照感染者的症状以及体征（比如舌苔、脉象、神志等）来辨证用药的。

　　国家中医药管理局已经颁布了关于皮肤瘙痒、腹泻、高脂血症、呕吐等不良反应的中医诊疗方案，本书第二、第三章也列出了作者的一些临床经验，需要时可以参考。

　　药物不良反应治疗原则：①停药（HIV 感染者只能更换药物）。②对症（处理临床不适）。③帮助药物代谢或排出。无论是中医治疗还是西医治疗都应该遵循这三个原则，只是中西医采用的具体手段有区别。

　　抗艾滋病病毒药物引起的皮肤不良反应图片，见图 5-9。

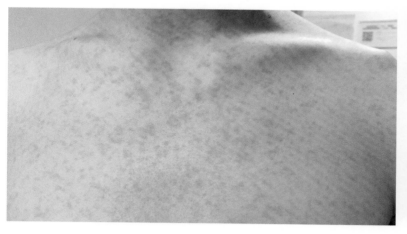 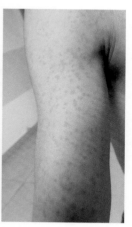

药疹（一）　　　　　　　　　　　　　　　　　　药疹（二）

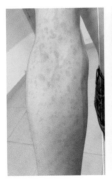
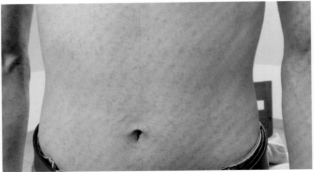
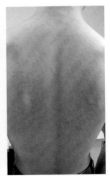

药疹（三）　　　　　　　　药疹（四）　　　　　　　　药疹（五）

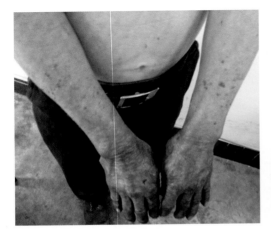
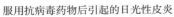

服用抗病毒药物后引起的日光性皮炎

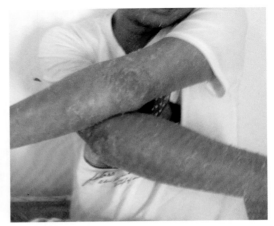

剥脱性皮炎（上肢）

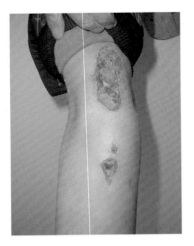

剥脱性皮炎（下肢）（一）

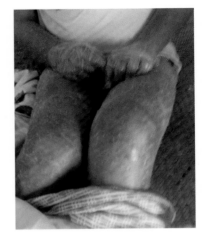

剥脱性皮炎（下肢）（二）

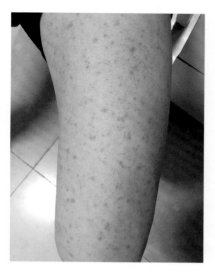

拉米夫定所致药疹（一）

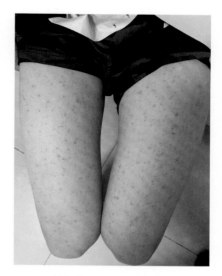

拉米夫定所致药疹（二）

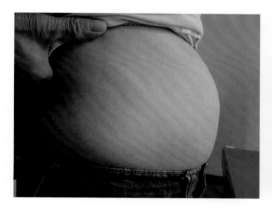

脂肪代谢障碍

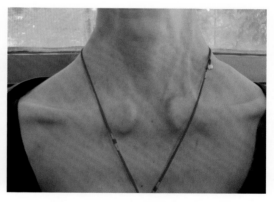

脂肪代谢障碍引起的消瘦（一）

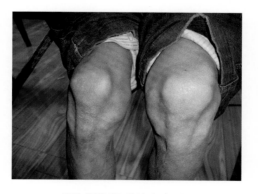

脂肪代谢引起的消瘦（二）

图 5-9　抗艾滋病病毒药物引起的皮肤不良反应图片

第六节　艾滋病患者舌象

　　望舌象，是中医四诊的重要内容之一，临床无论采用八纲辨证、病因辨证、六经辨证或者卫气营血辨证中的什么方法，都离不开舌象的结果，所以舌象是中医辨证不可或缺的客观依据。结合舌象和其他四诊结果，中医可以判断正气盛衰，分辨病位深浅，区别病邪性质，推断病情进展。对于 HIV 感染者或者艾滋病患者，有经验的中医医生依据临床表现以及舌象，可以判断病情轻重缓急以及病情进展。本节显示了我们临床见到的部分比较典型的艾滋病患者的舌象，有些在一般临床不常见到，比如绿色舌苔、浊腐腻舌苔、老舌等，可以作为教学、临床参考。

　　舌象会随着病情的变化而变化，所以，有疾病表现的舌象是一过性的。

　　艾滋病患者舌象，见图 1–4 和图 5–10。

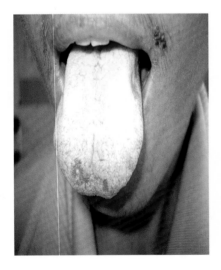

白黄浊腻苔（正面）

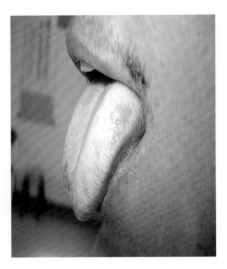

白黄浊腻苔（侧面）

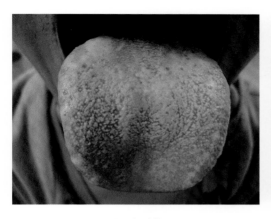

暗红白腻苔

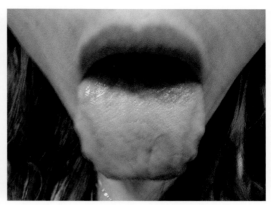

淡舌白腻苔

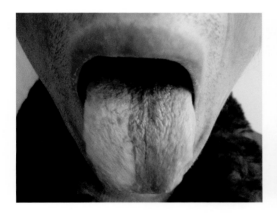

淡舌黄老苔

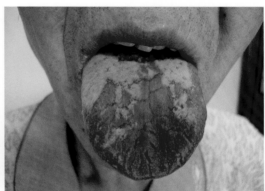

红裂花剥苔

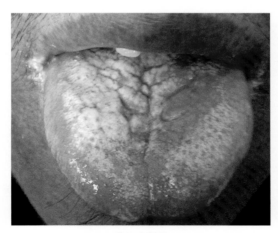

嫩红花腐苔

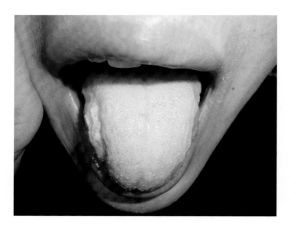

舌边白厚苔

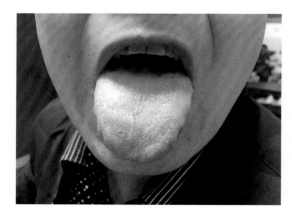

水滑白腻苔

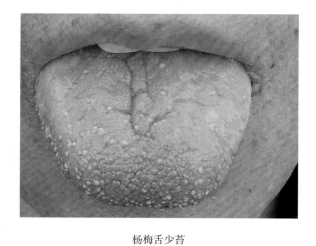

杨梅舌少苔

图 5-10　艾滋病患者舌象

第七节　HIV感染者关心的问题

1.HIV 感染者或者艾滋病患者单纯服用中药好不好?

目前评估艾滋病治疗疗效的金标准是病毒载量和 CD4$^+$T 淋巴细胞数量,但是从目前的研究及报道来看,降低病毒载量和提高 CD4$^+$T 淋巴细胞数量一直是中医药治疗艾滋病弱项,并且这也是很多专家对中医药治疗艾滋病有效性存在怀疑的地方。有数据显示:中医药对艾滋病的干扰,仅可表现出阶段性的提高或者稳定 CD4$^+$T 淋巴细胞的效果;在 CD4$^+$T 淋巴细胞增长的临床获益方面,尤其是对于基线 CD4$^+$T 淋巴细胞较高的感染者,中医药治疗并没有比 HAART 疗法更有优势。中医药没有明显的抗病毒作用,所以如果 HIV 感染者的 CD4$^+$T 淋巴细胞在较低水平,必须联合 HAART 疗法,以发挥后者抗病毒的作用,不建议单纯服用中药。中药可以改善 HIV 感染者的临床症状与体征、体重等情况,也证明了中医药可以在这些方面发挥作用。中医药在今后对 HIV 感染者的介入方面,应当立足于改善临床症状、体征和西药不良反应、晚期感染者免疫重建不良等方面。

从政策层面来说,国卫办医函〔2016〕618 号通知指出,对于所有 HIV 感染者、艾滋病患者均建议实施 HAART 治疗。

综上,不建议单纯服用中药。

2. 抗病毒西药副作用很大吗?

艾滋病抗病毒治疗的副作用在临床上是较常见的。西药抗病毒药物副作用以胃肠道反应最常见,如恶心、呕吐等;皮疹、脂肪分布异常、骨髓抑制、肝肾功能损害、神经系统损害等也是常见的副作用。对绝大多数人来说,这些副作用在可耐受、可控制范围内。临床上出现如乳酸酸中毒这样严重的并发症很罕见。

应在艾滋病抗病毒治疗前注重对患者的心理指导,要向患者交代清楚治疗中出现的副作用;同时要加强随访,按时进行随访,避免出现严重的并发症,要注重复查,以减少并发症发生。

3. 可不可以中西药合并使用?

中国中医科学院广安门医院有关艾滋病中西医结合治疗方面的报道指出,艾滋病抗病毒治疗的初期不建议使用中药。研究发现，中西药同时使用，可能会延缓抗病毒药物的起效时间，建议在抗病毒治疗后 CD4$^+$T 淋巴细胞及病毒载量稳定的情况下再加用中医药治疗。

有学者建议中西药错开 2 小时服用，可以减少相互作用。在抗病毒治疗时，如果条件许可，也可以合并使用中药，力争减少 HAART 疗法的不良反应和 HIV 感染者晚期抗病毒治疗后的免疫重建不良。

4.HIV 感染后能够存活多长时间?

随着抗病毒治疗的应用，艾滋病从曾经被认为的绝症到如今被称为一种慢性疾病。是否接受抗病毒治疗，感染者存活时间差距很大。没有接受抗病毒治疗的患者病死率很高，平均存活时间为 10 年。2013 年，*PLOS ONE* 一项大数据研究显示：在加拿大和美国，20 岁的 HIV 感染者，接受治疗后有望活到 70 岁。在我国，HIV 感染者接受抗病毒治疗后病死率大大降低，生存率显著上升。所以使患者延长存活时间的决定因素是获得规范的抗病毒治疗和保持良好的依从性。

5. 艾滋病患者和家人相处安全吗?

平常的生活接触是安全的。与艾滋病患者共同进餐不会被传染，因为 HIV 不能通过消化道传播，也就不能通过水、食物、未消毒的餐具传播，所以艾滋病患者与家人共同进餐不会感染 HIV。

与艾滋病患者一起工作、学习、交谈，不会感染 HIV。HIV 不能通过空气传播，故不能通过呼吸道感染他人，所以与 HIV 感染者一起工作、学习、交谈，或在他们咳嗽、打喷嚏时都不可能被传染。

与艾滋病患者礼节性的亲吻不会被感染上艾滋病。在唇、舌、口腔黏膜完好的情况下，礼节性的口唇、脸颊接触是安全的，但是在唇、舌、口腔黏膜破损的情况下亲吻，是有被感染的风险的。

与艾滋病患者握手、拥抱、睡觉不会被传染。在握手双方的手没有破损时是安全的，隔着衣服的拥抱、睡觉也是安全的，但是当双方的皮肤有破损或者患有皮肤病时，握手和拥抱有被传染的风险。

综上，艾滋病患者与家人日常生活接触（排除性生活）是安全的，但要注意有破损的皮肤、黏膜等情况时不要接触感染者的血液、精液、阴道分泌物等。

6.HIV 感染者能够性生活吗?

本处指一方是 HIV 感染者，另一方是非 HIV 感染者能否性生活。答案是能，但是应采取"有套性生活"，即性生活时一定正确使用避孕套。HIV 感染者在接受抗病毒治疗后，且病毒载量控制在检测下限后，性生活仍然以用避孕套为安全。

7. 抗病毒治疗的副作用怎么解决？

一是在抗病毒治疗前向患者交代清楚副作用，加强随访，避免出现严重副作用，并定期复查，以便及时发现、及时处理；二是出现副作用以后中西医对症治疗，在抗病毒治疗的同时应用中药，力争做到增效减毒。

8. 打疫苗预防艾滋病的方案有吗？

目前还没有。目前世界公认有效的治疗艾滋病的方法就是抗病毒治疗，治疗方案都是多种药物联合应用，并需要终身服药；HIV 疫苗仍在研究阶段，期待 HIV 疫苗尽快问世，打一针或者数针就能解决问题。

9. 有不用每天服药的抗病毒治疗方案吗？

我国已经批准了治疗艾滋病的注射剂"康爱特"，但是目前不能单独使用，还是需要和每天服用的口服制剂配合，随着科学的发展和医学界的努力，今后一定会有不需要每天服用的抗病毒药物。

——　第八节　高危行为及怀疑暴露担心的问题　——

1. 高危行为或怀疑暴露后能不能阻断？

目前有非常确切的研究显示，高危行为或怀疑暴露后服用阻断药能够降低艾滋病的感染风险。但吃了阻断药是不是就一定能阻断成功，这与许多因素有关，包括阻断时机、选用的阻断药物、是否全程服药、是否持续存在高危行为等。有研究显示，服用阻断药后，艾滋病阻断失败的概率约为 5/1 000。所以，高危行为或怀疑暴露后服用阻断药基本可以阻断感染，但不是绝对的。

2. 高危行为或怀疑暴露后何时采取阻断措施？

服药时间：在发生高危行为或者怀疑暴露后尽可能在 2 个小时内进行预防性用药，最好不超过 24 小时，若是超过 24 小时，也建议在 72 小时内实施预防性用药，越早效果越好。目前认为超过 72 小时，病毒很可能已经进入血液，阻断成功的概率比较小。

持续时间：持续服药的时间是 28 天。

基本用药方案：在高危行为或者怀疑暴露后，应立即在疾控中心或者传染病医院获得药物进行药物阻断，齐多夫定 +3TC 为首选组合，也可应用司他夫定 +3TC，或 TDF+FTC。

强化用药方案：基本用药方案 +LPV/r；基本用药方案 +EFV。

3. 阻断后疗效怎么判断?

服药期间应定期检查。发生 HIV 暴露后立即检测，在采取阻断措施后，分别于发生 HIV 暴露 4 周、8 周、12 周后检测 HIV 抗体。

4. 个人感染 HIV 的担心何时能够解除?

发生 HIV 暴露后，满 4 周检测 HIV 抗体为阴性，则排除感染的概率为 98% 左右；满 8 周后检测为阴性，可排除感染的概率为 99.99%；只有约万分之一的人窗口期在 8 周到 3 个月，满 3 个月之后检测 HIV 抗体阴性一般可完全排除感染。